中国康复医学会"康复医学指南"丛书

器官移植康复指南

主　　编　薛武军　王正昕

副 主 编　陈静瑜　马现仓　蔡　明　孙煦勇

顾　　问　郑树森　胡盛寿　石炳毅　陈　实　刘永锋　武小桐

常务编委　（按姓氏笔画排序）

门同义　马现仓　王正昕　田　川　毕　艳　朱玉连　朱有华

庄　莉　孙丽莹　孙煦勇　杨　扬　沈　恬　陈　正　陈静瑜

周江桥　殷　浩　黄　洁　鹿　斌　梁朝阳　蔡　明　薛武军

编写秘书　张全保　冯新顺

U0288114

人民卫生出版社
·北京·

图书在版编目（CIP）数据

器官移植康复指南 / 薛武军，王正昕主编 . —北京：
人民卫生出版社，2024.2

ISBN 978-7-117-35514-8

Ⅰ. ①器⋯ Ⅱ. ①薛⋯ ②王⋯ Ⅲ. ①器官移植–康
复–指南 Ⅳ. ①R617-62

中国国家版本馆 CIP 数据核字（2023）第 202286 号

人卫智网	**www.ipmph.com**	医学教育、学术、考试、健康，购书智慧智能综合服务平台
人卫官网	**www.pmph.com**	人卫官方资讯发布平台

器官移植康复指南
Qiguan Yizhi Kangfu Zhinan

主　　编：薛武军　　王正昕
出版发行：人民卫生出版社（中继线 010-59780011）
地　　址：北京市朝阳区潘家园南里 19 号
邮　　编：100021
E - mail：pmph @ pmph.com
购书热线：010-59787592　010-59787584　010-65264830
印　　刷：北京盛通印刷股份有限公司
经　　销：新华书店
开　　本：787 × 1092　1/16　　印张：16
字　　数：399 千字
版　　次：2024 年 2 月第 1 版
印　　次：2024 年 3 月第 1 次印刷
标准书号：ISBN 978-7-117-35514-8
定　　价：89.00 元

打击盗版举报电话：**010-59787491**　**E-mail：WQ @ pmph.com**
质量问题联系电话：**010-59787234**　**E-mail：zhiliang @ pmph.com**
数字融合服务电话：**4001118166**　**E-mail：zengzhi @ pmph.com**

编者（按姓氏笔画排序）

于明香（复旦大学附属中山医院）

门同义（山东第一医科大学第一附属医院）

马　艳（中国医学科学院阜外医院）

马现仓（西安交通大学第一附属医院）

王　纯（南京脑科医院）

王　崴（西安交通大学第一附属医院）

王化宁（空军军医大学西京医院）

王正昕（复旦大学附属华山医院）

王振迪（华中科技大学同济医学院附属协和医院）

王博涵（浙江大学医学院附属第二医院）

田　川（山东大学第二医院）

白玉春（海军军医大学第二附属医院）

冯新顺（西安交通大学第一附属医院）

毕　艳（南京鼓楼医院）

朱玉连（复旦大学附属华山医院）

朱有华（海军军医大学第一附属医院）

朱志军（首都医科大学附属北京友谊医院）

庄　莉［树兰（杭州）医院］

刘　颖（首都医科大学附属北京友谊医院）

刘路浩（广州医科大学附属第二医院）

孙全娅（复旦大学附属华山医院）

孙丽莹（首都医科大学附属北京友谊医院）

孙煦勇（广西医科大学第二附属医院）

牟小宇（海军军医大学第二附属医院）

苏昆松（中日友好医院）

李　响（中国医学科学院阜外医院）

李伟栋（浙江大学医学院附属第一医院）

李现铎（山东第一医科大学第一附属医院）

杨　扬（中山大学附属第三医院）

杨　莉［树兰（杭州）医院］

吴军发（复旦大学附属华山医院）

吴基华（广西医科大学第二附属医院）

沈　恬［树兰（杭州）医院］

宋云虎（中国医学科学院阜外医院）

张　明（上海交通大学医学院附属仁济医院）

张　磊（广州医科大学附属第二医院）

张全保（复旦大学附属华山医院）

张海明（首都医科大学附属北京友谊医院）

陈　正（广州医科大学附属第二医院）

陈　瑶（海军军医大学第二附属医院）

陈志高（阜外华中心血管病医院）

陈静瑜（无锡市人民医院）

尚文俊（郑州大学第一附属医院）

易如海（福建医科大学附属第一医院）

罗伯寒（中国医学科学院阜外医院）

季立津（复旦大学附属华山医院）

季峻松（海军军医大学第二附属医院）

周　雪（海军军医大学第二附属医院）

周江桥（武汉大学人民医院）

郑　晓（郑州大学第一附属医院）

郑英丽（中国医学科学院阜外医院）

郑海清（中山大学附属第三医院）

孟小茜（海军军医大学第二附属医院）

赵渊宇（海军军医大学第二附属医院）

胡盛寿（中国医学科学院阜外医院）

徐　湘（无锡市人民医院）

殷　浩（海军军医大学第二附属医院）

郭　猛（海军军医大学第二附属医院）

黄　洁（中国医学科学院阜外医院）

鹿　斌（复旦大学附属华山医院）

梁朝阳（中日友好医院）

董　震（青岛大学附属医院）

焦　翔（西安交通大学第一附属医院）

鲁银山（武汉大学人民医院）

强光亮（中日友好医院）

蓝柳根（广西医科大学第二附属医院）

蔡　明（浙江大学医学院附属第二医院）

廖中凯（中国医学科学院阜外医院）

薛武军（西安交通大学第一附属医院）

薛孟娟（复旦大学附属华东医院）

中国康复医学会"康复医学指南"丛书

序言

受国家卫生健康委员会委托,中国康复医学会组织编写了"康复医学指南"丛书(以下简称"指南")。

康复医学是卫生健康工作的重要组成部分,在维护人民群众健康工作中发挥着重要作用。康复医学以改善患者功能、提高生活质量、重塑生命尊严、覆盖生命全周期健康服务、体现社会公平为核心宗旨,康复医学水平直接体现了一个国家的民生事业发展水平和社会文明发达程度。国家高度重视康复医学工作,近年来相继制定出台了一系列政策文件,大大推动了我国康复医学工作发展,目前我国康复医学工作呈现出一派欣欣向荣的局面。康复医学快速发展迫切需要出台一套与工作相适应的"指南",为康复行业发展提供工作规范,为专业人员提供技术指导,为人民群众提供健康康复参考。

"指南"编写原则为,遵循大健康大康复理念,以服务人民群众健康为目的,以满足广大康复医学工作者需求为指向,以康复医学科技创新为主线,以康复医学技术方法为重点,以康复医学服务规范为准则,以康复循证医学为依据,坚持中西结合并重,既体现当今现代康复医学发展水平,又体现中国传统技术特色,是一套适合中国康复医学工作国情的"康复医学指南"丛书。

"指南"具有如下特点:一是科学性,以循证医学为依据,推荐内容均为公认的国内外最权威发展成果;二是先进性,全面系统检索文献,书中内容力求展现国内外最新研究进展;三是指导性,书中内容既有基础理论,又有技术方法,更有各位作者多年的实践经验和辩证思考;四是中西结合,推荐国外先进成果的同时,大量介绍国内开展且证明有效的治疗技术和方案,并吸纳中医传统康复技术和方法;五是涵盖全面,丛书内容涵盖康复医学各专科、各领域,首批计划推出 66 部指南,后续将继续推出,全面覆盖康复医学各方面工作。

"指南"丛书编写工作举学会全体之力。中国康复医学会设总编写委员会负总责,各专业委员会设专科编写委员会,各专业委员会主任委员为各专科指南主编,全面负责本专科指南编写工作。参与编写的作者均为我国当今康复医学领域的高水平专家、学者,作者数量达千余人之多。"指南"是全体参与编写的各位同仁辛勤劳动的成果。

"指南"的编写和出版是中国康复医学会各位同仁为广大康复界同道、

为人民群众健康奉献出的一份厚礼,我们真诚希望本书能够为大家提供工作中的实用指导和有益参考。由于"指南"涉及面广,信息量大,加之编撰时间较紧,书中的疏漏和不当之处在所难免,期望各位同仁积极参与探讨,敬请广大读者批评指正,以便再版时修正完善。

衷心感谢国家卫生健康委员会对中国康复医学会的高度信任并赋予如此重要任务,衷心感谢参与编写工作的各位专家、同仁的辛勤劳动和无私奉献,衷心感谢人民卫生出版社对于"指南"出版的高度重视和大力支持,衷心感谢广大读者对于"指南"的关心和厚爱!

百舸争流,奋楫者先。我们将与各位同道一起继续奋楫前行!

中国康复医学会会长

方国恩

2020 年 8 月 28 日

中国康复医学会"康复医学指南"丛书
编写委员会

顾　　问	邓开叔	于长隆	王茂斌	侯树勋	胡大一	励建安	王　辰
主任委员	方国恩	牛恩喜					
副主任委员	彭明强	李建军	陈立典	岳寿伟	黄晓琳	周谋望	燕铁斌
丛书主审	燕铁斌						

委　　员（按姓氏笔画排序）

于惠秋	于善良	万春晓	马迎春	王　辰	王　彤
王　俊	王于领	王正昕	王宁华	王发省	王振常
王健民	王雪强	王跃进	牛恩喜	方国恩	邓绍平
邓景贵	左　力	石秀娥	卢　奕	叶祥明	史春梦
付小兵	冯　珍	冯晓东	匡延平	邢　新	毕　胜
吕泽平	朱　霞	朱家源	刘　民	刘　博	刘　楠
刘宏亮	刘忠军	刘衍滨	刘晓光	闫彦宁	许光旭
许晓鸣	孙　锟	孙培春	牟　翔	杜　青	杜金刚
李　宁	李　玲	李　柏	李中实	李秀云	李建军
李奎成	李贵森	李宪伦	李晓捷	杨建荣	杨惠林
励建安	肖　农	吴　军	吴　毅	邱　勇	何成奇
何晓宏	余　茜	邹　燕	宋为群	张　俊	张　通
张　皓	张　频	张长杰	张志强	张建中	张晓玉
张继荣	张琳瑛	陈仁吉	陈文华	陈立典	陈作兵
陈健尔	邵　明	武继祥	岳寿伟	周江林	周明成
周谋望	周慧芳	郑洁皎	郑彩娥	郑鹏远	单守勤
单春雷	赵　斌	赵　焰	赵红梅	赵振彪	胡大一
侯　健	侯春林	恽晓萍	贺西京	敖丽娟	袁　霆
贾　杰	贾子善	贾福军	倪朝民	徐　林	徐　斌
徐永清	凌　锋	凌昌全	高　文	高希言	郭铁成
席家宁	唐　强	唐久来	唐国瑶	陶　静	黄东锋
黄国志	黄晓琳	黄殿龙	曹谊林	梁　英	彭明强
彭宝淦	喻洪流	程　京	程　洪	程　飚	曾小峰
谢欲晓	窦祖林	蔡郑东	蔡美琴	廖小平	潘树义
燕铁斌	魏　立				

秘书组	余红亚	高　楠

中国康复医学会"康复医学指南"丛书

目录

1. 颈椎病诊治与康复指南	主编	刘晓光		
2. 骨与关节康复指南	主编	徐 林		
3. 脊柱脊髓疾病康复指南	主编	李建军	邱 勇	
4. 骨质疏松防治与康复指南	主编	杨惠林		
5. 修复重建外科康复指南	主编	曹谊林	侯春林	徐永清
6. 心血管疾病康复指南	主编	胡大一		
7. 呼吸疾病康复指南	主编	王 辰	赵红梅	
8. 肾脏病康复指南	主编	马迎春	李贵森	左 力
9. 血液病康复指南	主编	王健民	侯 健	
10. 消化道常见疾病康复指南	主编	郑鹏远		
11. 颅脑创伤康复指南	主编	张 皓	凌 锋	
12. 脑血管病康复指南	主编	张 通		
13. 脑卒中上肢功能障碍康复指南	主编	吴 毅		
14. 帕金森病康复指南	主编	邵 明	陶恩祥	
15. 阿尔茨海默病康复指南	主编	吕泽平		
16. 老年病康复指南	主编	郑洁皎	高 文	
17. 儿童常见疾病康复指南	主编	李晓捷		
18. 儿童心脏病康复指南	主编	孙 锟		
19. 重症康复指南	主编	宋为群	张 皓	
20. 风湿病康复指南	主编	曾小峰		
21. 肿瘤康复指南	主编	凌昌全	李 柏	
22. 减重与代谢康复指南	主编	张 频		
23. 创伤康复指南	主编	王 彤	张 俊	
24. 烧伤康复指南	主编	吴 军	朱家源	
25. 加速康复外科临床应用指南	主编	孙培春	魏 立	
26. 放射损伤康复指南	主编	史春梦	程 飚	
27. 器官移植康复指南	主编	薛武军	王正昕	
28. 慢性皮肤病康复指南	主编	张建中		
29. 口腔疾病康复指南	主编	唐国瑶		

30. 精神疾病康复指南	主编	贾福军	
31. 生殖健康指南	主编	匡延平	
32. 产后康复指南	主编	邹燕	
33. 疼痛康复指南	主编	毕胜	
34. 手功能康复指南	主编	贾杰	
35. 视觉康复指南	主编	卢奕	
36. 眩晕康复指南	主编	刘博	
37. 听力康复指南	主编	周慧芳	
38. 言语康复指南	主编	陈仁吉	
39. 吞咽障碍康复指南	主编	窦祖林	
40. 康复评定技术指南	主编	恽晓萍	
41. 康复电诊断指南	主编	郭铁成	
42. 康复影像学指南	主编	王振常	
43. 康复治疗指南	主编	燕铁斌	陈文华
44. 物理治疗指南	主编	王于领	王雪强
45. 运动疗法指南	主编	许光旭	
46. 作业治疗指南	主编	闫彦宁	李奎成
47. 水治疗康复指南	主编	王俊	
48. 神经调控康复指南	主编	单春雷	
49. 高压氧康复指南	主编	潘树义	
50. 浓缩血小板再生康复应用指南	主编	程飚	袁霆
51. 推拿技术康复指南	主编	赵焰	
52. 针灸康复技术指南	主编	高希言	
53. 康复器械临床应用指南	主编	喻洪流	
54. 假肢与矫形器临床应用指南	主编	武继祥	
55. 社区康复指南	主编	余茜	
56. 居家康复指南	主编	黄东锋	
57. 心理康复指南	主编	朱霞	
58. 体育保健康复指南	主编	赵斌	
59. 疗养康复指南	主编	单守勤	于善良
60. 医养结合康复指南	主编	陈作兵	
61. 营养食疗康复指南	主编	蔡美琴	
62. 中西医结合康复指南	主编	陈立典	陶静
63. 康复护理指南	主编	李秀云	郑彩娥
64. 康复机构管理指南	主编	席家宁	周明成
65. 康复医学教育指南	主编	敖丽娟	陈健尔 黄国志
66. 康复质量控制工作指南	主编	周谋望	

前言

本书是中国康复医学会"康复医学指南"丛书之一,由中国康复医学会器官移植康复专业委员会基于自身工作范畴组织相关专家共同合作完成。

器官移植是 20 世纪人类医学发展的重要成就之一。进入 21 世纪以来,我国的器官移植事业蓬勃发展,特别是近年来随着公民逝世后器官捐献工作的全面开展,外科手术技术的成熟及围手术期管理经验的丰富,我国的器官移植事业得到了快速、迅猛的发展,肾脏、肝脏、心脏、肺脏、胰腺、小肠、皮肤等器官移植已成为临床常规诊疗技术。我国作为全球第二移植大国,随着器官移植受者数量的逐年递增,如何更好地提高受者术后生存率和生活质量是医务工作者关注的重点。

康复治疗是实施临床康复的重要组成部分,关乎患者康复结局与整体康复医疗质量。近年来,器官移植围手术期的康复治疗与护理得到了日益重视,但目前国内仍缺乏器官移植受者的康复治疗与护理方面的指导性著作。因此,在中国康复医学会的指导下,以规范化、标准化为核心,以临床应用为导向,本专业委员会组织国内器官移植和康复医学领域的相关知名专家,根据国内外研究现状,结合国内临床实践,在充分研讨的基础上,经过多轮不同层次和不同形式的审阅修改工作,完成了本册指南的编写工作。

本书内容共十一章,以康复为主旨,重点介绍了各类器官移植术后受者的康复评定、康复治疗与康复护理。第一章为绪论,简要介绍了我国器官移植发展历史及现状,以及器官移植康复治疗的需求及特点;第二至七章分别介绍了肾移植、肝移植、心脏移植、肺移植、多器官联合移植和胰岛移植等的临床治疗与康复指南;第八章为儿童器官移植康复指南,突出了儿童受者康复的特点;第九章介绍了器官移植围手术期加速康复;第十章介绍了器官移植术后精神疾病康复指南;第十一章介绍了实体器官移植术后内分泌代谢病康复指南。各章节内容既独立又互相关联,既有共性的部分,又有各自的特点,相辅相成。

本书既可作为器官移植和康复治疗从业人员的工具书,也可作为其他临床专业人员了解器官移植康复学科的参考用书,具有较强的实践性和广泛的适用性。

希望本册指南能够为医护人员在器官移植康复实践工作中,提供清晰的康复思路、正确的康复实践指导和操作规范原则,为规范、进而提高我国器官移植康复实践工作,发展我国器官移植康复事业,做出应有的贡献。

　　本书编者主要为中国康复医学会器官移植康复专业委员会的专家成员，同时吸纳了部分专业委员会外具有特定专业特长者，均为具有丰富临床经验与学术影响力的行业资深专家。在编写过程中得到了中国康复医学会领导和工作人员、中国工程院郑树森院士、中国工程院胡盛寿院士、中华医学会器官移植学分会第八届主任委员 石炳毅 教授、中华医学会器官移植学分会第四、五届主任委员陈实教授、中华医学会器官移植学分会第七届主任委员 刘永锋 教授、中华医学会器官移植学分会第七届常务委员武小桐教授、中华医学会物理医学与康复学分会第十届副主任委员吴毅教授的大力支持和帮助，在此一并感谢！但由于编撰时间和能力所限，不当与疏漏之处难免，恳请各位同行、读者海涵斧正。

薛武军　　王正昕

2023 年 9 月

目录

第一章　　**绪论**　　1
第一节　我国器官移植发展历史及现状　　1
第二节　器官移植康复治疗的需求及特点　　3

第二章　　**肾移植康复指南**　　12
第一节　概述　　12
第二节　肾移植手术　　15
第三节　肾移植术后病理生理特点　　17
第四节　术后临床治疗和随访　　19
第五节　术后康复评定　　21
第六节　术后康复治疗　　25
第七节　术后康复护理　　29
第八节　预后　　33

第三章　　**肝移植康复指南**　　38
第一节　概述　　38
第二节　肝移植手术　　40
第三节　肝移植术后病理生理特点　　42
第四节　术后临床治疗及随访　　44
第五节　术后康复评定　　46
第六节　术后康复治疗　　52
第七节　术后康复护理　　54
第八节　预后　　56

第四章　　**心脏移植康复指南**　　60
第一节　概述　　60
第二节　心脏移植手术　　61
第三节　心脏移植术后病理生理特点　　64
第四节　术后临床治疗及随访　　65
第五节　术后康复评定　　67
第六节　术后康复治疗　　70
第七节　术后康复护理　　79
第八节　预后　　82

第五章	**肺移植康复指南**	84
	第一节　概述	84
	第二节　肺移植手术	85
	第三节　肺移植术后病理生理特点	88
	第四节　术后临床治疗及随访	90
	第五节　术后康复评定	91
	第六节　康复治疗	94
	第七节　康复护理	100
	第八节　预后	101

第六章	**多器官联合移植康复指南**	105
	第一节　肝肾联合移植康复指南	105
	第二节　胰肾联合移植康复指南	117

第七章	**胰岛移植康复指南**	130
	第一节　概述	130
	第二节　供体胰腺评估及获取	131
	第三节　临床胰岛细胞制备及质量评估	132
	第四节　胰岛移植受者的术前检查和准备	133
	第五节　胰岛移植手术	134
	第六节　手术并发症的预防和处理	136
	第七节　胰岛移植的术后用药	137
	第八节　胰岛移植术后监测及长期随访	138
	第九节　术前及术后康复护理	139
	第十节　预后	140

第八章	**儿童器官移植康复指南**	143
	第一节　概述	143
	第二节　儿童器官移植手术	146
	第三节　术后病理生理共同特点及独特性	148
	第四节　儿童器官移植术后临床治疗	151
	第五节　康复评定	153
	第六节　康复治疗	158
	第七节　康复护理	162
	第八节　预后	166

第九章	**器官移植围手术期加速康复**	170
	第一节　肾移植围手术期加速康复管理	170

第二节　肝移植围手术期加速康复管理　172

第三节　心脏移植围手术期加速康复管理　175

第四节　肺移植围手术期加速康复管理　180

第十章　器官移植术后精神疾病康复指南　187

第一节　概述　187

第二节　器官移植术后精神障碍的流行病学现状　188

第三节　术后精神障碍的病因和相关因素　189

第四节　器官移植术后精神障碍常见临床表现　193

第五节　精神症状的评估　196

第六节　康复及治疗　200

第十一章　实体器官移植术后内分泌代谢疾病康复指南　211

第一节　概述　211

第二节　实体器官移植后糖尿病　211

第三节　实体器官移植后血脂代谢异常　221

第四节　实体器官移植后尿酸代谢异常　226

第五节　实体器官移植后骨代谢异常　229

附表　国内外目前常用 ADL 量表简介　234

第一章 绪 论

第一节 我国器官移植发展历史及现状

人类对器官移植的憧憬早已存在于世界不同文明的历史传奇、神话和典籍当中,对病患的悲悯让人类渴望通过器官移植来治疗疾病,缓解痛苦。这些可贵的想象激发了人类不断探索和尝试,最终在 20 世纪成为现实。公元前 4 世纪春秋战国时期的《列子·汤问》中记载了扁鹊为两人互换心脏得以治愈两人原有心病的故事,是有关器官移植术最早的文字记载。扁鹊换心的故事在国际器官移植界被广泛报道,在包括 1977 版《克氏外科学》在内的许多著名学术专著中都有记载,1987 年第二届国际环孢素学术会议以扁鹊像作为会徽,大会屏幕上多次闪出我国古代名医扁鹊的巨幅绣像,会议主持人、国际著名器官移植专家凯恩生动地讲述了人类第一次器官移植治病的传奇——扁鹊为患者"换心"的故事。

就临床器官移植而言,我国器官移植工作起步比国外晚,但与国外一样也开始于肾移植。1960 年吴阶平等率先进行了 2 例尸体肾移植,当时因缺乏免疫抑制剂,移植肾仅存活了 3~4 周。器官移植在随后的将近 10 年间完全停滞。1970 年尸体肾移植重新起步,上海第一医学院附属中山医院熊汝成率先实施尸体肾移植,1972 年梅骅、于惠元等在中山医学院附属第一医院成功开展了首例活体亲属肾移植,受者存活 1 年以上,随后北京友谊医院(现首都医科大学附属北京友谊医院)、上海市第一人民医院和武汉医学院第二附属医院(现华中科技大学同济医学院附属同济医院)等相继开展了临床肾移植,然后陆续推动了杭州、西安、长春和南京等全国各地肾移植的开展。1977 年上海第二医学院附属瑞金医院林言箴等及同济医院裘法祖和夏穗生等揭开了我国临床肝移植的序幕,使我国成为在亚洲首先开展人体肝移植术的国家,至 1986 年我国共有 18 个单位进行了共 57 例肝移植手术,但80% 以上的肝移植病例在术后 3 个月内死亡,夏穗生等实施的肝移植受者存活 264 天,为当时我国最长存活的肝移植受者。我国首例心脏移植是 1978 年张世泽等在上海第二医学院附属瑞金医院完成的,这也是亚洲第 1 例原位心脏移植手术,患者存活 109 天。我国临床肺移植开始于 1979 年,北京结核病研究所辛育龄等首次尝试临床 2 例单肺移植术。1978 年器官移植成为第九届全国外科学术会议的主要新兴课题之一。但由于免疫抑制剂、供体来源和技术等原因,后来数年我国器官移植发展陷于低谷。

1984 年新型免疫抑制剂环孢素开始在我国推广应用,我国的器官移植开始了新的发展阶段。1993 年后,随着一批中青年学者从海外学成归国,国外肝移植先进的技术得到引进,临床肝移植再度起步发展,天津市第一中心医院在 1995 年率先实现存活期超过 1 年的疗效。我国台湾地区台湾大学医院朱树勋于 1989 年完成亚洲首例异位心脏移植。1992 年哈尔滨医科大学附属第二医院在夏求明主持下重新启动临床心脏移植,并取得成功,该心脏移植受者于 2010 年去世,去世时为心脏移植存活最长纪录。1992 年以后,我国心脏移植迅速发展,2014 年心脏手术年例数突破 300 例。截至 2022 年,我国心脏移植最长存活者健康存活时间为 28 年,为 1994 年哈尔滨医科大学附属第二医院的心脏移植受者。1995 年首都医科大学附属北京安贞医院陈玉平等实施左单肺移植术并获得成功，患者术后存活 5 年 11 个月，此后陆续有多家医院开展肺移植，2007 年起肺移植发展进入规范阶段。1989 年同济医科大学附属同济医院陈实、夏穗生等开展了首例胰肾联合移植，1993 年刘晓程在牡丹江心血管病医院开展了首例心肺联合移植，1996 年黄洁夫在中山医科大学附属第一医院成功开展了首例肝肾联合移植，此后全国多家医院先后开展了多器官联合移植的探索。

鉴于我国器官移植工作在当时已经取得了初步的规模，主要创始人裘法祖、吴阶平、谢毓晋、董方中、夏穗生等于 1980 年创办《中华器官移植杂志》，并于 1981 年 9 月在武汉设立了全国器官移植登记处，1988 年 6 月在武汉召开了中华医学会器官移植学会成立暨第一届第一次全国器官移植学术会议。

2010 年，卫生部与中国红十字会成立了中国人体器官捐献与移植委员会，启动了我国公民逝世后器官捐献的试点工作，试点工作的原则是吸取先进经验，结合中国国情和社会实际，全面建立一个科学的器官捐献与移植体系。在经过 3 年试点的经验基础上，2013 年 2 月 25 日我国开始全面启动了中国公民逝世后器官捐献工作，2013 年 8 由国家卫生和计划生育委员会出台《人体捐献器官获取与分配管理规定（试行）》，形成了中国器官捐献的政府规章，确保符合医学伦理学的器官来源，严格遵循公民逝世后自愿捐献器官的中国三类标准和程序，建立完善的器官获取组织（Organ Procurement Organization，OPO）和人体器官捐献协调员队伍，严格使用中国人体器官分配与共享计算机系统（China Organ Transplant Response System，COTRS）实施捐献器官分配，发挥中国红十字会在器官捐献中的宣传动员、志愿登记、捐献见证、缅怀纪念、人道救助等作用，确保了公开、公正、透明、可溯源的器官获取与分配，坚持器官捐献的自愿、无偿，弘扬生命至上、大爱无疆、生命延续的中华民族传统文化。

在国家卫生健康委员会和中国红十字会的大力推动下，公民逝世后器官捐献得到快速发展，2018 年实现 6 346 例捐献，共捐献大器官 17 826 例，每百万人口（per million population，PMP）器官捐献率从 2010 年的 0.01 提高到了 2018 年的 4.6。截至 2020 年底，我国已累计实现器官捐献 3.1 万例，捐献大器官超过 9 万例。目前，我国肾移植年逾万例，肝移植约 6 000 例，心、肺移植约 400 余例，器官捐献和移植数量居全球第二。截至 2021 年 6 月，我国具有器官移植资质的医院 180 家，其中具有肝移植资质的医院 109 家，肾移植医院 143 家，心脏移植医院 66 家，肺移植医院 49 家，胰腺移植医院 46 家，小肠移植医院 42 家。

目前器官移植主要面临的问题还是供移植器官的严重短缺问题。为了扩大供移植器官的来源，除了部分利用活体供者外，还要不断加强器官捐献的宣传和教育，尽可能利用扩大标准的供者、边缘供者等。但这仍不能满足器官移植的需求，所以寄希望于通过组织工程、再生医学技术和转基因动物来源的器官的进一步研究来解决这一难题。然而，在短时间内还难以获得可以取代人体来源的器官。另外，虽然移植的手术技术已基本成熟，但长期使用免疫抑制剂仍难以维持移植物的长期存活，还需要研究如何诱导免疫耐受。

（薛武军　冯新顺）

第二节 器官移植康复治疗的需求及特点

一、背景

　　器官移植长期以来是慢性终末期疾病的最佳治疗选择,当疾病进展到无可挽回的严重状态时,器官移植往往可以起到挽救患者生命的作用。从外科层面考虑,手术的适应证、供受体的配型、供体器官维护与获取、手术的术式及入路、麻醉与围手术期监护是首先需要考虑的问题。长久以来,由于病房床位的周转率、多学科合作的推广程度、康复科的发展程度等问题,器官移植受者的术后康复治疗程序始终没有得到规范化、模式化的制订。从器官移植受者等待移植器官前的预防性康复、围手术期预康复、器官移植后即刻康复,再到长期康复这四个阶段,我国目前还没有形成统一的观点,在科研领域也缺少高质量的研究证据。可以说,器官移植受者的康复治疗领域依然存在较大的空白,在实际的临床工作中急需一份指导器官移植受者康复治疗的工作指南。

二、ICF 框架

　　国际功能、残疾和健康分类(International Classification of Functioning, ICF)是世界卫生组织(World Health Organization, WHO)2001 年在第 54 届世界卫生大会上正式命名并在国际上推广使用的一种多用途分类框架标准,为描述健康和与健康有关的状态提供了一种标准的语言范例和框架。ICF 对健康及其相关领域进行了划分,帮助我们描述身体功能和结构的变化。例如,我们通过 ICF 可以评价一个存在功能障碍的人能够在医疗环境中完成哪些活动(又称治疗性活动),当他回归到熟悉的日常生活中,实际上又能完成哪些活动(日常生活能力、工作能力)。在 ICF 中,功能(functioning)一词指的是所有身体功能、活动和参与,同时还列出了与所有这些成分相互作用的环境因素。代表着国际社会对医疗行为结果的关注已由存活 / 死亡转向对全人类日常生活中功能的评估。

　　如图 1-2-1 所示,在 ICF 的框架中,残疾和疾病被视为健康状况和背景因素(环境因素、个人因素)之间相互作用的结果。在这个框架下,每个人的功能被分为了三个层面,包括身体或身体结构的功能、个体的活动能力以及参与社会生活的能力。

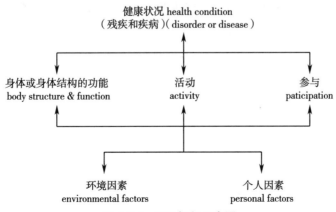

图 1-2-1　ICF 框架示意图

相比过去残疾的定义，ICF 更加强调健康水平和功能水平。器官移植受者虽然由于接受了器官移植保全了生命和一定的生理功能，但由于免疫抑制、手术后虚弱等原因，将在一段时间或终身遗留有健康问题或功能障碍。由于这个原因，许多器官移植受者处在一种尴尬的境地。他们既不是实际意义上的残疾人（多数患者从心理上也不愿意接受残疾人的标签），但又或多或少地存在着影响健康生活的功能障碍。由此可能会产生影响疾病转归与生活质量的抑郁、焦虑情绪，严重者可能需要进一步的医疗干预。表 1-2-1 展示了在运用 ICF 框架思考器官移植的康复治疗时可能需要考虑的干预要点。

表 1-2-1 器官移植康复治疗需考虑的干预要点

身体		活动和参与	影响因素
身体功能	身体结构		
心理功能； 感觉功能与疼痛； 发音和言语功能； 呼吸、心血管系统功能； 血液、免疫系统功能； 消化、内分泌代谢系统功能； 泌尿、生殖生育功能； 神经、肌肉骨骼和运动功能； 皮肤及相关结构的功能	神经系统结构； 眼耳鼻和相关结构； 发音与言语相关结构； 呼吸、心血管系统结构； 血液、免疫系统结构； 消化、内分泌代谢系统结构； 泌尿、生殖系统结构； 运动相关的结构； 皮肤及其相关结构	学习与应用知识； 一般任务及要求； 交流、转移； 生活自理； 家庭生活； 人际交往和人际关系； 主要生活领域； 社区、社会和公民生活	用品和技术； 自然环境和人为改造环境； 支持和关系； 态度（参与活动的心理环境）； 服务、系统和政策； 个人因素

在 ICF 理念中，每个人都有可能经历健康水平的下降，从而产生各种各样的功能障碍。这不仅仅是由于疾病导致的，它伴随了人的自然成长、衰老过程。对于医生、治疗师和护理人员来讲，ICF 让卫生从业人员从合作的角度帮助患者共同治疗或改善影响正常生活的功能障碍。因此，当我们运用 ICF 的理念与器官移植受者进行合作，可以在一定程度上减轻他们被视作或者自认为是"残疾人"的心理负担，减少心理上"被孤立""特殊化"的不适感，鼓励他们通过各种手段克服功能障碍对生活的影响，尽快回归家庭和社会。表 1-2-2 展示了依据 ICF 框架，器官移植临床工作中应重点关注的信息条目。

表 1-2-2 依据 ICF 框架，器官移植临床工作中应重点关注的信息条目

健康状况	功能与结构	活动受限	参与限制
心脏移植	整体心理功能； 心血管功能； 有氧耐力； 血液和免疫功能； 呼吸功能； 新陈代谢功能； 内分泌功能； 肌力、肌耐力； 骨量和骨密度	姿势控制； 步行功能； 管理饮食与健身	家庭娱乐活动； 劳动活动； 生活质量

续表

健康状况	功能与结构	活动受限	参与限制
肺移植	心血管功能； 呼吸功能； 肌力； 骨密度	体力活动受限； 步行功能	生活质量； 独立处理日常 事务
肝移植	呼吸功能； 有氧耐力； 新陈代谢功能； 内分泌功能； 肌力； 骨密度； 心血管功能	虚弱状态； 步行功能； 管理饮食与健身	生活质量； 人际关系
肾移植	心血管功能； 有氧耐力； 新陈代谢功能； 内分泌功能； 呼吸功能； 泌尿生殖功能； 关节活动功能； 肌力； 骨密度； 睡眠； 情感功能	改变和维持身体姿势； 移动能力； 洗浴	生活质量； 人际关系； 工作与劳动
胰岛移植	新陈代谢功能； 内分泌功能； 消化功能	体力活动受限	生活质量； 人际关系
多器官移植	新陈代谢功能； 内分泌功能； 有氧耐力； 肌力	体力活动受限	生活质量； 生活独立能力

三、康复评估手段

康复评估是康复治疗必不可少的关键步骤之一，合理运用多种多样的评估量表和评估手段来分析器官移植受者当前阶段的功能状况水平是实行康复治疗的重要前提。

例如在评价心脏移植、肺移植患者的呼吸功能时，可以使用英国医学研究委员会（Medical Research Council，MRC）呼吸困难量表、基线呼吸困难指数（baseline dyspnea index，BDI）问卷。基线呼吸困难指数问卷是使用最广泛的呼吸困难量表，它能很好地反映肺康复的临床治疗效果。

在评价器官移植受者的整体功能时，可以使用6分钟步行试验（six minutes walk test，6MWT）、计时站立行走测试。肝移植后的患者在6分钟步行试验上的步行距离明显比同年龄组有久坐习惯的对照组要更短。6分钟步行试验所测量的步行距离与肝脏疾病的严重程度有相关性,因此在临床康复中这是一项非常推荐的评估方法。

在评价器官移植受者的耐力情况时,经典的心肺运动试验(cardiopulmonary exercise test,CPET)具有良好的代表性。心肺运动试验根据使用的器械不同分为功率自行车测试和跑步平板测试。具体观察的测量指标包括心电图、心率(heart rate,HR)、主观疲劳程度、运动时间、停止指征、摄氧量、二氧化碳通气当量、乳酸、无氧阈等。

在评价器官移植受者的肌肉力量情况时,可以使用徒手肌力测定(manual muscle test,MMT)方法、握力计测试法以及测试受者最大抗阻力量的一次最大力量(one-repetition maximum,1RM)法等。

在评价器官移植受者的心理状况时,可以使用焦虑自评量表(self-rating anxiety scale,SAS)和抑郁自评量表(self-rating depression scale,SDS)作为测评工具。这两种量表已经经过了长期的科研和临床验证,是值得信任的情感测量量表。

在临床工作中,康复科常规使用的其他测量工具都是可以在器官移植受者的日常评估和管理中使用的。只有对患者的功能进行全面且详细的评估才能准确了解他们的康复需求,从而进行精准、明确的康复。

四、器官移植受者的基本康复需求

(一)体力活动

器官移植后充沛的体力活动是影响长期健康状况的重要决定因素。虽然通过器官移植,受者可以迅速恢复正常器官的生理功能,但作为完整个体所需的体能和功能,想要恢复到正常水平往往有一个延迟的过程,并且很大程度上无法恢复到百分之百完善的状态。例如,骨质的解剖学测量指标与体力活动能力的测量指标会以一个缓慢的速度进行改善,甚至在器官移植后还可能发生进一步的下降,特别是在患者接受器官移植后营养状况得不到改善的时候。

对体力活动能力起到决定性作用的肌肉骨骼系统可能在器官移植之前就已经发生了肌肉质量的下降和力量的减退,并且这些症状可能一直持续到器官移植后的许多年。器官移植后更多地参与日常体育活动可能有利于提高受者的运动功能,降低器官移植后发生并发症(如骨质疏松、肌肉功能障碍、代谢疾病和心血管异常)的风险。在移植后早期,有监督的运动训练干预包括通过使用手环等智能设备来记录患者的运动情况,都可以鼓励患者增加体力活动,促进相关训练的健康效果。

在器官移植后,由于新陈代谢、心血管疾病,如高血压、糖尿病和高脂血症等引起的体重过度增加也是一个常见的问题,而这些问题都可以通过体力活动和运动疗法进行有效的干预。

(二)虚弱状态管理

简单来说,虚弱状态是一种身体功能的全面衰退,机体在应对应激情况时更容易发生生理和心理系统的障碍,将人暴露在更大的不良结局风险之中。其中包括跌倒、住院时间延长和死亡。虚弱状态的概念同样是一种逐渐在临床诊疗和护理工作中传播开来的概念。

基于目前临床住院期间的康复实践和经验,重症监护病房(intensive care unit,ICU)早期(24h内开始)康复的重要性已经日益得到了认可。早期的主动或被动活动对于器官移植受者的肢体肌肉功能障碍的改善是具有良好效果的,在一定程度上也可以预防虚弱状态的发生,有助于下一阶段的康复进程。

器官移植受者因手术原因发生 ICU 获得性衰弱是一个非常普遍的问题,它与入住 ICU 的患者气管切开、麻醉剂使用、神经肌肉阻滞剂及皮质类固醇的使用以及因制动而导致的身体活动减少息息相关。肌肉质量和肌力的下降常常在进入 ICU 后的早期就会发生,并与长期的功能残疾和死亡率增加有关。早期积极的肌肉训练将是减轻这种 ICU 获得性衰弱的理想治疗方法。

在临床工作中,由于康复治疗极少介入到 ICU 的工作中(少数医院正在开展这种学科间的互动与合作),ICU 的护理工作也极少涉及为患者进行一定量的体力活动,因此,很大一部分术后早期的患者无法获得有效的肢体被动活动,又因为手术伤口的限制或者精神状态、主观意愿的限制,无法进行有效的主动肢体活动。这种限制增加了器官移植受者在 ICU 中发生虚弱状态的可能性,也在一定程度上延长了器官移植受者的住院时间,延缓了他们的康复进程。

当康复治疗有机会进入 ICU 进行早期活动后,这种风险将会得到有效的规避。神经肌肉电刺激可以帮助器官移植受者预防术后早期肌肉功能恶化。在人力条件充裕的情况下,亦可由康复治疗师对患者进行轻柔、适度的肢体活动,以刺激肌肉、肌梭,维持肌肉的功能长度。在安全无痛的范围内活动各个关节,以防止外科手术导致的关节粘连和挛缩。当患者意识状态良好,能够配合时,治疗师可以开展主动肌力训练、关节活动度训练、呼吸训练、咳痰训练等基础性的物理治疗。这些措施对于预防患者产生虚弱状态将有十分重要的意义。

(三)生活质量

实体器官移植(solid organ transplantation,SOT)改变了终末器官功能障碍患者的生存和生活质量。器官移植在学界被认为是为晚期疾病或者导致患者生活质量严重下降的相关疾病提供生命挽救措施的治疗方式。尽管器官移植后患者的器官功能很快就能接近正常,但生活质量的下降通常会在移植后的数年内持续存在。这种持续性的损害可能与以下几个因素有关。如:严重的慢性肺部疾病、四肢肌肉功能障碍、缺乏活动或功能退化以及营养不良等问题。由这些因素导致的生理变化会影响器官移植受者的运动能力和身体功能,进而进一步影响受者的生活质量。

当康复治疗师在面对器官移植受者时,不妨将他们当作某种慢性疾病的患者,从整体层面分析患者的生活质量水平。将健康相关生活质量(health-related quality of life,HRQL)量表上的各个项目联系起来,可以帮助康复治疗师选择一份涵盖许多 ICF 代码的评估问卷,按照器官移植受者的实际情况组合出一套衡量核心结果的问卷,全面详细地评估受者的生活质量状态。

五、器官移植受者的康复特点

在有条件的医疗机构中,我们呼吁开展外科、康复科、护理、心理科及营养科等多学科的合作。在术后加速康复(enhanced recovery after surgery,ERAS)快速发展的今天,多学科工作的紧密对接已然成为今后临床工作的发展趋势。在学科融合的潮流中,我们应当充分发挥康复科的学科专长和特色,为患者提供更好的医疗保障,力求达到更好的医疗结局。

(一)术前康复

在器官移植术前,康复治疗师应当承担起更多术前宣教的工作,对患者及其家属进行教育,提高双方对器官移植的理解,做好必要的解释工作,让患者和家属了解手术的进展以及在术后长期随访中可能发生的相关并发症。无论是康复治疗师还是患者都应当有一个深刻的印象，即应把器官移植视作为一种"疾病"而非"一种治愈方法"。因此康复治疗师应当向患者强调，器官移植后受者本人需要做好思想准备，将坚持免疫抑制、维持传统意义上的健康生活方式（禁烟禁酒、适度锻炼）和终身医疗随访当作一种必要的生活模式。器官移植术前康复宣教的建议内容参见表 1-2-3。

表 1-2-3 器官移植术前康复宣教的建议内容

器官移植术前建议进行的康复宣教内容
熟悉手术流程；
围手术期准备；
气道分泌物管理；
咳嗽控制技术；
激励式肺活量测定；
气道插管；
伤口和疼痛管理；
早期活动的重要性
根据特定移植器官的专项宣教
症状的解剖学和生理学基础；
吸氧的重要性和正确吸氧方法；
日常活动管理：步数、能量节约技术、运动终点

（二）术后早期康复

在器官移植术后早期康复科应当立即介入受者的康复过程，这一措施无论是从临床周转率来看还是患者自身的康复效果来看都是值得提倡的。器官移植后即刻康复的建议要素参见表 1-2-4。

表 1-2-4 器官移植后即刻康复的建议要素

Ⅰ	应进行整体功能（如 6 分钟步行试验或心肺运动试验）和肌力测量，以建立术后基线。
Ⅱ	密切监测感染和急性排斥反应的相关指标，加强预防感染的卫生措施。应该鼓励患者佩戴口罩出行，并在每次锻炼前后进行手和运动训练设备的消毒。
Ⅲ	随着时间的推移，治疗师应当将运动训练提高到更高强度并持续更长的时间。
Ⅳ	监测糖尿病和骨质疏松症等合并症；应避免过度屈曲和旋转等活动，以降低可能发生椎体压缩性骨折的风险。因为术后多种药物和皮质类固醇的大量使用，血糖可能会发生频繁的变化，应仔细监测。
Ⅴ	需密切监测运动状态，避免在高阻力情况下进行重复任务，以避免使肌腱负担过重。利用间歇性运动、充分热身以及运动后拉伸来避免运动损伤。

（三）免疫抑制剂的副作用

随着世界范围内不断增加的器官移植受者数量，可以观察到一群因器官移植带来的副作用而导致新的"疾病"群体。与其他慢性疾病一样,这些患者存在对免疫抑制剂依从性差的问题,他们通常饱受器官功能障碍、免疫抑制剂的毒副作用或其他并发症(感染、高血压和糖尿病)的困扰,严重者可能需要重新进行器官移植。

排斥反应仍然是所有实质器官移植最可怕的并发症之一。为了防止同种异体移植排斥反应,移植患者通常会终身接受免疫抑制治疗。免疫抑制可能会使与病毒和细菌感染有关的疾病发生风险增加,包括巨细胞病毒(cytomegalovirus,CMV)、单纯疱疹病毒、BK病毒(Bovine Kobu virus,BKV)、结核病、假单胞菌、卡氏肺孢菌、刚地弓形虫、念珠菌病、曲霉菌、诺卡氏菌以及地方性真菌等感染。其他发生风险增高的疾病还可能包括皮肤癌、淋巴瘤、宫颈癌和严重代谢紊乱。

总的来说,各种免疫抑制方案的目的是防止T细胞的增殖和细胞毒性作用,防止免疫细胞对移植体进行攻击。但与此同时,免疫抑制方案也抑制B细胞产生抗体,使正常的人体免疫抑制功能遭到阻碍。

例如,钙调神经蛋白抑制剂(calcineurin inhibitor,CNI)(他克莫司、环孢素)是肝脏抑制后长期免疫抑制的主要药物,其常见的副作用是肾毒性和高血压。我们不难发现,仅仅是药物就可能带来较为严重的健康威胁,这还未将患者的其他原发疾病纳入考虑范畴。因此,在为器官移植受者设计康复治疗计划时,应当充分考虑患者的当前生理状态,避免因康复治疗措施不当而导致对患者的二次伤害。

(四)激素的副作用

移植后早期使用皮质类固醇会增加移植后高血糖甚至糖尿病的发生风险,由此可能导致代谢综合征的发生。在缺乏运动的情况下摄入糖皮质激素会导致骨密度下降,并可能导致骨质疏松症,增加骨折的发生风险。同时由于免疫抑制剂的毒性反应,器官移植受者的肌肉增长能力和增长速度会受到一定程度的抑制。钙调神经蛋白抑制剂、皮质类固醇药物的使用在一定程度上会阻碍肌肉训练的效果,并且成为一个长期需要克服的阻碍。

(五)家庭远程康复

慢性排斥反应是一个对于器官移植受者来讲广泛存在的问题,它会经常性地发生在这些患者移植后的长期阶段。患者的肌肉质量、骨骼密度等维持身体功能的基本结构不断地遭到侵蚀,典型病例为肺移植患者因呼吸气流速度持续受限,导致呼吸困难症状增加,从而导致受者的功能性运动能力和生活质量持续下降。康复科应建议此类患者接受有监督的门诊康复治疗计划,以改善症状和日常生活能力。

如果有足够的训练时间和强度,移植后长期阶段内均可以改善患者的运动能力和四肢肌肉功能。随着5G网络的发展,利用语音视频作为监控手段,远程监督患者进行家庭康复训练已经成为可能。远程康复可能是这些患者取代完全受监督的门诊康复计划的有效方案,并且可为经济条件有限以及距离目标医疗机构较远的器官移植受者提供极大便利。

与此同时,新兴电子产品的问世也可以在很大程度上远程连接康复机构与器官移植受者。例如,利用智能手环或智能手机记录受者的运动步数,不失为监督器官移植受者执行运动干预的一个有趣的方案。

六、小结

在实际临床工作中,面对器官移植受者的康复需求,应当遵循因人而异、持之以恒、循序渐进、全面康复的基本原则,在充分掌握康复知识和技术的基础上精准分析器官移植受者的康复需求,根据其各个阶段不同的疾病转归特点设计针对性强的康复治疗方案,为患者带来更加美好的健康生活。

（朱玉连 王正昕）

参 考 文 献

［1］杨伯峻.列子集释［M］.北京:中华书局,1979.

［2］朱有华,曾力.肾移植［M］.北京:人民卫生出版社,2017.

［3］朱洪荫,郭应禄.肾移植［M］.北京:北京出版社,1980.

［4］熊汝成.尸体肾移植长期存活的探讨(附三例报告)［J］.中华外科杂志,1979,17(5):320-324.

［5］梅骅.同种肾移植一例临床报告［J］.新医学,1974,5(12):593-596.

［6］于惠元,侯宗昌,裴世镜.69例尸体肾移植的几点经验［J］.中华器官移植杂志,1980,1(1):4-6.

［7］谢桐,徐琴军,汤金娣,等.同种肾移植后急性排斥的识别和处理［J］.中华器官移植杂志,1980,1(1): 7-9.

［8］庄乾元,张春山,章泳裳.肾移植术后并发糖尿病(附3例报告)［J］.中华器官移植杂志,1980,1(1): 19-20.

［9］林言箴,唐步云,洪鹤群,等.同种原位肝移植术［J］.中华器官移植杂志,1980,1(1):21-25.

［10］夏穗生,裘法祖.原位肝移植手术组成之一全肝切除术［J］.中华器官移植杂志,1980,1(1):29-31.

［11］夏穗生,吴在德.中国肝癌肝移植［J］.肿瘤,1986,6(5):213.

［12］天津市第一中心医院普通外科.肝移植术后患者存活一年余［J］.中华器官移植杂志,1995,16(4): 162.

［13］张世泽,周思伯,方立德,等.原位心脏移植一例报告［J］.中华外科杂志,1980,18(3):204-207.

［14］陈实.移植学［M］.北京:人民卫生出版社,2012.

［15］辛育龄,蔡廉甫,胡启邦,等.人体肺移植一例报告［J］.中华外科杂志,1979,17(5):328-332.

［16］辛育龄,佟锦,程秀君,等.第二例人体肺移植的临床报告［J］.中华器官移植杂志,1981,2(1):4-6.

［17］陈玉平,张志泰,韩玲.肺移植治疗肺纤维化一例报告［J］.中华外科杂志,1996,34(1):25-28.

［18］陈实,夏穗生,何刚.胰十二指肠及肾一期联合移植:附一例报告［J］.中华器官移植杂志,1990,11 (2):63-65.

［19］孙衍庆.现代胸心外科学［M］.北京:人民军医出版社,2000.

［20］黄洁夫,钱辉军,何晓顺,等.一例成功的肝肾联合移植［J］.中华器官移植杂志,1997,18(3):144-145.

［21］黄洁夫,李焯辉,郭志勇,等.中国器官捐献的发展历程［J］.中华重症医学电子杂志,2017,3(2):81-84.

［22］石炳毅.继往开来,中国器官移植的发展现状——在2018年中华医学会器官移植学年会上的报告［J］. 器官移植,2019,10(1):37-40.

［23］SCHMIDT T, BJARNASON-WEHRENS B, PREDEL H G, et al. Exercise after heart transplantation:typical alterations, diagnostics and interventions［J］. International Journal of Sports Medicine, 2021, 42(2):103-111.

［24］DUNN M A, ROGAL S S, DUARTE-ROJO A, et al. Physical function, physical activity, and quality of life after liver transplantation［J］. Liver Transplant, 2020, 26(5):702-708.

[25] WESOLOWSKA-GORNIAK K, WOJTOWICZ M, GIERUS J, et al. The correlation of patients' anxiety after a liver or kidney transplantation with functional and self-reported work ability [J]. Medicine (Baltimore), 2020, 99 (18): e20108.

[26] BEEKMAN L, BERZIGOTTI A, BANZ V. Physical activity in liver transplantation: a patient's and physicians' experience [J]. Advances in Therapy, 2018, 35 (11): 1729-1734.

[27] BLACK C K, TERMANINI K M, AGUIRRE O, et al. Solid organ transplantation in the 21st century [J]. Annals of Translational Medicine, 2018, 6 (20): 409.

[28] SHINER C T, WOODBRIDGE G, SKALICKY D A, et al. Multidisciplinary inpatient rehabilitation following heart and/or lung transplantation-examining cohort characteristics and clinical outcomes [J]. PM & R, 2019, 11 (8): 849-857.

[29] LAI J C, SONNENDAY C J, TAPPER E B, et al. Frailty in liver transplantation: An expert opinion statement from the American Society of Transplantation Liver and Intestinal Community of Practice [J]. American Journal of Transplantation, 2019, 19 (7): 1896-1906.

[30] OCHMAN M, MARUSZEWSKI M, LATOS M, et al. Nordic walking in pulmonary rehabilitation of patients referred for lung transplantation [J]. Transplantation Proceedings, 2018, 50 (7): 2059-2063.

[31] LOSCHI T M, CINACCHI M, BACCAN M, et al. Multivisceral transplantation rehabilitation program-case report [J]. Transplantation Proceedings, 2018, 50 (3): 824-826.

[32] KOHLI R, CORTES M, HEATON N D, et al. Liver transplantation in children: state of the art and future perspectives [J]. Archives of Disease in Childhood, 2018, 103 (2): 192-198.

第二章

肾移植康复指南

第一节 概　　述

一、肾移植等待者流行病学现状

肾移植是器官移植的"先驱",手术例数和临床效果居所有器官移植的首位。同种异体肾移植是终末期肾病患者的最佳替代治疗方法,已成为挽救慢性肾衰竭患者生命的最有效治疗措施。我国的肾移植始于 20 世纪 60 年代,经过几代学者不懈努力,取得了令世人瞩目的成绩,成为各种实体器官移植中数量最多、成功率最高的移植技术,在数量和质量上均居世界前列。2019 年全球共完成 40 608 例尸体器官捐献,但仅能满足约 10% 的全球器官移植需求。我国 2020 年尸体器官捐献 5 219 例;据中国肾移植科学登记系统数据显示,2020 年我国实施肾移植手术(包括活体器官移植)11 037 例,其中来源于公民逝世后捐献器官的肾移植 9 399例,占到 85.2%。目前,我国捐献器官数量居全球第二,但是对于 1∶30 的供求比例,仍无法满足终末期肾脏患者的需求。

终末期肾病(end-stage renal disease,ESRD)是各种肾脏疾病引起的肾脏功能不可逆衰退的终末阶段,治疗主要依靠肾替代治疗(肾移植、维持血液透析和腹膜透析)。ESRD 的发病率逐年升高,而且预后差、年限长、花费高,是当今我国乃至全球所面临的严峻的公共卫生问题。ESRD 是慢性肾脏病(chronic kidney disease,CKD)的第 5 期。CKD 的流行病学调查显示存在"高患病率,低知晓率"的特点,肾脏损害的独立危险因素包括人种、年龄、性别、高血压、糖尿病、高脂血症、高尿酸血症等。ESRD 仅是 CKD 的一小部分,而它带来的却是"全球范围的灾难"以及"因病致贫",因此要降低 ESRD 的发病率,就应重视对 CKD 的早期预防。

(一)ESRD 的发病率

全球 CKD 患病率为 13.4%(11.7%~15.1%),需要接受肾替代治疗的患者高达 700 万之多。我国一项 CKD 的流行病学调查(2012 年)表明成人 CKD 患病率高达 10.8%。1990 年全球 ESRD 维持透析的患者为 42.6 万人,2000 年增至 106.5 万人,2008 年增至 231 万人,并以每年 7% 的比例增加,远远超过世界人口增长率。中国肾脏数据系统(Chinese renal data system,CNRDS)于 2017 年报告的血液透析(hemodialysis,HD)和腹膜透析(peritoneal dialysis,PD)患者分别为 510 101 例和 86 264 例。2013—2017 年,HD 患者的年龄和性别标准化患病率呈上升趋势,HD 患者的患病率和数量几乎翻倍,而 PD 患者的患病率相对稳定。ESRD 预测的患病率和接受透析的患者数量在今后仍呈增长趋势。

(二)ESRD 的病因

由于社会经济条件、人种和环境的差异,不同时期和地区的终末期肾病的病因略有不同。但近年来,无论是发达国家如美国、日本、欧洲等国家,还是发展中国家如巴西、印度等,糖尿病肾病和老年性肾病增长都尤为突出,已成为 ESRD 快速增长的重要因素之一。

1. 糖尿病肾病　美国和欧洲在过去 20 年,糖尿病肾病和高血压肾病一直占 ESRD 的前两位病因,其中糖尿病和糖尿病肾病增长的速度非常快。2008 年中国医院协会血液净化中心分会（Chinese Hospital Association Blood Purification Centers Branch）的调查研究显示,ESRD 排名前 3 的病因依次是肾小球肾炎（45%）,糖尿病肾病（19%）,高血压肾病（13%）。对于我国老年患者来说,糖尿病肾病居 ESRD 病因第 1 位。

2. 老龄化　目前全球各国老龄化越来越突出,大多数 ESRD 患者选择透析。我国多项流行病学调查显示,2010 年大于 65 岁老年人的慢性肾脏病（CKD）的患病率高达 32%~37%;ESRD 老年患者的生存率偏低,主要死因为心血管疾病、感染、脑血管疾病。

3. 其他病因　同经济较为发达的国家和地区相比,经济落后的国家和地区的 ESRD 病因略有所不同。如在非洲大多数国家,ESRD 主要发生在 20~50 岁的年轻患者,原发病也以肾小球肾炎、间质性肾炎和高血压肾病为主。在我国的一些乡村落后地区,肾小球肾炎和泌尿系结石所致慢性梗阻性肾病排在 ESRD 病因的前两位。

二、肾移植适应证与禁忌证

（一）肾移植的适应证

原则上任何慢性肾脏病导致的不可逆性 ESRD 均是肾移植的适应证。但由于原发病变性质、患者年龄、机体免疫状态以及影响移植肾功能有关的危险因素,并不是所有 ESRD 患者均适宜接受肾移植手术。肾移植术前应综合考虑供、受者的年龄、原发病和身体状况。受者年龄一般以 4~70 岁较为合适。严格选择合适的肾移植受者,做好术前准备是提高肾移植质量和移植肾受者长期生存率的关键。肾移植的具体适应证主要包括以下方面:

1. 肾小球肾炎　肾小球肾炎是最常见的肾移植适应证,包括:①局灶节段性肾小球硬化;②膜性肾病;③膜增生性肾小球肾炎（Ⅰ、Ⅱ型）;④ IgA 肾病;⑤抗肾小球基底膜性肾炎;⑥过敏性紫癜性肾炎。

2. 代谢性疾病　①糖尿病肾病;②痛风肾病;③胱氨酸尿症;④肾淀粉样变性;⑤原发性高草酸尿症（primary hyperoxaluria,PH）。

3. 遗传性疾病　①多囊肾;②遗传性肾病,如 Alport 综合征、Fabry 肾病;③肾髓质囊性病。

4. 系统性疾病　①狼疮性肾炎;②血管炎性肾炎;③系统性硬化症肾损害;④溶血性尿毒症综合征（hemolytic uremic syndrome,HUS）。

5. 尿路梗阻性疾病。

6. 慢性肾盂肾炎,慢性间质性肾炎。

7. 血管性肾病　①高血压肾病;②肾血管性高血压;③小动脉性肾硬化症。

8. 中毒性肾损害　①镇痛药性肾炎;②阿片滥用性肾病;③重金属中毒性肾病;④其他药物或毒物损害。

9. 肿瘤　①肾母细胞瘤;②肾细胞瘤;③骨髓瘤。

10. 先天性畸形　①先天性肾发育不全;②马蹄肾。

11. 不可逆性急性肾衰竭　①双侧肾皮质坏死;②不可逆性急性肾小管坏死（acute tubular necrosis,ATN）。

12. 其他　如肾严重外伤、神经源性膀胱、Denys-Drash 综合征等。

（二）肾移植禁忌证

1. 绝对禁忌证

（1）肝炎病毒复制期：随着疫苗和新型抗病毒药物的有效应用，传染性肝炎受者已非肾移植绝对禁忌，但应注意以下问题：①所有肾移植等待者均应定期检查肝炎病毒血清学状况和肝功能。对于乙型肝炎表面抗原（hepatitis B surface antigen，HBsAg）或抗丙型肝炎病毒（hepatitis C virus，HCV）抗体阳性的患者，在等待期间应定期检查病毒复制情况和肝功能，必要时行肝穿刺活检评估肝硬化的程度和进展。②乙型肝炎病毒（hepatitis B virus，HBV）-DNA 阳性或乙型肝炎 e 抗原（hepatitis B e antigen，HBeAg）阳性，伴肝功能异常，以及 HCV-RNA 阳性伴肝功能异常提示病毒复制活跃，传染性强，应进行抗病毒、护肝等支持治疗，待病毒复制减低且肝功能稳定后再择期肾移植。③已确诊的肝硬化患者可考虑肝肾联合移植。

（2）近期心肌梗死：对于冠状动脉粥样硬化性心脏病（简称冠心病）、心肌梗死的患者发病3 个月内不宜做肾移植手术。有明显症状的冠心病患者应先行冠状动脉造影评估，必要时行经皮腔内冠状动脉成形术或冠状动脉搭桥术后再接受肾移植。

（3）活动性消化性溃疡：患有消化性溃疡并有消化道出血时不适宜做移植手术，待溃疡治愈后 3~6 个月可考虑肾移植。

（4）体内有活动性慢性感染病灶：如获得性免疫缺陷综合征（acquired immunodeficiency syndrome，AIDS）、活动性结核病、泌尿系统感染及透析管路的感染等。应先系统治疗，控制稳定后再做肾移植。

（5）未经治疗的恶性肿瘤：术前筛查体内是否有恶性肿瘤，恶性肿瘤已发生转移或发病2 年以内的患者不宜行肾移植术。对于低度恶性肿瘤已治疗的尿毒症患者，经随访 2 年无复发者方可考虑移植。恶性程度较高的肿瘤，如乳腺癌、结肠癌或黑色素瘤等需要随访 5 年以上无复发方可考虑移植。

（6）伴其他重要脏器终末期疾病如心、肺、肝衰竭等（器官联合移植除外）不宜行单一的肾移植。

（7）尚未控制的精神疾病。

（8）一般情况差，不能耐受肾移植手术者，应在患者一般情况纠正后再行移植手术。

2. 相对禁忌证　①过度肥胖或严重营养不良；②癌前期病变；③依从性差；④酗酒或药物成瘾；⑤严重周围血管病变。

（三）供肾分配原则

人体器官分配与共享应当符合医疗需要，遵循公平、公正和公开的原则。我国公民逝世后捐献器官必须通过中国人体器官分配与共享计算机系统（COTRS）进行分配与共享。移植医院应当向中国人体器官分配与共享计算机系统报送肾移植等待者的有关医学信息及其在等待期间的相关信息。肾移植匹配名单排序的主要因素包括：①等待时间；②地理因素；③血型匹配；④组织配型；⑤等待者评分，评分系统由等待时间得分、器官捐献者亲属优先权、等待者致敏度、人类白细胞抗原（human leucocyte antigen，HLA）配型匹配度、儿童等待者优先权等组成。

（四）供肾者的评估和选择

1. 亲属活体供肾者的评估和选择　亲属活体器官捐献肾移植作为尸体器官来源不能满足移植需求情况下家庭自救的方式之一。活体肾移植供者评估的首要目的是确保供者捐献肾脏的合适性，最核心的是供者的医疗安全性和社会适应性。对活体供者的全面评估，主要目的在于确保供者在心理、生理上符合肾脏捐献的要求,保障供者的长期健康,同时兼顾受者的移植效果。对活体供体筛查的重点应放在尽早筛查出不适合捐赠的供者,达到利益最大化和风险最小化。

2. 尸体供肾者的评估和选择　尸体器官捐献供者多为脑死亡患者,往往存在神经-体液调节失常等病理生理改变,常表现为患者血流动力学的不稳定和全身器官组织灌注不足,从而使器官的结构和功能受到不同程度影响。原发病或既往疾病等原因可能存在肾脏慢性损害,救治过程也可能因为心肺复苏、低血压等出现肾脏的急性损害。因此,临床上根据供者血压、尿量、肾功能和全身组织灌注情况、超声检查等以及有无高血压、糖尿病等易引起肾损害的原发病等多方面指标来判断捐献者肾脏可否作为供肾移植。

（冯新顺　薛武军）

第二节　肾移植手术

一、术前准备与评估

虽然肾移植手术已比较成熟,但尿毒症患者大部分伴有高血压、心肺功能不全、电解质紊乱、贫血、低蛋白血症等情况,围手术期风险高,为确保手术的安全性,防范可能的并发症,术前须对受者进行严格的检查及评估。

除按常规详细采集病史外,还应该着重对以下病史进行搜集和了解:既往器官移植史,透析史,输血史,孕产史,依从性,免疫接种史,药物依赖史等。另外需关注家族疾病史,特别是肾脏疾病家族史,是否有糖尿病、心血管疾病、消化性溃疡、遗传性疾病、家族性精神病以及肿瘤家族病史。

肾移植受者的术前准备主要是改善氮质血症,纠正水、电解质及酸碱平衡紊乱,改善心血管并发症,纠正贫血,筛查与控制感染以及争取良好的组织配型等,使患者全身情况得以明显改善,内环境稳定,以便能够耐受手术打击和减少术后免疫抑制剂治疗的并发症。

（一）透析治疗

尿毒症患者若无明显水钠潴留和高钾血症等可直接接受肾移植。否则应充分透析治疗,纠正水、电解质和酸碱平衡紊乱,以使患者机体能处在"理想"的条件下接受移植手术。

（二）纠正贫血状况

终末期肾病的患者贫血时,应尽可能避免输血,可以通过使用促红细胞生成素、罗沙司他、补充铁剂、叶酸及维生素 B_{12} 等纠正,如贫血严重,血红蛋白在 60g/L 以下,可考虑输红细胞。

（三）控制高血压、改善心功能、改善全身状况

对于有高血压、心功能不全的患者要控制好血压,改善心功能。肾移植前患者要改善全身状况,无活动性消化道溃疡,糖尿病者要控制好血糖。

（四）治疗和处理其他影响肾移植并发症

在移植前解除下尿路梗阻,神经源性膀胱在移植前或同期进行尿流改道、膀胱造瘘等。

（五）自体肾脏切除指征

原肾为巨大多囊肾或存在感染,可能影响肾移植的,需要手术切除。

（六）控制感染

术前进行皮肤、口腔、耳鼻咽喉、肺部、肝胆胃肠及泌尿生殖道等处检查，有感染灶必须控制或清除。

（七）培养良好生活习惯

戒烟、戒酒。过度肥胖者减肥。并发焦虑、抑郁者和心理不稳定者应进行心理咨询和必要的治疗。

二、手术的实施

（一）供肾切取术

1. 活体供肾的切取　目前活体供肾的切取可采用开放手术和腹腔镜两种方式。推荐采用腹腔镜供肾切取，具有损伤小、疼痛轻、恢复快的优势。按入路不同分为经腹腔入路和经后腹腔入路。具体手术方式的选择可根据各中心情况和供者解剖特点进行，以减少术中术后并发症，保障供、受者安全为第一要务。

2. 尸体供肾的切取　一般与其他腹部脏器整块切取。

（二）供肾修整术

供肾进行修整是肾移植过程中的重要步骤。需将供肾置于无菌4℃左右器官保存液中，去除大部分肾周脂肪，仔细检查供肾质量，如存在灌注不足予以充分灌注，可在工作台上进行移植肾活检。应确定供肾血管和输尿管的数量、质量和完整性，结扎肾门处的淋巴管。修整动静脉以利吻合。如有条件则行LifePort低温机械灌注，注意无菌操作，关注灌注参数，必要时添加溶栓、解痉等药物。

（三）供肾植入术

1. 麻醉方式　一般可选择全身麻醉或椎管内麻醉。移植医师、麻醉医师、和护士之间需要良好的沟通，以便对肾移植患者进行最佳的麻醉和围手术期管理。

2. 单肾移植　供肾植入部位最常采用的是髂窝部。既往有髂静脉、股静脉插管或血栓病史的患者，术前应明确髂静脉和下腔静脉是否通畅。若存在血栓，可采用受者体内原肾静脉或肠系膜上静脉或性腺静脉侧支进行静脉吻合。

（1）切口与血管准备：一般采用腹直肌旁弧形或斜性切口，注意切开过程中避免损伤腹膜和腹腔内脏器。充分游离子宫圆韧带（女性）或精索（男性）。充分显露髂窝后，显出髂内外动脉连接区。适当游离髂动静脉，有助于无张力血管吻合和移植肾最终放置。注意应仔细结扎静脉表面的淋巴管，以防发生淋巴漏，或继发淋巴囊肿。

（2）血管重建：肾动脉可以与髂内动脉端端吻合，也可以与髂外动脉、髂总动脉端侧吻合，根据血管的具体情况及术者的习惯具体选择。动脉吻合部位应避免动脉粥样硬化斑块，以降低动脉夹层的风险。

（3）开放血流：开放前给予呋塞米60~80mg。可遵循先动脉、后静脉的顺序，恢复肾脏的血液灌流，肾脏可立即变为粉红色和触之有搏动感。开放前应注意将受者的收缩压（systolic blood pressure，SBP）提高至略高于术前血压10~20mmHg（1mmHg=0.133kPa）。可将热盐水纱布敷于肾脏表面尽快复温；同时仔细检查止血。

（4）输尿管重建：目前最常用的是移植肾的输尿管与膀胱黏膜吻合术，但也有输尿管与输尿管吻合等其他方法。无论哪一种吻合法，重建尿路的要求是保证尿流通畅，避免吻合口狭窄、膀胱输尿管反流及吻合口漏。输尿管-膀胱黏膜吻合满意后，可利用切开的膀胱浆肌层,做隧道包埋输尿管约 2~3cm。输尿管内一般留置支架管(双 J 形支架管)预防尿漏和输尿管梗阻等并发症的发生。男性患者注意确保输尿管从精索后方穿行。

(5)逐层关闭切口:检查肾脏的位置适宜并确认无明显活动性出血后,在移植肾旁放置 1~2 根多孔引流管,之后逐层关闭腹壁。对于尸体捐献的肾移植,伤口引流液的微生物培养对监测供者来源的感染十分重要。

3. 双肾移植　双肾移植是当单个尸体供肾的质量及其功能不足以维持受者生理功能,或儿童供肾给予成人时,可行双肾分别移植或整块移植。

(四)移植肾切除术

由于各种原因导致移植肾功能丧失,且移植肾对患者产生危害时需切除移植肾。一般由原手术切口进入,可分为肾包膜外切除和肾包膜内切除。

1. 肾包膜外切除　主要适用于移植早期 3 周内的移植肾切除。肾包膜和周围组织还没有形成广泛紧密粘连,可较容易游离移植肾脏,充分显露肾动脉和静脉,在髂内动脉根部双重结扎并切断。

2. 肾包膜内切除　主要适用于移植晚期的移植肾切除,此时肾包膜和周围组织已形成紧密粘连,包膜外的剥离容易损伤腹膜和周围组织,创伤较大,只能在肾包膜内游离肾脏。

近年来也有报道通过介入栓塞肾动脉而达到"切除"移植肾的目的。

(李现铎　门同义)

第三节　肾移植术后病理生理特点

一、概述

为了使移植后肾脏能在受者体内存活和发挥正常生理功能,移植受者需要长期服用多种免疫抑制剂,受者长期处于全身免疫抑制状态。免疫抑制剂的使用如同一把"双刃剑",免疫抑制过度会增加激发感染、肿瘤等并发症的发生风险,免疫抑制不足会增加排斥反应发生的风险。移植肾功能延迟恢复(delayed renal graft function, DGF)也有多种原因,如急性肾小管坏死、排斥、肾脏灌注不良等。因此了解移植后的病理生理学变化更有助于了解肾移植后各种疾病发生发展过程和制订相应的预防治疗策略。

二、肾移植后免疫系统的病理生理变化

免疫抑制剂的使用使得整个免疫系统处于一个长期较低水平的免疫状态,也带来一系列的病理生理变化。淋巴细胞特别是 T 淋巴细胞在免疫防御中起重要作用。对于抗感染和肿瘤的免疫监视方面尤其重要。当移植后免疫抑制强度过大时,造成细胞免疫和体液免疫缺陷,使得感染概率明显增加,甚至机会感染和罕见病原菌的感染。长期的免疫抑制剂使用,削弱了免疫监视能力,造成移植受者的肿瘤高危状态。

三、移植肾功能延迟恢复的病理生理学原因

移植肾功能延迟恢复的病理生理学原因可分为肾前性、肾性和肾后性原因。

（一）肾前性原因

多为供肾者严重血容量不足、各种原因导致的低血压或缺氧、营养不良所致,引起急性肾损害,移植后发生 DGF。

（二）肾性原因

由肾脏内在因素引起的 DGF,包括:急性肾小管坏死、急性排斥反应（acute rejection,AR）以及血栓性微血管病变等导致的 DGF;以及获取前供体低血压、心肺复苏导致肾脏的缺血再灌注损伤等。

（三）肾后性原因

尿路梗阻或尿液反流导致的 DGF。

四、急性肾小管坏死病理生理学特点

导致 DGF 的主要原因是急性肾小管坏死（ATN）,其具体机制尚未完全阐明,目前认为主要是缺血/再灌注损伤、氧自由基损伤、细胞凋亡和炎症反应等一系列病理生理过程,其特点如下。

（一）血管活性物质异常

在急性肾功能不全中许多血管活性物质发生异常,如肾素-血管紧张素-醛固酮系统（renin-angiotensin-aldosterone system, RAS）被激活、前列腺素抑制剂增加、内皮素及其他缩血管物质释放增加、一氧化氮释放受损等,从而导致肾缺血、炎症介质趋化、细胞因子激活等一系列过程。

（二）肾小管上皮细胞功能改变

缺血缺氧可导致肾小管上皮细胞钠泵工作异常,胞内低钠浓度的维持受损,影响钠的重吸收并同时影响葡萄糖、氨基酸的重吸收及 H^+ 分泌、HCO_3^- 重吸收,从而加剧了肾小管代谢的紊乱,上皮细胞间的紧密连接消失,不能阻止滤液渗漏到间质,造成间质水肿。

（三）细胞管型形成

由于细胞代谢障碍,终于导致肾小管上皮细胞脱落、坏死,形成管型,管腔内阻塞,压力升高,肾小管滤过功能进一步下降。

（四）急性肾小管坏死的病程

目前分为 3 期,①初始期:缺血或毒素致使患者肾实质性功能受损,但尚没有出现急性肾小管坏死。这一期持续数小时至数天,如果及时处理可以防止急性肾小管坏死的发生。②维持期:急性肾小管坏死已经建立,肾小球滤过率（glomerular filtration rate, GFR）5~10ml/min,尿量明显减少,这一期持续时间一般 1~2 周,但也可延长为 1~11 个月。③恢复期:这一期通过肾组织的修复和再生恢复肾功能,患者尿量逐渐增加、血清肌酐（serum creatinine, SCr）逐渐下降,当肾小管重吸收功能恢复晚于肾小球滤过功能时,多尿明显。

五、钙调神经蛋白抑制剂肾毒性病理生理特点

钙调神经蛋白抑制剂（CNI）肾毒性病理表现为不同程度的肾小管坏死、管周毛细血管充血、局灶性肾小球毛细血管袢皱缩、缺血及动脉和小动脉平滑肌非特异性空泡变性等急性改变,以及肾小管萎缩、肾间质纤维化、肾小球硬化等慢性改变,最终导致移植肾结构不可逆损伤和功能减退。当前关于其毒性损害机制有两种理论。

（一）肾小管毒性效应理论

认为肾小管是CNI类药物损伤的初始靶部位,进而导致肾脏固有结构破坏,滤过面积减少,残余肾小球毛细血管丛的滤过压增加而形成恶性循环,进一步加重肾小球硬化过程。

（二）缩血管效应理论

认为CNI类药物毒性效应的靶部位主要是肾小球入球微动脉。CNI类药物可引起肾小球入球微动脉为主的细小动脉反复持续痉挛,血管阻力增高,活化肾素 - 血管紧张素系统,抑制前列腺素的舒血管作用并刺激缩血管因子——血栓素和内皮素产生,引起小动脉收缩,肾组织血供减少,肾小球滤过率下降。

六、肾移植后心血管并发症病理生理学特点

移植后心血管并发症是肾移植后受者早期和晚期带功死亡的主要原因之一。肾移植受者心血管发病的危险因素包括:透析患者术前存在高血压心脏病;长期肾病综合征和透析患者脂代谢异常,冠状动脉硬化;移植后免疫抑制剂（钙调神经蛋白抑制剂、皮质类固醇）的应用,使肾移植后代谢综合征发生率增高。

（一）肾移植后高血压

肾移植后高血压的病因可以分为与移植肾无关的外在因素和与移植肾相关的内在因素:外在因素包括移植肾动脉狭窄、原肾因素、药物诱发和肥胖;内在因素包括慢性移植肾失功、急性排斥反应、移植物以前存在血管病变以及再发肾小球肾炎。免疫抑制剂是导致术后高血压的一个主要因素,皮质类固醇所致高血压的机制与通过醛固酮引起水钠潴留,并增加血管对升压素的敏感性有关。CNI类药物能收缩入球小动脉,降低肾小球滤过率,致水钠潴留。

（二）缺血性心脏病

肾移植受者心血管发病的危险性在移植前即存在,透析患者由于高血压引起左室肥厚、心腔扩大、左室壁张力增高、冠状动脉血流重分布、心肌纤维化、心力衰竭以及心律失常等使其易发心血管疾病。缺血性心脏病可以分为以下四类:稳定型心绞痛、不稳定型心绞痛、变异型心绞痛和急性心肌梗死。

（董　震）

第四节　术后临床治疗和随访

肾移植受者术后常规置于保护性隔离病房,由专人护理严密监护。

一、术后具体的治疗措施

术后具体的治疗措施包括以下几个方面:

1. 严密监测生命体征,包括体温、血压、脉搏、呼吸,准确记录出入量,尿量。每日监测患者体重变化,观察移植肾区情况,有无伤口渗血、渗液情况。

2. 监测血常规、肝肾功能、电解质、尿常规、感染指标（C反应蛋白、降钙素原等）、免疫抑制剂血药浓度监测等。

3. 术后移植肾彩色多普勒超声对于评估移植肾功能、了解移植肾血供及排斥情况具有重要价值,特别是对于移植肾功能延迟恢复的患者。一般肾移植术后 1 周内每日常规行床旁超声检查,以便于早发现问题,早期处理。

4. 免疫诱导及维持治疗　目前最常用的肾移植诱导治疗制剂是白细胞介素 -2（interleukin-2, IL-2）受体拮抗剂和抗淋巴细胞制剂,有高排斥风险的肾移植受者,建议使用抗淋巴细胞制剂进行诱导治疗。免疫抑制维持治疗是一个长期的治疗方案,目前最常用的免疫抑制维持治疗方案是以 CNI 类为基础的三联免疫抑制方案,即环孢素或他克莫司联合一种抗增殖药物,如霉酚酸（mycophenolic acid, MPA）类药物〔吗替麦考酚酯（mycophenolate mofetil, MMF）或麦考酚钠肠溶片（mycophenolate sodium enteric-coated tablets, EC-MPS）〕加糖皮质激素。如果要使用哺乳动物雷帕霉素靶蛋白（mammalian target of rapamycin, mTOR）抑制剂,推荐在移植肾功能完全恢复、手术伤口愈合之后使用。

5. 急性排斥反应的治疗　急性排斥反应是肾移植术后 1 年内最常见的并发症。推荐在治疗急性排斥反应前进行活检。推荐以糖皮质激素作为急性细胞性排斥反应的初始用药。对于激素冲击治疗效果不佳或复发的急性细胞性排斥反应,建议使用淋巴细胞清除性抗体。对体液性（抗体介导）急性排斥,需要在大剂量免疫球蛋白的基础上,加血浆置换或免疫吸附和淋巴细胞清除性抗体,必要时应用抗 CD20 抗体。

6. 慢性移植肾损伤的治疗　慢性移植肾损伤（chronic allograft injury, CAI）曾称为慢性排斥反应,是包括慢性排斥、肾病复发、CNI 慢性损害、BK 病毒（BKV）相关性肾病导致的移植肾失功。应对肾功能下降的受者进行移植肾活检,以发现潜在的可逆原因。有以 CNI 中毒的病理学为证据的慢性移植肾损伤受者,建议减少、撤除或替换 CNI,其他损伤根据病因采取相应措施,但效果均不理想。

7. 移植肾术后感染治疗　肾移植术后 1 年内约有 70% 的患者发生一次以上不同程度和类型的感染。肾移植受者早期以细菌性感染为主,感染的常见部位是肺部、尿路和伤口。革兰氏阴性杆菌对头孢哌酮钠舒巴坦钠以及亚胺培南保持较高的敏感性,革兰氏阳性菌对万古霉素和利奈唑胺敏感性较高。常见病毒感染包括:BK 病毒、巨细胞病毒（CMV）、EB 病毒（Epstein-Barr virus, EBV）、人乳头瘤病毒（human papilloma virus, HPV）等。对于不同类型的病毒感染,采用不同的抗病毒药物,并根据病情调整免疫抑制治疗方案。常见的真菌感染包括:白念珠菌、曲霉菌、新型隐球菌、毛霉菌等。根据不同的真菌采用不同的药物,常用药物包括两性霉素 B、氟胞嘧啶、氟康唑、米卡芬净、卡泊芬净等。

8. 营养支持治疗　术后 1~2d,由于肠蠕动尚未恢复,建议禁食。术后肛门排气后,可给予低蛋白流质,适当补充葡萄糖、维生素、氨基酸等。应观察患者血尿素氮、血清肌酐等肾功能指标,循序渐进地补充蛋白质。非胃肠道手术可不禁饮食,且有利于早服免疫抑制剂,营养支持治疗主要针对的是尿毒症状态的纠正和术后恢复。

二、肾移植术后随访

肾移植受者始终存在发生排斥反应的风险,长期存活有赖于长期服用免疫抑制剂,易发生原发肾病复发、继发感染和药物副作用等其他并发症,所以术后随访非常重要。一般来说,大多数肾功能稳定的受者,住院 1 周后即可出院。第 1 次门诊复查时间应当是出院后 1 周。尿量直接反映移植肾的功能,正常人每日尿量 1 500~2 500ml,如 24h 尿量减少 2/3 以上,应警惕排斥反应,应及早就医,以便及时处理。

（一）随访频率

肾移植术后 3 个月内每周至少随访 1 次；如情况稳定，术后 3~6 个月可以每 2 周随访 1 次；术后半年后每月化验 1 次；术后 3 年后每 2 个月化验 1 次；如近期有免疫抑制剂的调整或其他异常情况，则仍需每周复查一次。

（二）检查项目

每次复诊均需检查的常规项目包括：血常规、移植生化（包括肝肾功能、血糖血脂、电解质、钙磷、血脂）、尿常规、尿白蛋白/肌酐比值、药物浓度（他克莫司、环孢素或西罗莫司）等，并定期复查移植肾超声。

（三）特殊检查

术后半年内每个月查 1 次 BK 病毒（BKV-DNA）和巨细胞病毒（CMV-DNA），半年后每 3 个月查 1 次尿液 BK 病毒（BKV-DNA）。每 3 个月左右查 1 次 MPA 浓度。每 3 个月左右查 1 次群体反应性抗体（panel reactive antibody, PRA），这些抗体阳性可能会导致排斥反应，其为远期移植肾失功最主要的原因之一，术前 PRA 阳性的肾移植受者更要小心在意。每 3 个月做 1 次移植肾彩色多普勒超声。定期做骨密度检测：术后 6 个月、1 年，之后每年 1 次。若出现既往的伴发疾病要经常主动向医生提出复查，例如心血管疾病，结核，肝炎，糖尿病，红斑狼疮等。肾移植受者因服用免疫抑制剂，是肿瘤高发人群，建议每半年到 1 年抽血查 1 次肿瘤标志物，做肺部 CT 平扫，肝胆胰脾超声和原肾/输尿管超声。有胃病史的患者建议每年查 1 次胃镜，便秘患者建议每 1~2 年做 1 次肠镜。建议肾移植受者根据主管医生建议，做计划性移植肾活检，可以帮助我们发现隐匿的移植肾病变，从而早发现、早治疗从而提高远期预后。

（王博涵 张 明 蔡 明）

第五节 术后康复评定

一、运动功能障碍评定

身体活动能力是人体健康的重要因素，是人参与社会活动、工作、学习的保证，也是生存质量的重要组成部分。慢性肾脏病患者的运动功能明显下降，在肾移植术后，肾功能恢复，摆脱透析，运动能力会得到逐步改善。由于手术打击和糖皮质激素对肌肉代谢和骨密度不利，早期运动能力会受到影响。近年来肾移植受者的身体活动状态得到了更多的关注，其评估逐渐纳入临床指南和患者管理中。

体力活动（physical activity）、体能（physical fitness）和躯体功能（physical function）是评估运动功能的重要指标。虽然它们相互关联，但是定义和具体评价方法都不尽相同，须在应用时严格区分。体力活动是指任何经由骨骼肌肉系统消耗能量所产生的身体动作，包括睡眠、工作、休闲以及体育锻炼。体能是指与从事身体活动相关的一系列健康指标，包括心肺功能、肌肉耐力、肌肉力量、身体成分、柔韧性等。躯体功能是指日常生活中从事身体活动的能力，它不仅与前述身体活动和体适能密切相关，也同时受到感觉功能、疾病状态、环境和行为等多因素的影响。

体力活动的评估方法可分为量表和仪器两大类。常用的量表有：老年人体力活动量表

（physical activity scale for the elderly，PASE）、Baecke 体力活动问卷（Baecke physical activity questionnaire，BPAQ）、7 天体力活动问卷，它们简便易于评估且花费低，但有一定主观性，容易受到记忆、教育水平、活动广度的分类错误等因素干扰。更加客观仪器测量方法包括心率、运动感受器（加速感受器或者计步器）、双标记水法等，虽然更加准确，但因需要专门的仪器以及数据分析，所以花费较多。运动功能评估详的研究见表 2-5-1。

表 2-5-1　评估肾移植人群运动功能的研究

	作者	评估方法	主要结论
体力活动	Nielens 等	Baecke 体力活动问卷、7 天体力活动问卷	肾移植术后 1 年内，体力活动逐渐改善，但仍低于普通人群
	Dontje 等	基于加速感受器的计时器和计步器	肾移植术后 1 年内，体力活动逐渐改善，但仍低于普通人群水平
	Carvalho 等	基于加速感受器的计时器和计步器、握力、6 分钟步行试验、坐立测试	肾移植受者更加活跃，与维持透析患者比较，久坐比例更低
	Gordon 等	老年人体力活动量表（PASE）	很多肾移植受者术后仍保持久坐
	Hayhurst 等	日常体力活动问卷（general practice physical activity questionnaire，GPPAQ）、人类活动概况量表（human activity profile，HAP）	肾移植受者、慢性肾脏病、居家血液透析、腹膜透析的体力活动无显著差异
躯体功能	Hartmann 等	简易体能状况量表（short physical performance battery，SPPB）、步行速度测试（gait speed test）、Pepper 残疾评估量表（Pepper assessment tool for disability）和握力	与 60 岁以上有其他慢性病的患者相比，同龄肾移植等待者的身体功能更差，死亡率、残疾率和跌倒发生率更高
	Kasbia 等	起立-行走计时测试（timed up and go test，TUGT）和握力	62% 的 65 岁以上肾移植受者，在过去的 1 年中，有超过 1 次的功能评分下降
	Roi 等	健康调查量表 36（36-item short form health survey，SF-36）中的躯体功能评分（physical functioning score，PFS）	肾移植术后为期 12 个月的有氧和抗阻训练可以明显改善术后的 SF-36 PFS
体能	Habedank 等	瘦体重（lean body mass，LBM）、最大耗氧量（VO_2max，peak VO_2）、双能 X 射线吸收法（dual energy X-ray absorptiometry，DEXA）	肾移植术后 1~2 个月，体适能最差
	Roi 等	乳酸阈、体重指数（body mass index，BMI）、peak VO_2	肾移植术后 12 个月的有氧和抗阻训练可以改善体适能相关指标，而不会对肾功能产生影响

既往研究发现,移植前患者的体力活动水平低于普通人群,虽然移植后身体活动有明显改善,但仍低于普通人群。研究发现移植前的体力活动比健康人群低 18%~35%。肾移植术后 1 个月内,因手术打击和术后恢复,体力活动进一步下降,其后体力活动逐渐改善,在肾移植术后半年后达到稳态。利用系列加速度计进行更客观的评估,可证实肾移植后 1 年内受者体力活动的改善最为明显。为量化活动水平,可采用一系列客观测量方法(包括加速度计、握力测试和 6 分钟步行试验),研究结果显示肾移植受者的活动水平高于透析患者,活动时间更长(分别为 311min 和 196min)、步幅更大;并且,肾移植受者久坐比例更低。虽然移植对体力活动有积极影响,但利用老年人体力活动量表(PASE)对近期移植的老年受者进行调查后发现,只有 20% 左右的受者有中等以上且规律的体力活动,78% 受者在术后早期仍然久坐不动。类似的情况也发生在肾移植受者与未接受移植的 3~5 期慢性肾脏病患者中。

躯体功能包括从基本自我护理到家庭活动以及更繁重任务的活动能力。其评估方法包括健康调查量表 36(SF-36)等问卷和一些实验室检测法。虽然后文中描述的日常生活活动(activities of daily living, ADL)能力有时被用作躯体功能的同义词,但 ADL 量表仅仅评估了人们照顾自己的基本能力,因此仅代表了身体功能的一小部分。另外,躯体功能包括很多方面,因此具体评估过程中,需根据特定人群和特定兴趣特征选择具体方法。

躯体功能的评估在肾移植术前、术后均适宜。可选取简易体能状况量表(SPPB)、步行速度测试、PTA-D 量表和握力计对 60 岁以上的肾移植等待者进行评估,与患有舒张性充血性心力衰竭、慢性阻塞性肺疾病和心血管疾病高风险的同龄人相比,这些肾移植等待者的身体功能往往较差,而这种差距会导致更高的死亡率、残疾率和跌倒发生率。采用起立-行走计时测试(TUGT)和握力计对 65 岁以上的肾移植受者进行了评估,显示 62% 的老年患者在过去的 1 年中,有过 1 次以上的躯体功能评分下降。肾移植术后患者进行为期 12 个月的有氧和抗阻训练后,受者在术后 6 个月和 12 个月两个时间点的 SF-36 的躯体功能评分明显优于未训练组的受者。

体能的评估方法包括神经肌肉、运动能力、生理代谢、身体成分和心肺能力五个方面。Habedank 等观察了肾移植术前和术后的瘦体重(LBM)、最大耗氧量(VO$_2$max)、双能 X 射线吸收法(DEXA)等指标,发现术后体脂率逐渐上升,且术后 1~2 个月内运动能力(peak VO$_2$)明显降低,其后缓慢恢复。肾移植术后 12 个月时,肌肉质量(peak VO$_2$/LBM)超过术前水平。肾移植术后为期 12 个月的有氧和抗阻训练可以明显改善乳酸阈、体重指数(BMI)、peak VO$_2$ 等体适能相关指标,且不会对肾功能产生影响。

二、日常生活活动能力评定

日常生活活动(ADL)能力是指人为独立生活而每天必须反复进行的、最基本的、具有共性的身体动作集合,所满足的是人类生存最基本的需要。对日常生活活动能力的评定主要包括两部分,即基础性日常生活活动(basic activity of daily living, BADL)能力和工具性日常生活活动(instrumental activity of daily living, IADL)能力。BADL 是指包括洗澡、穿衣、上厕所、床椅转移、大小便、进食 6 个方面生活所需的基本活动,反映的是以躯体功能为主的较粗大的运动功能。IADL 是指独立生活所需的关键性较高级技能,包括上街购物、外出活动、食物烹调、家务维持、洗衣服、使用电话、服用药物、处理财务能力 8 个方面,反映的是含有躯体功能、言语、认知功能的较精细的运动功能。目前应用于肾移植的 BADL 评估方法主要是 Barthel 指数;IADL 主要是 Lawton-Brody 量表、功能独立性量表(functional independence measure,FIM)和诺丁汉日常生活扩展活动量表(Nottingham extended activities of daily living scale,NEADL)。

选用 Barthel 指数和 Lawton-Brody 量表,对 65 岁以上肾移植受者进行评估,发现超过一半的受者存在术后残疾或需要日常生活活动的帮助,仅有 40% 左右的患者 ADL 术后较术前明显改善。Ding 等选取转出重症监护病房 5~10d 后肾移植与其他类型器官移植(肝脏、肺脏、心肺联合、肝肾联合等)的成年患者,将其 Barthel 指数和 FIM 进行比较,发现肾移植患者日常生活活动能力更佳,提示其他类型器官移植相比肾移植术后患者更加需要术后的康复干预。选取 NEADL 作为评估指标的两项研究发现,肾移植患者的日常生活活动能力明显优于维持透析患者。

三、意识障碍及程度的评定

(一)意识障碍

由于意识的本质尚缺乏充足的解剖学和生理学知识,意识障碍的程度很难界定。警觉性、知觉、短期和长期记忆功能以及专注于任务的能力(警觉性和注意力)是意识的重要组成部分。如果其中任一部分受损,意识就会出现损伤。正常意识需要来自脑桥被盖、下丘脑后部和丘脑的刺激投射到大脑皮质进行处理,这种非特异性投射系统被称为上行网状激活系统。这个系统的结构或化学异常都会导致意识障碍。

昏迷时患者没有自我意识,没有睡眠觉醒周期,没有有目的地运动,闭眼,不能被唤醒。评估昏迷程度一般选用格拉斯哥昏迷量表(Glasgow coma scale,GCS)。评估内容包括睁眼反射(eye-opening reflex,E)、言语反射(voice reflex,V)和动作反射(moving reflex,M)三个部分,GCS 总分为 E、V、M 三者相加。满分 15 分,最低 3 分。昏迷程度越重者总分越低。总分 13~14 分表示轻度意识障碍;总分为 9~12 分表示中度意识障碍;总分≤8 分表示重度意识障碍,患者昏迷。评判时,选择最好的反应计分。且须注意肢体左/右侧运动评分可能不同,应选择较高的分数进行评分。对于肾移植术后昏迷的患者,可以使用 GCS 简单、快速地评定昏迷及其程度。

(二)认知功能

在维持透析的患者中,认知功能障碍的发生率可高达 50%~87%。认知功能障碍对生活质量、工作、治疗依从性、经济花费、患者生存率均有不利影响。虽然肾移植相比较于透析,生活质量和生存率均有明显优势,肾移植术后患者的认知功能也的确有所改善,但认知障碍可能并不完全可逆。肾移植后患者虽然肾功能明显改善,但长期暴露于与肾脏疾病相关的代谢和血管病变等共病条件下,可能会导致不可逆的脑血管疾病,并在成功移植后持续存在。此外,钙调神经蛋白抑制剂、类固醇等药物引起的微生物群改变、免疫调节和神经毒性也会导致移植受者的认知障碍。另外,再加上抑郁和体力活动不足等危险因素,同样容易导致认知功能障碍。研究表明,肾移植术后患者的认知障碍多见于语言学习、记忆和执行功能方面,且与病死率正相关。下面对肾移植术后患者常用的认知评估方法做简要阐述。

(1)简明精神状态检查量表(mini-mental state examination,MMSE):MMSE 一直是国内外最普及、最常用的阿尔茨海默病筛查量表,内容包括定向力、记忆力、注意力和计算力、回忆能力、语言能力共 5 个项目,满分 30 分,费时 5~10min。MMSE 省时、易操作,可对总体认知功能做出客观评价。不过 MMSE 强调了语言功能，非言语项目则相对偏少，项目命名过于简单，且结果容易受教育程度影响，文化水平高者可能出现假阴性，而低教育程度者易出现假阳性。

（2）改良简明精神状态检查量表（modified mini-mental state examination，3MS）：3MS 在 MMSE 原有 5 个项目的基础上又添加了 4 个项目，目前也同样广泛应用于痴呆的筛查试验。费时 15~20min，共 20 题。分数从 0 到 100 分不等，分数越高代表认知功能越好。与传统的 30 分简明精神状态检查量表（MMSE）相比，3MS 在社区研究中对轻度认知障碍的敏感性有所提高，其重测信度（0.68~0.77）高于 MMSE（0.48~0.65）。一般将 3MS 评分 <80 分（-1S）定义为认知障碍。使用 3MS 对肾移植患者进行认知功能评估，发现 7.2% 受者在术前有功能障碍，而在移植术后 3 个月内可逐渐改善，并在随后 4 年随访期内保持稳定。另外一项研究对 3 630 例肾移植同样使用 3MS 进行评估，认知障碍的受者通常得到移植的概率更小。在糖尿病的等待者中，认知障碍者的死亡率更高。

（3）蒙特利尔认知评估（Montreal cognitive assessment，MoCA）：是一种简短的认知筛查工具。MoCA 评估 7 个认知领域：视觉空间 / 执行、命名、记忆（延迟回忆）、注意、语言、抽象和定向。对于发现包括阿尔茨海默病和血管性痴呆在内多种疾病中的轻度认知损害方面比较敏感。MoCA 最高分数为 30 分，根据已发表数据，一般将低于 26 分定义为认知障碍。MoCA 简便易行，不足 10min 即可完成测试。MoCA 更关注执行功能，而后者在肾脏疾病中易出现异常。MoCA 已成功应用于肾脏疾病，与详细的神经心理学测验有很好的相关性，结果优于 MMSE。有研究采用 MoCA 评估，发现老年、黑人和吸烟是认知功能障碍的高危因素，且认知障碍患者移植前的等待期更长。

（4）肾脏疾病生活质量认知功能量表（kidney disease quality of life cognitive function scale，KDQOL-CF）。肾脏疾病生活质量量表（KDQOL）是一种可由患者自行评估的问卷，旨在评估肾脏疾病患者的健康相关生活质量。KDQOL 包含 8 个来自 SF-36 的子量表，以及 12 个针对肾脏疾病的子量表，KDQOL-CF 即为其中之一。KDQOL-CF 包括三个问题：在过去的 4 周里，你是否对所说或所做的事情感觉反应迟钝？你是否难以集中注意力或思考？你是否感到困惑？每个问题分为 6 个程度，根据受试者的选择，可加权并转化为 0~100 的分数，分数越高表明自我评估的认知功能越好。KDQOL-CF 因其简便易行，且可由患者自行完成测试，可作为慢性肾脏病患者认知功能障碍的初筛工具。对终末期肾病患者的研究发现，KDQOL-CF 评分与老年抑郁量表简表（geriatric depression scale-short form，GDS-SF）得分、苯二氮䓬类药物的使用和脑卒中呈负相关，与服用 β 受体阻滞剂成正相关。

（王振迪）

第六节　术后康复治疗

肾移植是治疗终末期肾衰竭的有效治疗方法。然而，患者肾移植术后存在发生排斥反应、肺部感染、泌尿系统感染、心血管疾病、神经系统损伤等并发症的风险，同时可能伴随不同程度的功能障碍，如运动障碍、认知障碍、心理障碍等，严重者影响患者的生存率、生存时间、疾病预后，以及生活质量。肾移植后积极行系统康复治疗旨在减少并发症的发生，促进功能障碍的恢复,恢复患者的身体和心理健康,从而达到一个满意的功能活动水平,以维持积极的家庭、社会和职业生活。

一、康复治疗原则

1. 预康复　在发生并发症之前,如肺部感染前,予以预防性康复干预。

2. 早发现、早治疗　通过临床评估早期发现功能问题,早期予以康复干预,避免或减缓功能障碍的进一步发展。

3. 循序渐进　根据患者具体情况制订康复治疗方案,逐渐增加康复治疗项目和治疗强度等,不可操之过急。

4. 综合康复治疗　根据患者病情,进行运动疗法、物理治疗或中医传统治疗等综合康复治疗。

5. 主动参与　患者及患者家属积极配合、主动参与康复治疗。

6. 坚持长期治疗　对于存在神经系统并发症的患者,如神经源性并发症、认知障碍,可能要接受较长时间的康复治疗。

二、康复治疗目标

康复治疗的主要目标是防治感染和排斥反应,减少并发症的发生,改善功能障碍,延长生存时间,增加运动耐力,提高心理调节能力,减少或消除负性行为,增强康复的信心,改善日常生活活动能力,帮助患者更好地重返家庭,重新融入社会,最大限度地改善移植后的生活质量。

三、康复治疗方案

（一）功能障碍的康复治疗

1. 运动障碍康复治疗　肾移植术后的功能障碍主要源于:贫血所致疲乏、软弱无力等;长时间卧床所致肌肉萎缩、关节僵硬;免疫抑制剂神经毒性作用等。主要的康复干预方法包括加强体位管理以避免发生压疮、坠积性肺炎等并发症,有氧训练,肌力训练,关节松动疗法,神经肌肉电刺激疗法,高压氧治疗,康复辅助器具的使用等,康复治疗体位视病情严重程度决定,康复治疗强度及频次逐渐增加。

（1）运动治疗方法

1）有氧训练:有氧训练是以安全有效的运动来提高患者的活动能力、耐力和身体功能。训练方法包括步行、慢跑、踏车运动、有氧体操、太极拳、八段锦等。卧床期间,上肢可采用抗重力/抗阻力练习,下肢可采用卧位踏车运动及抗重力/抗阻力练习。坐位时,可行坐位平衡性训练,抗重力/阻力训练,坐位踏车。站立位,可行床边站立、平行杠内步行训练、活动平板上步行、手摇车和脚踏车运动。

2）抗重力/阻力训练:抗阻训练适合肌力大于3级的患者,有利于增强肌力。训练方法主要是利用抗自身重力或器械的弹力、重力进行抗阻运动,常用器械包括沙袋、弹力带、哑铃、拉力器等。

3）呼吸训练:呼吸训练旨在增强呼吸肌肌力及耐力,增加肺活量、改善通气,促进有效咳嗽和排痰,建立有效的呼吸方式,辅助患者身心的放松,降低肺部感染风险。呼吸训练的内容主要包括腹式呼吸训练和呼吸训练。吸气阻力训练包括胸廓的吸气训练器训练或胸廓及局部扩张训练,呼气训练方法包括腹肌训练、吹蜡烛法、缩唇呼吸等。

4)咳嗽训练:咳嗽训练有助于排出呼吸道内的阻塞物,促进痰液排出,防止肺部感染的发生和进展。咳嗽训练方法主要包括手法刺激气管壁,诱发咳嗽反应;有效咳嗽训练,先做几次腹式呼吸,随后深吸气达最大容量后,短暂闭气当气体在肺内充分扩散后,紧闭声门增加腹内压突然打开声门,形成由肺内冲出的高速气流,促使痰液移动;哈气训练。但是,在术后早期进行咳嗽训练时,要注意保护移植肾区,防止腹内压升高使得移植肾区出血或伤口裂开。

(2)物理治疗方法

1)低频电疗法:由于长期卧床或神经损伤导致肌力明显下降的患者,可行神经肌肉电刺激治疗或肌电生物反馈治疗。每次治疗 20min,每天 1 次。

2)高频电疗法:肾移植术后为了减轻伤口和局部感染或肺部感染等,均可采用高频电疗。如超短波治疗,局部对置,无热量,每次治疗 10min,每天 1 次。

3)紫外线治疗:对局部伤口感染者,可在超短波治疗的基础上加用紫外线治疗,治疗剂量根据伤口情况而定,感染严重可用强红斑量照射,隔天 1 次。

4)激光疗法:有助于消炎、镇痛、促进水肿消退及伤口愈合。

5)高压氧治疗:器官移植术后为了减少器官的缺血再灌注损伤、提高器官的存活率、防止并发症如空气栓塞等,可以进行高压氧治疗。一般采用常规吸氧方案,每天 1 次,共 10 次。如发生空气栓塞并发症需要急诊开舱进行高压氧治疗。

(3)高频振动排痰:患者穿戴充气式背心或者治疗师持高频振动排痰仪辅助患者排痰,以 5~20Hz 的频率压迫胸壁,气流振荡、管壁的振动可增加痰液清除能力,可有效降低感染发生率。

(4)体外膈肌起搏治疗:体外膈肌起搏治疗主要有助于维持膈肌正常张力,调节随意及不随意呼吸运动。适用于呼吸肌无力或协调性差者,频率 40Hz,搏动次数成人 8~9 次 /min、儿童 12~13 次 /min,刺激强度以受试者主观感受及视诊肌肉收缩为度,每次治疗时长 15~30min,频率为每天 1~2 次。

(5)压力疗法:通过穿戴弹力袜或者进行正压顺序循环治疗,促进双下肢血液循环,预防深静脉血栓形成。

(6)康复辅具的应用:肾移植术后,如患者存在行走困难,可以应用一些辅助器具,如轮椅、助行器、拐杖,帮助患者改善步行功能,提高社会能力。

(7)其他:其他治疗方法还包括减轻疼痛的推拿疗法、改善关节僵硬的关节松动疗法等。

2. 心理障碍康复治疗　肾移植前患者因长期疾病折磨易产生抑郁、自卑、依赖、渴望等心理,待有合适肾源后,又存在对手术的担忧,担心术后排斥反应、感染等并发症,以及肾移植手术的预后。回归家庭后,部分患者因功能障碍会有自卑心理,自信心不足。因此,需从以下几点进行心理干预:①在术前、术后、出院前,均需对患者及家属做好健康教育工作;②指导患者缓解焦虑 / 抑郁、放松心情的方法;③进行行为矫正治疗,与患者共同确定需要矫正的不当行为,确立矫正目标;④进行心理支持治疗,指导患者家属、朋友对患者进行心理疏导;⑤音乐疗法;⑥作业疗法。主要方法如下:

(1)心理支持疗法:医务人员和家属通过建议、劝告和鼓励等方式来对患者进行治疗,提高患者自信心,增强自我功能和适应技能。

（2）音乐疗法：音乐疗法是采用音乐的艺术手段所进行的心理的和社会活动治疗，可改善患者的身心状态，松弛交感神经紧张状态，进而让患者的情绪得以发泄。

（3）健康教育：首先通过健康宣教的方式让患者更多地了解肾移植相关知识，帮助患者消除疑虑，减少不必要的担忧，同时对患者进行心理健康教育，指导其学习心理自助与疏导的方法，如呼吸放松法，有氧训练法、多做平时喜欢做的事情，多与亲友交流、规律饮食作息等。

（4）药物疗法：需请专业的精神心理科医生会诊，通过专业心理评估制订精神类药物治疗方案。心理障碍相关用药根据所适应的症状类型分为：抗抑郁药、抗精神病药、心境稳定剂、抗焦虑药、精神兴奋剂。

3. 认知障碍康复治疗　与普通人群相比，慢性肾脏病患者发展为认知障碍的风险明显增高。肾小球滤过率较低和存在蛋白尿都与较差的认知功能甚至认知障碍有关。目前认知障碍的康复治疗方法主要包括：作业疗法、认知训练、高压氧治疗、重复经颅磁刺激（repeated transcranial magnetic stimulation，rTMS）、计算机辅助认知功能康复训练（computer-assisted cognitive rehabilitation，CACR）、经颅直流电刺激（transcranial direct current stimulation，tDCS）、有氧训练等。同时，认知障碍患者的管理工作需要详细且全面，包括增加随访次数；鼓励家庭成员参与治疗方案的制订；改善依从性的措施，对于生活注意事项及服药方法，做好提醒工作；充分发挥社区康复员和家庭成员主观能动性，调动患者积极性，主动训练方能起到疗效；治疗过程需要循序渐进、劳逸结合；坚持长期治疗；有条件社区康复员可定期进行家访，一对一训练与组织集体训练相结合，患者及家属亦可交流康复心得。

（1）作业疗法：作业疗法以患者为中心，通过作业性的活动来让患者参与到日常活动中，可以根据患者个人兴趣，制订不同作业治疗方案，如唱歌、玩游戏、下棋等各种娱乐活动，提高生活的信心和动力，改善心理障碍。同时，作业治疗还具有改善认知障碍的作用，如认知训练、CACR，通过日常活动的训练，增加知识技巧并提高自我生活的能力，进而有助于提高自我认知水平。

（2）经颅直流电刺激（tDCS）：大量研究表明 tDCS 具有促进认知功能、中枢神经损伤后运动功能恢复的作用。

（3）计算机辅助认知功能康复训练（CACR）：是计算机技术与认知康复治疗技术的结合，基于认知功能（如注意力、记忆力、言语功能等）的康复训练方法设计的认知训练软件，趣味性强，患者参与度高，疗效更好。

（二）肾移植术后常见并发症的康复治疗

1. 肾移植排斥反应　排斥反应是肾移植术后主要并发症之一，是导致移植肾失功的重要因素，同时也会增加感染风险。急性排斥反应主要症状有尿量减少、血压增高、肾区胀痛、体温升高等，慢性排斥反应主要表现为高血压、四肢水肿等。在术前和术后进行健康宣教，早期进行运动训练、营养管理，改善身体素质、增强体力，可增强患者对于排斥反应的耐受能力。发生排斥反应后，除了对症治疗及免疫抑制治疗，需要进行运动训练、呼吸训练、心理干预等，以促进患者身心康复，预防肺部感染、尿路感染的发生。

2. 移植肾功能延迟恢复　移植肾功能延迟恢复（DGF）是指肾移植术后一段时间肾功恢复缓慢，仍要透析辅助治疗，持续时间一般为 1~2 周，长者需要 3~4 周甚至更长。恢复阶段需要控制液体量，加强透析，调整免疫抑制剂，预防感染，同时减少其他并发症发生。常见的康复手段包括围手术期运动干预、高压氧治疗、有氧训练等。

3. 感染 因免疫抑制剂的使用,肾移植术后患者的抗感染能力下降,机体发生的感染风险增加。术后常见的感染包括肺部感染、尿路感染和切口感染等。

对于肺部感染,应该以预防为主,在术后早期,应加强体位管理,争取早期下床活动,下肢无力者可利用电动起立床,行不同斜度的站立;早期有氧训练,运动过程时要仔细观察病情变化,运动的强度以心率 <120 次 /min 为宜。早晚各训练 1 次,每次 10~20min。根据患者体力情况逐渐增加练习次数和时间。

对于已发生肺部感染的患者,在有氧训练的基础上,进行呼吸训练、咳嗽训练;视病情行肺部超短波治疗,以促进炎症消退;体力差者行体外膈肌起搏治疗;痰量多且不易排出者,积极行高频振动排痰治疗。

肾移植术后留置尿管以及留置导尿的操作均可增加尿路感染风险,因此应注意维持导尿管引流的通畅,尽量缩短导尿管使用时间,对于膀胱痉挛较为严重的患者,可以通过超短波治疗缓解尿路炎症及膀胱痉挛。

切口感染一般发生在肾移植术后 1 周左右。应加强围手术期护理,手术过程严格无菌操作;营养不良或血糖控制不佳者积极予以纠正;行紫外线、激光治疗或超短波治疗。

（周江桥 鲁银山）

第七节 术后康复护理

一、围手术期康复护理

肾移植术后的康复护理在临床实践中具有重要的作用,包括术后管道管理、疼痛睡眠管理、早期胃肠营养、日常生活活动指导、心理疏导等多个环节,并将患者实时状况及时反馈给团队,以促进患者早期康复。

（一）管道护理

1. 早期拔除气管插管。绝大多数肾移植患者术后能够立刻拔除气管插管,返回 ICU,对部分心肺功能较差的患者需要戴气管插管返回 ICU,但在充分评估后应早期拔管。

2. 肾移植受者常需在术后留置尿管、髂窝引流管、中心静脉管,部分患者留有长期血透管或者腹膜透析导管。医护需每日评估各种管道置留的必要性,若患者情况允许,应尽早拔除各种导管,促进受者早期活动,减少导管相关感染。

（二）镇痛与睡眠管理

因免疫抑制剂和激素的使用、卧床、术后应激紧张、疾病症状、术后舒适感下降、各种导管刺激、外界环境等的影响,肾移植受者术后易出现入睡困难、早醒、深睡眠时间短等失眠表现。

术后常规对患者进行睡眠评估、积极寻找可能原因并予以相应处理,保证肾移植患者有充足的睡眠。对肾移植受者疼痛及睡眠的管理措施包括:

1. 每日对受者进行疼痛评估,由于导尿管,切口疼痛,移植术后早期患者多须使用止痛,解痉药物。

2. 减少环境因素的干扰,尽量营造规律作息时间。减少声、光刺激,减少不必要的护理操作,并尽可能避免在午休及夜间集中操作。

（三）营养支持

肾移植患者术前营养状态多不正常,患者长期透析,常伴有贫血、低蛋白血症,营养不良。术后24h内可以适量补充相应白蛋白,氨基酸等营养物质,术后24h可以开始流质饮食,逐渐过渡到正常饮食。

二、社区及家庭康复

（一）改善饮食结构、习惯

由于免疫抑制剂的长期使用,肾移植术后可能会出现营养代谢并发症,例如高血压、高血糖、高脂血症等。因此需要详细的饮食方面的指导和宣教,具体介绍如下。

1. 相对固定每天三餐的时间,防止饮食对免疫抑制剂的影响　胃肠道对他克莫司的吸收程度受食物影响很大。维持他克莫司浓度稳定,降低个体内浓度波动最重要的措施就是服用他克莫司前后2h尽量空腹,早晚餐只吃少油饮食且适当降低食量,早晚两顿的进食时间、食物种类和进食量都要相对固定,午餐则不需要严格固定和限制。而服用环孢素的患者,则不必苛刻饮食时间和饮食量。

2. 禁暴饮暴食　保持体重的相对稳定,并且养成定期测量体重的习惯。

3. 适量摄入蛋白质　以动物蛋白为主,如鱼、虾、蛋、奶、瘦肉等,少使用植物蛋白,如豆制品等,避免加重肾脏负担。

4. 少食糖类物质　有些免疫抑制剂的使用可能会使得血糖升高,甚至诱发糖尿病,因此,尽量避免食用含糖量高的食物,例如:奶茶、可乐、巧克力等。

5. 避免服用油脂过高的食物　少吃油腻、油煎、油炸及脂类含量高的食物,少食含胆固醇量较高的食物如动物内脏、蛋黄等。

6. 每日适量饮水　根据每日尿量和体重来调节饮水,尿量正常的患者,可以少量多次饮水,保证出入量平衡。

7. 注意水果与免疫抑制剂的相互作用　禁食西柚、蜜柚、沙田柚、红心柚、黑桑葚、葡萄、石榴、杨桃、黑莓、无花果等水果;尽可能少食橙子和橘子等水果,因其会影响他克莫司、环孢素等免疫抑制剂药物代谢,导致浓度过高,从而出现药物毒性。即便在服药前后几个小时吃西柚或喝西柚汁,也可能发生药物反应。

8. 注意饮食卫生　由于免疫抑制剂的使用,机体免疫功能低下,故选择食物一定要新鲜、质量好,忌用腐败变质的食物。不吃不新鲜的或生冷的食品。

9. 忌用提高免疫功能的食物及保健品　术后6个月内建议不要服用诸如冬虫夏草、人参、灵芝、蜂王浆等调节免疫的补品,以免提高免疫力引发排斥反应。

10. 戒烟酒　吸烟易致呼吸道感染、心血管系统疾病。酒精可干扰免疫抑制剂的药物吸收和代谢,增加肝肾负担,增加心脑血管疾病及痛风发作的风险,损害胃黏膜等。

11. 避免随意服用药物　就诊其他疾病时也应该及时向主治医师告知肾移植既往史,从而避免药物对肾脏和免疫抑制剂的影响。

（二）培养生活运动能力

肾移植患者因为应用大量免疫抑制剂会使骨质疏松、肌肉萎缩、肌力下降等,甚至会进一步引发高血压、糖尿病和心脑血管疾病。培养肾移植患者生活运动能力,可以阻止或延缓高血压的发展,降低心脑血管疾病的发生率,还可以促进患者生理和心理健康的恢复,有助于患者对社会功能的适应,明显改善其生活质量。但是,活动时应保护移植肾,应尽量避免弯腰提重物及用力拉扯腹肌的活动。严禁深蹲、盘腿坐等压迫腹股沟的动作。

1. 运动的原则　注重机体功能性训练。目的在于回归社会,积极融入社会,适应各项社会职能。

2. 运动方法的选择　根据患者自身状态选择适宜强度的运动,逐步增加运动量,早期可散步或快走,半年后可以进行慢跑、爬山等有氧运动,同时可以参加增加肢体肌肉力量的运动,增加体能运动;因为移植肾放置于髂窝内,距离体表位置较浅,表面仅仅为皮肤、皮下组织及肌肉层,缺乏肾周脂肪囊的缓冲作用,在外力挤压时极易受到损伤。因此,平时应注意移植肾区的保护,防止发生意外。在活动中,保护移植肾不受外伤,防止移植肾撞击到其他物体上。

3. 运动时间　每周进行有氧运动 3~5 次,每次运动时间以 30~60min 为宜,中途可进行休息,具体情况根据患者的身体状态和主观感觉进行调整。

4. 运动效果评价　包括生理功能、社会适应能力、情绪和心理等综合评价。

（三）培养社会交往能力

肾移植术后患者应该鼓励其力所能及地参与社会活动和工作,使患者早日回归社会,融入社会从而提高患者的生活质量。

1. 患者可以适当安排文娱活动,比如听音乐、看书、看电视剧等,减少对移植器官的过分关注。

2. 保持心情愉悦,如果觉得心情烦闷,可以安排一些有意义的活动,以解除寂寞,振奋情绪,消除紧张,比如与家人散步、聊天等。

3. 合理安排好休息、睡眠、饮食、营养,良好的环境和舒适的感觉有利于身心健康,使之保持最佳的心理状态。

4. 保持乐观积极的态度,培养广泛的兴趣和爱好。

5. 主动恢复工作状态,术后不宜从事重体力劳动,6 个月可重新返回工作岗位。

（四）建立良好的日常生活规律

肾移植术后养成良好的生活规律对于肾移植患者来说大有裨益,是保障健康、提高生活质量、延长生命的重要措施,因此,每天的饮食起居要保持一定的规律。

1. 规律、按时、严格遵医嘱服药　尤其是免疫抑制剂（他克莫司或环孢素、霉酚酸类药物、西罗莫司、泼尼松等）,长时间不遵医嘱服药或不复诊可能导致感染、排斥反应、移植肾失功,甚至危及生命。免疫抑制剂服用时应注意要在规定时间服用,免疫抑制剂应与其他药物分开服用,间隔至少 30~60min。免疫抑制剂一般都要求空腹服药（可饮水）,空腹有利于药物吸收及保持浓度稳定,延长服药前后的空腹时间有利于提高药物浓度。呕吐或腹泻都会对免疫抑制剂的血药浓度造成明显影响,一旦发生此类情况,请勤查浓度,根据浓度结果及时调整。

2. 性生活　至少术后 6 周或者无主观不适时才可以开始性生活,但要注意保护移植肾的解剖位置,注意清洁卫生,防止尿路感染。女性性生活或大便后建议高锰酸钾水溶液坐浴（0.2g 高锰酸钾溶于 1L 温水,使溶液呈淡红色）。

3. 注意生命体征的日常监测　体温一般不超过 37.5℃,最好每日记录 3 次（早晨起床时、午觉后、晚睡前）；每日监测 3 次血压（早晨起床时、午觉后、晚睡前）；尿量是反映肾脏工作的直观指标,可以记录昼尿量和夜尿量以及 24h 尿量以协助临床医生判断移植肾功能,如果在饮水没有明显减少的情况下尿量突然减少,同时体重增加,应及时向医生反映；每天记录 1 次体重,最好是家庭采用同一计重器,同样着装的情况下,于起床后排空大小便后称重。

4. 日常生活中要减少感染的发生　保持居家环境卫生,避免接近猫狗、家禽家畜及鸽子等鸟类；注意个人防护,尽量避免去拥挤、脏乱、空气不好或密闭式的公共场所,去人口密集区域戴口罩；做好个人卫生,保持皮肤清洁,面部痤疮切勿用手挤压,应以酒精棉球消毒；饭后漱口,早晚要刷牙,龋齿要及时治疗；注意保暖,避免受凉感冒,有痰要咳出,传染性疾病流行期宜戴口罩；保持大便通畅,不要憋尿；穿着宽松衣服,勿穿紧身衣以防移植肾区过度挤压,平时应加强对此"重点区域"的保护。尽量避免受伤,小伤口要及时处理；定期复查免疫抑制剂的血药浓度,及时依据血药浓度来调整药量；术后按要求服药预防感染,如体温持续升高超过 38℃要及时来医院就诊。

（五）建立良好的依从性管理

规律按时随诊,维持各项指标稳定：肾移植术后是一个长期动态随访观察的过程,单次化验或检查结果提示价值有限,如果化验或检查结果脱离具体用药方案,医生将无法正确地判断病情。另外,术后不同阶段重点观察项目也有所不同,目标药物浓度有差异,所以每次复诊必须带齐所有资料,以便医生完整了解病情变化过程。

肾移植术后患者由于长期服用免疫抑制剂以及可能面临着排斥和感染的风险,因此,部分受者可能会出现焦虑,抑郁等不良心理状态,甚至因此产生抗拒心理,不愿意继续服药或治疗。因此,肾移植术后的心理康复显得尤为重要。

医护人员在日常诊疗、护理工作中,应该主动与患者及其家属了解患者最近的情绪和心理状况,以便及时发现问题。当发现患者对疾病有焦虑情绪时,应帮助患者普及肾移植的相关知识,反复耐心向患者介绍肾移植及各种并发症的发生发展特点和规律,使其认识到并接受肾移植是一个需要长期服药和复诊的客观现实,从而改进患者的依从性,消除患者的焦虑和顾虑。

在患者随访过程中,作为医护人员,要主动减轻患者经济负担,并定期对患者治疗情况评估,告知患者恢复情况以及下一步恢复目标,使其能够振作精神,长期坚持治疗。

在患者疾病康复的过程中,不管是医护人员还是患者家属都要帮助患者调整心态,让患者以积极乐观的心态面对疾病,配合治疗。同时,患者家属要积极陪护患者,使之感受到家庭的温馨,从而增加其对生活的信心。注意患者情绪波动,及时对患者进行情绪疏导,用美好健康的事物感染患者,激发患者的求生欲和治疗积极性。

鼓励患者开展互助交友活动,积极参加各类活动,例如体育运动、集体出游等,这样可以转移患者注意力,排解患者不良情绪。

（张　明）

第八节　预　　后

一、影响预后相关因素

肾移植作为终末期慢性肾衰竭患者最理想的肾脏替代疗法,在全球范围内得到广泛应用。肾移植的近期存活率得到显著提高,国内规模较大的肾脏移植中心 1 年肾移植存活率已普遍超过 95%,但是肾移植的远期存活情况仍然不容乐观,影响肾移植受者预后的因素也越来越受重视。

（一）供体因素

器官质量对预后有非常重要的影响。移植物失功的危险因素因肾移植类型的不同而不同,活体肾移植冷缺血时间短,急性排斥反应发生率、移植肾功能延迟恢复的发生率均较低,尸体肾移植长期预后总体较活体肾移植差。

（二）受体因素

1. 移植时机　抢先肾移植(移植前未开始透析或透析时间小于 6 个月)可以显著降低患者死亡风险和移植肾失功风险。尽早移植能够减少透析相关的感染及心血管疾病及其他全身性多个脏器并发症的发病率,有利于改善长期预后。

2. 带功死亡　尽管移植的存活优势和寿命获益均高于透析,肾移植受者的预期寿命仍低于总体人群。心血管疾病是肾移植受者带功死亡的主要原因。终末期肾病患者移植前即有很高的心血管疾病风险,影响预后。心血管疾病包括缺血性心脏病、充血性心衰、外周血管疾病和卒中。血管重建,如经皮腔内血管成形术和冠状动脉搭桥术等均可用于移植患者,手术过程存在急性肾损伤(acute kidney injury, AKI)的风险。管理受体心血管疾病危险因素极为重要,每年因心血管事件导致的死亡率估计为 5%。肾移植受者往往同时具有经典及非经典心血管疾病危险因素,经典危险因素包括高血压、高血脂、糖尿病、吸烟、肥胖和缺乏锻炼;非经典危险因素有免疫抑制剂不良反应等。

3. CNI 肾毒性　CNI 除了对入球小动脉的直接收缩作用,还会显著增加心血管疾病风险。CNI 相关肾毒性的病理表现为血栓性微血管病、小动脉透明变性和空泡形成的小管损伤。肾毒性可表现为急性的氮质血症,也可在长期使用中表现为慢性损伤。二氢吡啶类钙通道阻滞剂对于 CNI 的血管收缩作用有保护效应。

4. 免疫损伤　肾移植受者移植时 PRA 较高,导致长期预后较差。

（1）预致敏与供者特异性抗体(donor specific antibody, DSA):妊娠、输血、既往移植史都可以导致致敏发生,产生 HLA 抗体。脱敏治疗方案包括移植前血浆置换联合静脉免疫球蛋白输注。移植时 DSA 的存在是移植后早期抗体介导性排斥反应(antibody-mediated rejection, AMR)发生的主要原因;非致敏患者在新生 DSA 的介导下也会发生抗体介导性排斥反应。HLA Ⅱ类抗体对远期移植肾存活影响较大。

（2）抗体介导损伤:HLA 抗体是抗体介导性排斥反应的主要原因,AMR 传统上范围包括超急性排斥反应、急性排斥反应、慢性排斥反应以及最后导致的移植肾肾小球病。AMR 的发生对长期预后仍有影响,即使临床指标好转,AMR 患者仍有可能发生移植肾肾小球病。慢性

AMR 是远期移植肾失功的主要原因,慢性 AMR 常伴有明显小管间质纤维化和小管萎缩,以及微血管改变。

5. 感染及移植后肿瘤

（1）CMV 感染:CMV 错配(供体阳性/受体阴性)与移植物存活率低和患者死亡率高相关,早期移植物失功部分是由于 CMV 感染所致。手术后应选择 6~9 个月的预防性用药来减少巨细胞病毒病的发生。

（2）BK 病毒:肾移植受者的免疫抑制治疗可能会引起 BK 感染活动,导致小管间质性肾炎、输尿管窄和膀胱炎。BK 病毒相关性肾病对短期和长期预后都是重大威胁,一线治疗包括减少或调整免疫抑制剂,以此达到 BK 病毒的复制与移植物免疫抑制的再平衡。

（3）EB 病毒和移植后淋巴增殖性疾病:移植后淋巴增殖性疾病(post transplant lympho-proliferative disorder, PTLD)发生于约 1% 的移植患者,但其死亡风险很高。PTLD 与 EB 病毒诱导 B 细胞增殖有关,是最常见的肾移植术后肿瘤。移植时 EBV 血清学阴性及移植后免疫抑制是 PTLD 的高危因素。

6. 肾小球疾病复发或新发　原发疾病为局灶性节段性肾小球肾炎(focal segmental glomerulosclerosis, FSCS)、膜增生性肾小球肾炎、IgA 肾病的患者术后复发导致移植物失功风险较高。狼疮性肾炎、肾小球基底膜(glomerular basement membrane, GBM)疾病复发后移植物失功风险较小。

7. 社会和种族因素　生物学影响因素包括 HLA 多态性、免疫抑制方案和药代动力学变异引起较高的排斥率和影响移植物的生存。黑人受体移植肾和患者存活率都较低。随着免疫抑制剂的进步,社会经济学因素逐渐作用显著。低移植肾存活率与低收入水平、低教育水平、低保险报销比例和低水平的护理有关。改善长期预后需要重视个体长时间的随访。

二、康复治疗对预后的影响

（一）肾移植受者的康复与工作

肾移植最终目的是最大限度地恢复患者的正常生活和工作能力。移植肾的存活率不能完全代表肾移植受者的生命质量。肾移植术后有工作能力的患者,都应尽量参加工作,对于移植肾的长期存活和患者的康复都有很大的益处,一般主张移植后半年可恢复工作。移植受者的康复可分为六类:第一类,完全恢复工作;第二类,部分恢复工作;第三类,医学上认为可恢复工作,未能找到工作,单位或社会不接受其工作;第四类,医学上认为可恢复工作,但本人不愿意或家属不主张其工作;第五类,出院,但不能工作,在家治疗或休养;第六类,在医院住院治疗,不能工作。

参与工作,有利于术后恢复和长期存活,要将工作作为健康生活方式的重要组成部分。肾移植受者术后 3 个月之内尽量避免较重的体力劳动和高度紧张的工作,可以先从事半日工作,待适应后逐渐改为全日工作,一天的工作中要有固定的休息时间,避免在有传染疾病隐患的环境中工作。

（二）肾移植受者的康复管理

肾移植手术的成功仅仅是移植康复的一部分,移植受者的长期存活依赖于对患者进行精细化和系统化管理,同时提高受者依从性教育至关重要。患者正确掌握自我护理和康复的方法,是保证移植效果、提高康复率至关重要的工作。指导患者在心理、服药、饮食、生活等方面的注意事项,对患者移植肾的长期存活及保证患者的身心健康,帮助患者顺利康复。

1. 心理指导　需要指导患者做好角色转换,既不要因害怕疾病复发而紧张,也不能因为一直成功而不受约束,要帮助患者提高自身素养和心理素质。

2. 用药指导　依从性差是导致免疫损伤的一个重要原因。患者应严格按照医嘱服药,以及掌握服药的各种要求,做好服药的记录以便随访。患者出院后须终身服用免疫抑制剂和激素,不可漏服和错服药物,患者不可自行停药和换药,不可随意加量或减量,须严格遵守医嘱。应该将药品储存在阴凉干燥的地方,远离阳光和孩子可以触及的地方。

3. 生活指导　肾移植术后胃肠道功能恢复后即可逐渐恢复正常饮食,开始以易消化的食物为宜,逐渐过渡到普通饮食。饮食应以低糖、低脂肪、高维生素和适量的优质蛋白(动物蛋白),应严格控制个人的体重增加;包括个人卫生的注意,口腔卫生,早晚刷牙,餐后漱口,勤洗手,规律排便,戒除烟酒嗜好;同时在生活中要学会最基础的自我病情变化的观察,保存好复查结果单以及做好相应的随访记录。

4. 性生活指导　肾移植术后适当的性生活有益于受者的身心健康,也有益于家庭的幸福稳定。应消除患者的顾虑,鼓励患者逐渐恢复性行为,改善夫妻关系,但是需要注意性生活卫生,对不需要生育的受者要采取有效的避孕措施,以防止不必要的怀孕。由于可能造成血栓形成、胆汁淤积、加剧高血压及干扰环孢素的代谢进程等原因,口服避孕药是相对禁忌的。

5. 妊娠生育指导　男性患者在肾移植术后可以生育,应做精液常规检查。女性患者在成功的肾移植术后 2 年后,可以考虑生育。但是生育有可能对移植肾及自身健康带来一定影响。因此,对于女性肾移植术后生育应慎重,因为妊娠会引起肾功能的恶化,肾脏慢性排斥的发生率增加,感染率升高,亦可能在妊娠过程中发生流产、早产或妊娠高血压综合征。所以需要全面评估,以确保子女、移植肾及受者自身的安全。因霉酚酸类药物和 mTOR 抑制剂西罗莫司致畸率高,孕期不建议使用,可应用钙调神经蛋白抑制剂如他克莫司或环孢素。因免疫抑制剂可进入乳汁,对于移植受者哺乳尚不确定是否可以。

(冯新顺　薛武军)

参 考 文 献

[1] ZHANG L, LONG J, JIANG W, et al. Trends in chronic kidney disease in China [J]. New England Journal of Medicine, 2016, 375 (9): 905-906.

[2] ZHANG L, FANG W, WANG L, et al. Prevalence of chronic kidney disease in China: a cross-sectional survey [J]. Lancet, 2012, 379 (9818): 815-822.

[3] 刘锋, 朱有华, 曾力. 肾移植操作技术规范(2019 版)——适应证、禁忌证、术前检查和准备 [J]. 器官移植, 2019 (5): 469-472.

[4] 朱有华, 石炳毅. 肾脏移植手册 [M]. 2 版. 北京: 人民卫生出版社, 2020.

[5] BAMOULID J, STAECK O, HALLECK F, et al. Immunosuppression and results in renal transplantation [J]. European Urology Supplements, 2016, 15 (9): 415-429.

[6] JONES-HUGHES T, SNOWSILL T, HAASOVA M, et al. Immunosuppressive therapy for kidney transplantation in

adults: a systematic review and economic model [J]. Health technology assessment, 2016, 20 (62): 1-594.

[7] SAWINSKI D, TROFE-CLARK J, LEAS B, et al. Calcineurin inhibitor minimization, conversion, withdrawal, and avoidance strategies in renal transplantation: a systematic review and meta-analysis [J]. American Journal of Transplantation, 2016, 16 (7): 2117-2138.

[8] LIONAKI S, PANAGIOTELLIS K, INIOTAKI A, et al. Incidence and clinical significance of de novo donor specific antibodies after kidney transplantation [J]. Clinical & Developmental Immunology, 2013, 2013 (8): 849835.

[9] BOUQUEGNEAU A, SALAM S, DELANAYE P, et al. Bone disease after kidney transplantation [J]. Clinical Journal of the American Society of Nephrology: CJASN, 2016, 11 (7): 1282-1296.

[10] MOSCONI G, CUNA V, TONIOLI M, et al. Physical activity in solid organ transplant recipients: preliminary results of the Italian project [J]. Kidney and Blood Pressure Research, 2014, 39 (2/3): 220-227.

[11] HAYHURST W S, AHMED A. Assessment of physical activity in patients with chronic kidney disease and renal replacement therapy [J]. SpringerPlus, 2015, 4 (1): 536.

[12] KEVIN Y, FARRAGHER J F, JOSEPH K S, et al. A longitudinal study examining the change in functional independence over time in elderly individuals with a functioning kidney transplant [J]. Canadian Journal of Kidney Health and Disease, 2018, 5: 2054358118775099.

[13] DREW D A, WEINER D E, TIGHIOUART H, et al. Cognitive function and all-cause mortality in maintenance hemodialysis patients [J]. American Journal of Kidney Diseases, 2015, 65 (2): 303-311.

[14] GUPTA A, LEPPING R J, YU A, et al. Cognitive function and white matter changes associated with renal transplantation [J]. American Journal of Nephrology, 2016, 43 (1): 50-57.

[15] SHARMA A, YABES J, MAWED S A, et al. Impact of cognitive function change on mortality in renal transplant and end-stage renal disease patients [J]. American Journal of Nephrology, 2016, 44 (6): 462-472.

[16] TIFFIN-RICHARDS F E, COSTA A S, BERNHARD H, et al. The Montreal Cognitive Assessment (MoCA)-a sensitive screening instrument for detecting cognitive impairment in chronic hemodialysis patients [J]. PloS One, 2014, 9 (10): e106700.

[17] CHU N M, GROSS A L, SHAFFER A A, et al. Frailty and changes in cognitive function after kidney transplantation [J]. Journal of The American Society of Nephrology, 2019, 30 (2): 336-345.

[18] CHU N M, SHI Z, HAUGEN C E, et al. Cognitive function, access to kidney transplantation, and waitlist mortality among kidney transplant candidates with or without diabetes [J]. American Journal of Kidney Diseases, 2020, 76 (1): 72-81.

[19] GUPTA A, MONTGOMERY R N, BEDROS V, et al. Subclinical cognitive impairment and listing for kidney transplantation [J]. Clinical Journal of The American Society of Nephrology, 2019, 14 (4): 567-575.

[20] CHEN G, GAO L, LI X. Effects of exercise training on cardiovascular risk factors in kidney transplant recipients: a systematic review and meta-analysis [J]. Renal Failure, 2019, 41 (1): 408-418.

[21] WESOLOWSKA-GORNIAK K, WOJTOWICZ M, GIERUS J, et al. The correlation of patients' anxiety after a liver or kidney transplantation with functional and self-reported work ability [J]. Medicine, 2020, 99 (18): e20108.

[22] DREW D A, WEINER D E, SARNAK M J. Cognitive impairment in CKD: pathophysiology, management, and prevention [J]. American Journal of Kidney Diseases, 2019, 74 (6): 782-790.

[23] 孟晓云,张旭,迟佳鑫,等. 加速康复外科在肾移植护理中的应用现状与展望[J]. 实用器官移植电子杂志, 2020, 8 (03): 14-18.

[24] TEPLAN V, MAHROVA A, PITHA J, et al. Early exercise training after renal transplantation and asymmetric

dimethylarginine: the effect of obesity [J]. Kidney & Blood Pressure Research, 2014, 39 (4): 289-298.

[25] KANG A W, BOSTOM A G, HONGSEOK K, et al. Physical activity and risk of cardiovascular events and all-cause mortality among kidney transplant recipients [J]. Nephrology Dialysis Transplantation, 2020, 35 (8): 1436-1443.

[26] LENDRAITIENE E, LANEVSKAITE E, PETRUSEVICIENĖ D, et al. Effect of different physical therapy programs on renal transplant recipients' physical activity, grip strength, and psychoemotional status and the associations between these indices [J]. Transplantation Proceedings, 2018, 50 (10): 3338-3345.

[27] ÇIĞDEM Ç, CEBECI F. Effects of Web-based educational intervention on self-management in kidney recipients [J]. Experimental and Clinical Transplantation, 2018, 16 (Suppl 1): 117-118.

[28] LIANGPUNSAKUL S, TOH E, ROSS R A, et al. Quantity of alcohol drinking positively correlates with serum levels of endotoxin and markers of monocyte activation [J]. Scientific Reports, 2017, 7 (1): 4462.

[29] 艾伦·D. 柯克. 器官移植学 [M]. 朱继业, 徐骁, 李照, 译. 天津: 天津科技翻译出版公司, 2020.

第三章 肝移植康复指南

第一节 概　　述

一、肝移植等待者流行病学现状

自 1963 年 Starzl 教授完成人类第一例肝移植手术以来，历经近 60 年的发展，肝移植成功率不断提高，受者生存率显著提升。肝移植目前已成为治疗各种终末期肝病（end-stage liver disease, ESLD）的最有效手段。近 20 年，我国的肝移植事业也得到了快速的发展，器官捐献与移植体系经过系统化建设，逐步走上科学化、规范化的发展轨道。根据中国肝移植注册中心（China Liver Transplant Registry, CLTR）数据显示：2015 年至 2020 年 11 月底，中国公民逝世后器官捐献肝移植累计 25 159 例，是继美国之后世界第二大肝移植国。由于疾病谱的差异，我国与西方国家受者病因构成比不同。据统计，美国 2019 年肝移植受者中，酒精性肝病所占比例最高，为 30.1%；其他或原因不明肝病占比 35.4%，肝癌占比 14.8%；而丙型肝炎相关肝病占比 12%，较 10 年前相比呈明显下降趋势。根据 2019 年 CLTR 的中国肝移植数据报告显示，我国成人肝移植受者中 66.4% 为肝硬化，其中 59.1% 与乙型肝炎有关，肝癌患者占 37.1%。

随着外科技术的不断成熟、新型有效免疫抑制剂的应用，围手术期监护管理及并发症防治水平的提升以及科学规范的长期随访，我国肝移植受者术后生存率逐步提高，肝移植术后生存率已达到国际先进水平。2018 年中国肝移植医疗质量报告显示，肝移植术后 1 周内死亡率由 2015 年的 3.7% 降至 2018 年的 2.2%，而良性终末期肝病肝移植受者 3 年累积生存率为 78.5%，符合杭州标准的肝癌肝移植受者 3 年累积生存率为 75.8%。但是，随着肝移植术后长期生存受者数量的不断增加，代谢病、慢性肾脏病和心血管疾病等肝移植术后慢性疾病发病率却呈逐年升高趋势，在很大程度上影响受者的生存质量和长期存活，而大多数代谢病可通过早期干预进行预防和治疗。

二、肝移植适应证和禁忌证

肝移植起初仅是一个挽救生命的过程，随着肝移植经验的积累，肝移植围手术期并发症和死亡率的显著下降，术后存活率和存活时间的不断提高，移植的禁忌证也在不断减少。许多原先认为的绝对禁忌证现在变成了相对禁忌证，而许多相对禁忌证现已成为适应证。因此，肝脏病变所产生的症状，如果导致患者的生存质量严重下降时，也成为肝移植的主要适应证之一。

（一）肝移植适应证

肝移植适应证包括：①急性、亚急性、慢加急性肝衰竭；②病毒性肝炎、自身免疫性肝病、酒精性肝病、代谢性脂肪性肝病等慢性肝病进展至终末期肝硬化；③胆汁淤积性肝病；④肝脏肿瘤；⑤遗传代谢性肝病；⑥多囊肝或肝囊性纤维化；⑦肝血管性疾病，如巴德 - 基亚里综合征（Budd-Chiari syndrome）；⑧寄生虫性、化学毒物性及其他肝病等。原则上，当各种急性或慢性肝病用其他内外科方法无法治愈，预计在短期内无法避免死亡者均是肝移植的适应证。

（二）肝癌肝移植适应证

目前临床常用肝癌肝移植标准有以下 3 种：

1. 米兰标准　1996 年意大利学者 Mazzaferro 提出，具体内容为：①单个肿瘤直径≤5cm；②多发肿瘤≤3 个，每个直径≤3cm；③无大血管浸润及肝外转移。符合米兰标准的肝细胞肝癌（hepatocellular carcinoma, HCC）患者肝移植术后 4 年生存率为 85%，超出米兰标准者为 50%。米兰标准是目前全世界应用最广泛、最严格的肝癌肝移植受者选择标准，其科学性已得到广泛证明，但部分肝癌患者因此而失去肝移植机会。

2. 加利福尼亚大学旧金山分校（University of California, San Francisco, UCSF）标准　Yao 等于 2002 年提出，具体内容为：①单一肿瘤直径≤6.5cm；②多发肿瘤≤3 个，每个肿瘤直径≤4.5cm，累计肿瘤直径≤8cm；③无大血管浸润及肝外转移。Yao 等认为 UCSF 标准较米兰标准能更好地判断预后。

3. 杭州标准　2008 年，浙江大学医学院附属第一医院肝移植中心结合 10 余年单中心研究结果，提出了肝癌肝移植杭州标准，具体内容为：①无大血管侵犯和肝外转移；②所有肿瘤直径之和≤8cm，或所有肿瘤结节直径之和 >8cm，但甲胎蛋白 <400ng/ml 且组织学分级为高、中分化。符合该标准的肝移植受者术后 1 年和 3 年生存率分别达 88% 和 75%，而超出该标准者 1 年生存率仅 40%。对于肝癌切除术后复发者，如符合肝癌肝移植准入标准，可行补救性肝移植。

（三）肝移植禁忌证

随着肝移植技术的发展，肝移植禁忌证也在不断变化，如以往门静脉血栓形成被认为是肝移植的绝对禁忌证，现已成为相对禁忌证；而以往晚期肝脏恶性肿瘤是肝移植适应证，由于术后复发率较高，目前被认为是肝移植的相对禁忌证。

1. 绝对禁忌证　①难以根治的肝外恶性肿瘤；②难以控制的感染（包括细菌、真菌和病毒感染）；③严重的心、肺、脑和肾等重要器官实质性病变；④难以控制的心理或精神疾病；⑤难以戒除的酗酒或吸毒。

2. 相对禁忌证　①年龄 >70 岁；②依从性差；③门静脉血栓形成或门静脉海绵样变；④人类免疫缺陷病毒（human immunodeficiency virus, HIV）感染；⑤既往有精神疾病史。

（四）供肝分配原则

在供肝资源短缺的现实背景下，为了达到供肝资源的科学、合理地分配利用，体现"病重优先"的原则。2002 年，美国器官分配联合网络将终末期肝病模型（model for end-stage liver disease, MELD）评分采纳入肝移植的肝脏分配系统当中，来代替以往的单纯以等待时间或者疾病严重程度作为标准的分配原则。MELD 评分的三个参考指标为：血清总胆红素、凝血酶原时间国际标准化比值（international normalized ratio, INR）和血清肌酐。MELD 评分的分值范围为 6~40 分（>40 分者计为 40 分），对于所有慢性终末期肝病患者，在经过严格评估排除肝移植禁忌证后都应计算 MELD 评分并按评分由高到低排序，评分高者先得到供肝。MELD 评分方案最早是为了评估肝衰竭的程度而设计，但对于肝癌患者划分优先顺序的作用有限，因此，对于符合肝癌移植标准等待 6 个月以上的潜在受者，可授予 MELD 额外加分，此后,给予继续符合肝癌移植标准的患者每 3 个月自动增加 MELD 分数。

（张全保　王正昕）

第二节　肝移植手术

一、术前准备与评估

肝移植手术复杂、创伤大,手术风险及术后并发症相对较高,为确保手术的安全性及降低围手术期死亡率,术前须对受者进行严格的检查及评估。首先须确认终末期肝病的存在和移植的适应证;其次是排除禁忌证;对患者肝脏以外的其他脏器,尤其是心、肺、肾等器官的功能进行仔细评估,能否耐受手术;受者是否存在活动性肺炎或全身感染症状,肝外恶性肿瘤情况;严重的精神疾病或极端的社会状况也可能会作为相对禁忌证。酒精或药物滥用有关的肝衰竭患者,但没有足够的戒断期,或没有社会支持证据的患者,也可能会被拒绝移植。最后,启动关于移植过程的患者和家庭教育。

主要脏器功能及肝外疾病评估管理建议如下:

（一）心血管功能

术中可能因出血或夹闭 / 开放下腔静脉,造成前负荷骤然减少或迅速增加,肝脏再灌注后综合征也抑制心肌功能,因此对心肌储备的要求高于常规的腹部外科手术。所有肝移植等待者常规行心电图和超声心动图检查;中度以上肺动脉高压者,会增加手术的死亡率,术前须给予药物治疗调整。有多种心血管危险因素或年龄大于 50 岁的患者,建议行心肺运动试验。具有冠状动脉疾病风险因素者,可行 CT 冠脉造影排查。术前脑钠肽（brain natriuretic peptide, BNP）>400pg/ml,一般表明患者存在心衰,指标越高,提示病情越重,术中发生再灌注后综合征等心血管事件及术后心衰发生的风险高,值得关注。

（二）呼吸功能

术前需常规评估肺功能,特别是存在进行性呼吸困难的患者,例如合并肝肺综合征（hepatopulmonary syndrome, HPS）和门脉性肺动脉高压（portopulmonary hypertension, PPHTN）的患者;一般检查包括动脉血气分析、胸部 X 线检查,必要时行肺功能检测（肺容积、呼出道气流和弥散容积）,对血管扩张药治疗有反应或平均肺动脉压 ≤35mmHg 的 PPHTN 患者,可考虑行肝移植。对合并严重的进展性原发肺病且肺功能异常不能纠正者,不宜行肝移植手术。对于因意识或体力状态原因不能配合肺功能检查的患者,须做动脉血气分析。

（三）肾功能

2h 尿量、血清肌酐及肌酐清除率可反映肾功能状态,肝肾综合征（hepatorenal syndrome, HRS）不是肝移植的禁忌证,肝移植术后肾功能通常可得到明显改善。对于快速进展的 I 型肝肾综合征患者应尽早行肝移植手术;合并严重的和不可逆的原发性肾病应行肝肾联合移植术,对于血清肌酐大于 176.8μmol/L 的患者实施肝肾联合移植的效果优于单纯肝移植或分期实施肝移植和肾移植。出现肾功能不全后应停用所有肾毒性药物,纠正诱发肾功能不全的病因。如肾功能不全继续进展,应行血液透析维持,直至肝移植。

（四）营养评价

终末期肝硬化患者由于胃肠道消化吸收功能不良和长期的肝脏代谢合成功能障碍,糖、蛋白质和脂肪代谢紊乱,大多存在不同程度的营养不良及肌消耗。严重的营养不良并不是肝移植禁忌证,但术后容易发生呼吸机依赖和感染性并发症,增加围手术期死亡率。肝移植术前应综合评估营养状态,明确是否存在营养不良并积极纠正。适量优质蛋白质、低脂、高糖和充足维生素饮食有助于缓解病情,为防止发生肝昏迷,补充氨基酸应以支链氨基酸为主。肝硬化合并骨质疏松症时,骨密度应该是肝移植评估的一部分。

（五）感染筛查

移植术前受者必须筛查细菌、病毒和真菌感染。术前活动性感染、脓毒血症是手术的禁忌证。常规行结核菌素或结核菌感染 T 细胞斑点试验（T-SPOT）检查,对于可疑感染者,须行痰、腹水、胸腔积液或骨髓等结核分枝杆菌培养,对于结核活动期的患者,术前须进行至少3 个月的治疗,最好治疗 1 年以上。人类免疫缺陷病毒感染是手术的相对禁忌证。

（六）解剖学评估

受者须进行腹部 CT 三期增强扫描,门静脉、肝动脉是解剖评估的关键因素,门静脉Ⅳ级血栓曾被认为是肝移植的禁忌证,通过供肝门静脉与腹腔内扩张的门静脉系统分支或左肾静脉做吻合,可解决这一难题。术前阅片发现无可行的门静脉重建方案时,则不能进行肝移植手术。严重的门静脉高压往往存在广泛的侧支血管形成,容易造成术中大量出血及术后侧支血管分流,导致门静脉向肝血流不足,术前应予仔细辨识并术中结扎。

（七）供受者相容性评估

1. 大体评估　　肝脏大小与身高成正比,与胖瘦关系不确定。供肝应与受者相匹配,适宜的成人移植物受者体重比率（graft recipient weight ratio, GRWR）为 0.8~2.0,供肝过小会出现小肝综合征（small for size syndrome）;供肝过大会发生大肝综合征,同时可能引起腹腔内高压及腹腔间室综合征。

2. 免疫相容性评估　　肝脏为相对免疫豁免器官,不需要严格的 HLA 配型,供受者血型只要符合输血原则即可。准备接受血型不相容肝移植的受者,术前需接受 CD20 单克隆抗体治疗及血浆置换,使其血型抗体滴度达到较低水平（一般建议≤1∶8）。

（八）肿瘤筛查

肝移植术前潜在受体须常规筛查肿瘤病变,检查血清肿瘤标志物。肝癌患者术前常规建议行正电子发射计算机体层显像仪（positron emission tomography and computed tomography, PET/CT）检查,排除是否有肝外转移病灶。饮酒和吸烟成瘾的患者应该筛查肺、耳鼻喉、口腔、食管和膀胱肿瘤,必要时行相关内窥镜检查;有癌症治疗史不是肝移植的绝对禁忌证,通常需要预测未来 2 年复发率低于 5%,癌症根治和肝移植间隔至少 2 年比较合理。

（九）社会、精神和成瘾评估

术前须对肝移植受者进行精神疾病、心理状态和社会适应能力等各方面的评估。评估受体的依从性及肝移植后潜在的不依从风险;酒精成瘾者须完全戒酒 3 个月以上;控制稳定、美沙酮维持的吸毒患者不应被排除在肝移植评估之外;所有移植候选人必须戒烟。

二、手术过程

（一）病肝切除

麻醉成功后,患者取仰卧位,消毒铺巾,行上腹部"人"字形切口,右至腋中线,左至腋前线,上至剑突,两侧腹直肌须切断,右侧腹内斜肌及腹外斜肌须部分切断,左侧腹内、外斜肌是否切开一般根据术野暴露需要。游离肝周韧带,解剖第一肝门,游离并依次离断胆总管、左右肝动脉、门静脉。游离肝后下腔静脉。"经典原位肝移植"术式:于肾静脉汇入处上方阻断肝下下腔静脉,靠近膈肌处钳夹阻断肝上下腔静脉,紧靠肝脏分别切断,取出病肝。"背驮式肝移植"术式:解剖第三肝门,离断所有肝短静脉,三支主肝静脉汇入下腔静脉处,钳夹阻断,离断肝静脉取出病肝。

(二)供肝植入

肝放入原位,周围覆以冰屑并用纱布保护。供体器官的血管再接通遵循下腔静脉 - 门静脉 - 肝动脉顺序,并强调质量和速度。其术式根据肝静脉及下腔静脉吻合方式不同可分为:

1. 经典原位肝移植 依次连续端端吻合肝上、肝下下腔静脉、门静脉后开放血流,检查止血。继续吻合肝动脉,胆总管端端吻合或胆肠吻合检查止血,肝周放置引流管,逐层关腹。

2. 背驮式肝移植手术 技术要点:部分阻断下腔静脉,供肝肝上下腔静脉与受体肝左、中、右静脉共同开口行端端吻合。缝扎供肝肝下下腔静脉。此术式适合于:①循环不稳定的危重患者;②肾功能不全的患者;③高龄、心血管基础疾病的患者。

3. 腔静脉成型式 相对于下腔静脉侧侧吻合,技术要点:①肝上、肝下两把阻断钳楔形阻断下腔静脉;②肝左、中、右静脉共干剪开,并向下切开下腔静脉前壁,形成三角形开口供侧侧吻合用。适用于既往复杂肝切除手术史、二次肝移植、巨大肝肿瘤致病肝下腔静脉游离困难者。

4. 活体肝移植手术 病肝切除与背驮式肝移植相似,注意保留足够长的门静脉、肝动脉、胆管左右分支和肝静脉的三个分支。根据需要,受体肝静脉汇入下腔静脉处扩大成型,与移植物肝静脉开口行端侧吻合。移植物门静脉左/右支与受体门静脉端端吻合。开放血流灌注移植物。显微镜下行肝动脉端端吻合。胆管端端吻合或胆管空肠 Roux-en-Y 吻合。留置引流管,逐层关腹。

(张全保 王正昕)

第三节 肝移植术后病理生理特点

一、肝功能异常

在术后早期,移植肝经历了缺血再灌注损伤,肝细胞处于炎症水肿状态,肝细胞功能须待逐渐恢复。早期肝脏的合成代谢功能的异常表现为氨基转移酶、胆红素、血氨、乳酸水平升高和凝血时间延长、白蛋白水平下降等。另外,部分患者可于术后早期出现急性排斥反应,出现肝功能异常。

二、呼吸功能异常

术后早期由于意识障碍、循环功能紊乱、腹压过高、膈肌运动障碍、胸腔积液、肺膨胀不全、疼痛、呼吸肌无力等不良因素,或术前合并肺部炎症,部分患者仍须持续呼吸机辅助通气治疗。由于机械通气的损伤,以及术后全身炎症反应、心功能不全及输血输液等因素的影响,会导致肺水肿。术后由于患者长时间机械通气、咳痰能力差,免疫力低下,容易并发肺部感染、肺不张等情况。

三、心血管功能异常

在手术过程中,新肝植入,下腔静脉及门静脉血流开放后,回心血量瞬间增加,加之含有高钾的低温灌注液及大量炎症因子和酸性代谢产物的门静脉血流进入心脏,可诱发心律失常、血压下降甚至心搏骤停,称为再灌注后综合征。术后随着组织间液回流入体循环,如患者心肾功能不能代偿,则可能出现中心静脉压(central venous pressure,CVP)持续升高。另外电解质紊乱、血管活性药、心肌缺血和心功能不全都可引发心律失常。部分患者因术前存在基础心脏疾患,或因术中、术后补液过快过量,或因术后肾功能不全,导致循环负荷过重而出现心功能不全表现。因此,肝移植患者术后应适当控制补液速度。

四、肾功能异常

围手术期内任何原因导致的有效循环血容量不足、低血压以及大剂量血管收缩药的使用,术中无肝期阻断下腔静脉,肾静脉回流受阻致肾脏淤血,均可导致术后急性肾损伤(acute kidney injury,AKI)。药物肾毒性、感染和移植肝功能不全也会影响肾功能。高龄、术前糖尿病、高血压、动脉硬化,均是术后发生急性肾损伤的危险因素。部分肝硬化患者术前即存在肝肾综合征,术后肾功能不全可进一步加重,患者可表现为少尿,血清肌酐持续升高,肾小球滤过率下降。随着肝功能的好转及有害因素的去除,大多数患者肾功能可逐渐恢复正常,少数患者可能需要术后透析或连续性肾脏替代治疗(continuous renal replacement therapy,CRRT)辅助治疗,待肾功能恢复。

五、凝血功能异常

术前因肝脏病变,凝血因子合成减少,或脾功能亢进,血小板破坏过多,加之术中出血消耗。术后血小板水平通常会降低,凝血因子缺乏,内源性抗凝物质增加,纤溶亢进等,导致凝血时间延长,存在出血倾向。随着移植肝功能的恢复,凝血功能多可自我改善及纠正。部分患者因输血、术中脾切除或脾动脉结扎,术后移植物功能恢复快,凝血因子得以很快合成补充,抗凝血酶Ⅲ缺乏导致肝素抵抗等,可出现高凝状态。此类患者须注意肝动脉血栓及下肢深静脉血栓形成的发生,须适当抗凝治疗。

六、消化功能异常

肝硬化失代偿期、门静脉高压患者术前即存在胃肠道的淤血及水肿,胃肠道蠕动及消化吸收功能下降,甚至出现门静脉高压性胃肠病。肝移植术中无肝期,门静脉阻断,会进一步加重胃肠道淤血与水肿,麻醉药物的副作用以及术后低钾等因素,可表现为肠蠕动缓慢甚至麻痹性肠梗阻。由于手术当中肝胃韧带的离断,可能损伤迷走神经及小弯侧动脉血供和静脉回流,部分患者术后可能出现胃轻瘫。总之,术后随着门静脉压力的下降,胃肠道淤血、水肿会逐渐减轻,胃肠道功能均能得以恢复。

七、运动功能异常

由于气管插管呼吸机辅助通气、心电监测、各类插管、引流管等治疗措施的影响,患者活动受限,卧床时间久,加之多数患者术前本身体质比较虚弱,营养及肌力状态较差。术后患者多数存在一定程度的营养不良,肌肉萎缩等状态,患者自主运动能力下降。

八、营养状态异常

肝脏是机体营养物质代谢中心,肝细胞损伤会引起糖、蛋白质和脂肪等代谢发生改变,表现为蛋白质分解利用增加、尿素生成减少、肝和骨骼肌糖原合成减少、糖异生增加、糖耐量减低和胰岛素抵抗、脂肪分解增加、脂肪酸氧化和酮体生成增多等。肝硬化及肝衰竭患者,术前多存在着一定程度的营养不良,加之手术的应激消耗,术后早期移植肝代谢功能、胃肠道消化吸收功能有待于恢复,在术后早期,通常存在着一定程度的营养不良。术后患者仍需常规的营养支持治疗,包括适当的静脉营养的补充。

九、神经精神状态改变

由于术前疾病的影响及手术的应激创伤、围手术期各种治疗药物的副作用,加之患者对移植器官功能恢复及排斥反应等并发症的担忧,术后部分患者可出现不同程度的精神心理方面的疾患。肝移植受者术后早期的神经精神并发症临床可表现为不同程度的意识障碍、周围神经功能障碍、精神异常、癫痫等。发病机制包括代谢紊乱、缺血缺氧、神经脱髓鞘病变、感染、免疫抑制剂和抗生素等药物副作用等。另外,由于凝血功能及血压波动因素,脑血管事件的发病风险高于普通人群。ICU综合征乃至失眠都可诱发和加重神经精神症状,包括抑郁、焦虑,甚至躁狂等。因此术后患者的精神心理方面的康复也不容忽视。

（张全保　王正昕）

第四节　术后临床治疗及随访

患者术后常规ICU治疗,根据病情需要,一般须有专门的医护人员24h监管及护理。肝功能恢复顺利,病情稳定的患者术后3~5d可转至普通病房治疗。

一、术后具体的治疗措施

术后具体的治疗措施包括以下几个方面。

1. 严密监测生命体征　包括体温、血压、脉搏、呼吸,必要时还会监测中心静脉压、肺动脉压等,同时记录引流情况,出入液量。根据患者术后恢复状态,建议尽早拔除气管插管,恢复自主呼吸状态。

2. 监测血常规、生化、凝血功能、乳酸、血氨、感染指标（C反应蛋白、降钙素原等）、免疫抑制剂血药浓度监测等。

3. 术后超声严密监测肝动脉、门静脉、肝静脉管径大小、流速、阻力指数等。随着患者病情恢复逐渐简化。

4. 免疫诱导及维持治疗 术中常规使用大剂量糖皮质激素（甲泼尼龙 10~15mg/kg），术后激素逐日减量。也可选择使用 CD25 单克隆抗体（巴利昔单抗）进行免疫诱导，成人标准总剂量为 40mg，分 2 次给予，首次 20mg 应于术前 2h 内给予，第 2 次 20mg 应于移植术后 4d 给予。术后第 2 天常规开始给予 CNI 类药物免疫维持，同时联合给予霉酚酸类药物。对于肝癌患者，术后 1 个月可转换为西罗莫司免疫方案。

5. 预防感染治疗 因为患者术前身体状态差，或已并发局部感染，术后使用免疫抑制剂，术后易发生局部或全身性感染。目前术后感染是导致受者死亡的首要风险因素，尤其是肺部感染。术后常规使用广谱抗生素（涵盖革兰氏阳性菌、革兰氏阴性菌）、抗真菌治疗。并根据受者术前感染情况及供体来源的可能感染源，采取适当的调整。术后根据受者血液、痰液、引流液的培养结果，针对性用药。同时，对于术前乙型肝炎或丙型肝炎患者，术后须进行抗病毒治疗，预防病毒性肝炎复发。另外，根据临床表现及检测结果，对于并发巨细胞病毒（cytomegalovirus，CMV）、人类细小病毒 B19（human parvovirus B19）感染患者给予相应的抗病毒、提高免疫力治疗。

6. 保肝治疗 术后早期，肝功能未恢复正常者，可给予谷胱甘肽、腺苷蛋氨酸、多烯磷脂酰胆碱、甘草酸苷等保肝药物辅助肝功能恢复。

7. 营养支持治疗 根据患者恢复情况，进食差的患者可予适当静脉营养支持，适当补充葡萄糖、维生素、氨基酸、白蛋白等。术后患者建议肠内营养为主，经口进食。

8. 补液、维持水电解质及酸碱平衡治疗 "量出为入"，早期适当控制入量及输液速度，避免肺水肿。同时根据化验结果适当补充电解质及微量元素。

二、肝移植术后随访

肝移植手术与其他外科手术不同，须长期服药并可能存在多种风险，所以肝移植术后随访非常重要，直接关系到患者的长期健康生存。肝移植受者在术后经过重症监护病房和普通病房护理治疗 2~3 周左右，肝功能及身体各项指标恢复正常或接近正常时，即可建议出院。患者出院应遵医嘱按时、规律服用免疫抑制剂及抗病毒、保肝利胆、抗凝等药物；根据肿瘤负荷及病理分级、微血管侵犯（microvascular invasion，MVI）等情况服用抗肿瘤复发药物。门诊随访内容包括：患者目前心理生理状态，服药情况，近期检查结果和原发病情况。门诊随访频率：术后 3 月内，每周门诊随访 1 次，检测抗排斥药物浓度、血常规、肝肾功能、凝血功能、乙型肝炎抗体水平等。术后 3~6 月，每 2 周随访复查 1 次。术后 6~12 个月，每月随访 1 次。1 年以后，2~3 月随访一次，3~5 年以后，情况稳定者，1 年随访 2~3 次。良性肝病患者术后须定期复查移植肝超声检查（包括肝脏质地、血流、胆管情况等），肝脏恶性肿瘤患者术后须定期复查肿瘤标志物（如甲胎蛋白、异常凝血酶原、CA19-9 等）以及胸部 CT 和肝脏磁共振增强检查。为防治肝移植术后代谢综合征，受者须定期检测血糖、糖化血红蛋白（glycosylated hemoglobin，HbA1c）、血压、心率、血脂、体重指数、尿酸等。当怀疑异常的肝功能是由于肝实质性损伤时，应该进行肝组织学检查。

（张全保 王正昕）

第五节　术后康复评定

　　术后早期开展全面的康复评估与康复治疗对于促进肝移植患者回归正常生活、提高生活质量以及参与社会活动具有重要的意义。2001 年世界卫生组织修改通过了国际功能、残疾和健康分类（ICF），以统一和标准的语言和框架来全面描述人类功能、残疾与健康，为康复医学中的功能分类、评价和干预提供了标准。本部分将基于 ICF 框架对肝移植患者术后全面的功能评估进行阐述，包括身体结构与功能、活动与参与以及环境和个人因素 3 方面内容，并给予个性化、针对性的康复治疗。

一、身体结构与功能

（一）意识水平和合作水平

　　格拉斯哥昏迷量表（GCS）常用于评估脑损伤患者的意识状态。通过睁眼反射（E）、言语反射（V）和动作反射（M）3 个部分的评分，生成 GCS 总分。总分 13~15 分表示轻度意识障碍；总分 9~12 分表示中度意识障碍；总分≤8 分表示重度昏迷。对于肝移植术后昏迷的患者，可以使用 GCS 简单、快速地评定昏迷及其深度。

　　谵妄（delirium）是指住院患者短时间内出现意识障碍和认知功能改变。老年、痴呆、酒精滥用、大手术、共病和病情严重等因素是发生谵妄的重要危险因素。重症监护病房机械通气患者发生谵妄的概率在 80% 以上，其与手术严重程度、共病及身体受限制有关，且呈现年轻化趋势。因此，谵妄的预防、早期识别和管理非常重要。重症患者谵妄的评估可采用 ICU 意识模糊评估法（confusion assessment method for the intensive care unit, CAM-ICU），包括特征：①精神状态突然改变或波动；②注意力散漫；③思维无序；④意识水平改变（警醒、嗜睡、昏睡、昏迷）。患者如果出现特征①＋②或特征③或特征④，则 CAM-ICU 为阳性，可诊断为谵妄。

　　另外，推荐使用 5 个标准化问题（standardized 5 questions, S5Q）评估肝移植术后重症患者的觉醒合作水平。S5Q 包含 5 个问题，每项 1 分，能够配合执行相应的口令任务计 1 分，不能完成计 0 分。总分为 5 分，得分≥3 分表示患者清醒，能够主动配合评估和治疗。

　　建议对于肝移植术后昏迷患者，可以使用 GCS 进行意识水平及昏迷程度的评定；还可使用 S5Q 评估肝移植术后重症患者的觉醒合作水平。

（二）认知功能

　　肝移植术后神经系统并发症发生率高达 30%，尽管肝移植受者术前未曾出现肝性脑病（hepatic encephalopathy, HE），仍有 20% 肝移植受者术后很长一段时间内出现神经认知的异常。

　　肝性脑病是一个连续的疾病谱，可表现为轻度的定向力、注意力的下降，即轻微肝性脑病（minimal hepatic encephalopathy, MHE），也可表现为行为异常、扑翼样震颤甚至意识障碍和昏迷，即明显肝性脑病（overt hepatic encephalopathy, OHE）。

　　肝移植术后一旦怀疑出现神经系统或认知功能障碍就应行相关病因检查。首先排除一些常见并发症，如脑卒中、可逆性后部白质脑综合征（posterior reversible encephalopathy syndrome, PRES）、中枢神经系统感染、癫痫以及代谢或药物引起的脑病。同时，如果条件允许,还应当进行神经心理学测试。

肝移植术后神经系统并发症的出现导致的认知和行为变化,我们可以用 Rancho Los Amigos 认知功能分级进行认知和行为分级。

认知评估包括总体智能评估,各认知结构域评估(记忆力、注意力、语言、执行功能、视空间等),功能及生活质量评估,情感及精神状态评估,其他(社会认知)评估等。

轻微肝性脑病评估应用最多的是肝性脑病心理测量评分(Psychometric Hepatic Encephalopathy Score, PHES)、斯特鲁普测验(Stroop 测验)、抑制控制测试(Inhibitory Control Test, ICT)、临界闪烁频率(critical flicker frequency, CFF)测试等。

肝性脑病心理测量评分(PHES)由一系列评估认知、精神运动处理速度以及视觉运动协调的测试组成,包含 5 个测验:①数字连线测验 A(number connection test A, NCT-A);②数字连线测验 B(number connection test B, NCT-B);③数字符号测验(digit symbol test, DST);④轨迹描绘测验(line tracing test, LTT);⑤系列点测验(serial dotting test, SDT),1998 年被认为是诊断 MHE 的"金标准",灵敏度和特异度分别为 96% 和 100%。总分在 −18~16 分之间,小于 −4 分为 MHE 阳性。PHES 还可预测 OHE 的发展,研究发现诊断为 MHE 的患者比未被诊断为 MHE 患者发展为 OHE 的概率高。

Stroop 测验通过测试脑力的速度及灵活性来诊断 MHE,Stroop 测验的灵敏度和特异度分别为 78% 和 90%,一项随访验证研究比较了 167 名肝硬化患者和 114 名对照者,结果显示 Stroop 测验具有良好的表面效度、重测信度和外部效度。

多中心研究发现单独应用肝性脑病心理测量评分(PHES)或 Stroop 测验或 PHES 联合 Stroop 测验可诊断轻微肝性脑病和预测明显肝性脑病的发展。

抑制控制测试(ICT)用来评估患者的注意力、反应抑制和工作记忆。美国肝病研究学会(American Association for the Study of Liver Diseases, AASLD)/欧洲肝脏研究学会(European Association For The Study Of The Liver, EASL)支持 ICT 的有效性,有很高的重测信度,研究发现,ICT 可有效预测明显肝性脑病的出现和追踪轻微肝性脑病的临床疗效。

轻微肝性脑病的患者视觉感知和反应时间受损,在临界闪烁频率(CFF)测试中,轻微肝性脑病的患者无法快速识别闪烁的起始点。研究发现此项测试特异度高、灵敏度较低,但其不受年龄和教育程度的影响,当与蔡尔德 - 皮尤改良评分(Child-Pugh 改良分级)结合时,CFF 结果可预测明显肝性脑病的预后,重复 CFF 测试可用于评估乳果糖治疗后患者的恢复情况。

对肝性昏迷或出现行为障碍的患者推荐使用 Rancho Los Amigos 认知功能分级。使用 PHES、Stroop 测验、ICT、CFF 测试可对轻微肝性脑病或尚未出现行为障碍的患者进行筛选、诊断,并可预测明显肝性脑病的发展及预后。

(三)躯体运动功能

1. 骨骼肌肉系统　肝移植术后患者由于长期卧床或制动,常常会出现肢体水肿、肌肉萎缩、关节挛缩、肢体缺损、压力性损伤、创口、深静脉血栓等情况,建议进行必要的骨骼肌肉系统评估。

2. 主动和被动关节活动度　主动关节活动度是指患者主动通过肌肉收缩进行关节活动时所能达到的幅度。被动关节活动度则是指自身不发力、在第三方的帮助下进行关节活动所能达到的幅度。通常关节被动活动度略大于主动活动度。肝移植术后患者由于长期卧床或制动、营养不良等,出现肢体水肿、肌肉萎缩、关节挛缩,导致关节主动与被动活动度不同程度下降,尤以主动活动度下降为显著。

3. 肌力及运动功能　ICU 获得性衰弱(ICU-acquired weakness, ICU-AW)是重症患者常见的并发症之一,表现为对称性四肢肌肉无力,反射通常减弱或消失,呼吸肌肌力受累,四肢疼痛反应减弱。ICU-AW 会引起肢体功能障碍,延长机械通气时间,增加 ICU 停留时间和死亡率。使用英国医学研究委员会(MRC)测试进行徒手肌力测定是目前最常用的诊断方法,每项 0~5 级评分,满分 60 分(双侧),MRC 分数小于 48 分即可诊断为 ICU-AW。如果 MRC 量表中肌力均≥3 级,可再增加双手握力测试。

由于肝移植术后只有不到 1/3 的患者 ICU 处于清醒且非谵妄状态,能够遵嘱配合完成主动活动的评估;60% 的患者觉醒后仍无法完成主动活动评估。因此,需根据肝移植患者的病情轻重,选择相对合适的躯体功能评估方法。

(1)对于意识不清或镇静的患者,可以采用第三腰椎(third lumbar, L_3)末端水平的 CT 或磁共振成像(magnetic resonance imaging, MRI)上骨骼肌的横截面积(cm^2)来估计人体的骨骼肌含量,引入身高的平方以校正,以 L_3 骨骼肌指数(L_3-skeletal muscle index, L_3-SMI)来评估是否存在肌少症。目前对于肝移植术后或终末期肝病(ESLD)患者肌少症的诊断临界值尚无统一标准。欧洲肝脏研究学会(European Association For The Study Of The Liver, EASL)推荐男性 $<50cm^2/m^2$,女性 $<39cm^2/m^2$ 为肌肉质量下降。日本肝脏学会(Japan Society of Hepatology, JSH)则提出诊断肌少症男性和女性的界值分别为 $42cm^2/m^2$ 和 $38cm^2/m^2$。此外,还可使用生物电阻抗法、双能 X 射线吸收法等检测肌肉质量,但当患者有体液潴留时准确性下降。

目前,床旁超声在急诊和危重症患者评估和治疗中的应用已经得到广泛的认可。床旁超声是指在患者床边通过超声实时获取肌肉横截面积、厚度、回声强度和羽状角等结构参数,并利用这些信息进行诊断和指导治疗的技术。它是一种具有非入侵性、易操作,且无须患者配合,能够实时监测结构变化的评估手段,越来越受到 ICU 医疗团队的重视,在 ICU-AW 早期识别、辅助诊断肌肉功能障碍方面具有较高的临床价值。但其缺点是测量部位主观性强、重复性差。

(2)对于意识清醒、能够配合,但局限于床上活动的患者,可采用握力、MRC 分数等反映机体的肌力状况。

通过握力反映肌力水平是国际上较常用的方法,根据 2019 年欧洲老年人肌少症工作组(European Working Group on Sarcopenia in Older People, EWGSOP)、亚洲肌少症工作组(Asian Working Group for Sarcopenia, AWGS)的诊断标准,当男性握力 <28kg,女性 <18kg,即为肌肉力量低下。英国医学研究委员会(Medical Research Council, MRC)评分是用牛津肌力等级评分对躯体六大肌群进行评估,总分 <48 分诊断为 ICU 获得性肌无力。

(3)对于意识清醒、能够配合,具备床边活动能力的患者,可采用肝脏衰弱指数(liver frailty index, LFI)。LFI 由握力、定时站立和平衡测试三个指标构成。较高的 LFI 得分与死亡风险增高相关,ΔLFI 值(间隔 3 个月)增加 0.1 个单位与肝硬化患者死亡或退出等待名单风险增加 2.04 倍相关。另外,对于坐站转移能力较好的患者,可以采用 1 分钟坐立试验(one minute sit-to-stand test)来评价患者的摄氧能力、通气量、呼吸频率和心率等反映运动能力的参数。

(4)对于意识清醒、能够良好配合,具备离床步行能力的患者,可采用 6 分钟步行试验、简易体能状况量表(SPPB)等评估手段。

6分钟步行试验测定患者6分钟内在30m的平坦地面上快速步行的距离。前瞻性研究结果显示,6分钟步行距离(six minutes walk distance,6MWD)<250m与肝移植等待者的死亡风险增加相关,6MWD每增加100m,存活率就显著增加。SPPB包括行走速度测试,站立平衡,和5次坐立测试。不良的SPPB表现与肝移植患者住院时间延长和等候死亡风险增加相关,荟萃分析显示SPPB得分<10分与全因死亡率增加相关。

建议根据肝移植术后患者的病情轻重选择与之适应的评估方法。对有步行能力者推荐6MWT、SPPB测试,对无步行能力者,推荐握力、肌力等评估,对昏迷者推荐CT或超声评价肌肉质量或厚度。

(四)呼吸功能

研究表明,有高达30%的肝硬化患者术前出现肝肺综合征(HPS),加上术后机械通气等因素,术后早期发生肺部并发症,需要延长机械通气的患者死亡率为43%,因此,肝移植术后患者呼吸功能评估十分重要。评估应当根据患者的病情轻重而有所不同。

1. 术后成功脱机拔管能配合的患者评估应包括:①一般情况评估:包括观察呼吸模式、徒手检查胸廓柔韧性和活动度、检查咳嗽反射、呼吸音听诊等。②量表评估:改良英国MRC呼吸困难量表、博格评分(Borg呼吸困难评分)、主观用力程度分级(rating of perceived exertion,RPE)等。呼吸肌的轻度损伤和过度做功可引起呼吸困难,88%终末期肝病患者使用量表评估出现轻中度慢性呼吸困难。③仪器评估:最大吸气压、最大呼气压与肺通气功能测试等能预测咳嗽力量与撤离机械通气时机,第1秒用力呼气容积(forced expiratory volume in one second,FEV_1)、用力肺活量(forced vital capacity,FVC)、呼气流量峰值(peak expiratory flow,PEF)等是重要肺功能参数。研究表明肝移植前肺功能测试可能在预测术后的呼吸系统并发症发病率与撤离机械通气时机方面发挥作用。

2. 昏迷或不能配合的患者、进行机械通气或保留人工气道的患者评估应包括:①一般情况评估:包括观察呼吸模式、徒手检查胸廓柔韧性和活动度、检查咳嗽反射、呼吸音听诊等。②人工气道与供氧设备记录:包括记录人工气道的管径、深度、气囊压力数值,呼吸机参数如模式、潮气量、呼气末正压(positive end-expiratory pressure,PEEP)、氧浓度等,一旦患者尝试脱机及拔除气管插管,则需记录脱机及拔除气管插管后的替代氧疗方式与水平如无创通气、高流量氧疗或普通鼻导管给氧。③量表评估:气管插管患者可使用主动咳嗽力量分级预测拔管失败率。④检验与检查:血气分析、感染指标、膈肌超声、胸部CT等。

膈肌超声评估是一种无创、安全的诊断方法,可在床旁实现术后早期膈肌厚度和活动度检测。进行徒手膈肌肌力评估,需要在膈肌收缩时。通过膈肌的7个附着点体表区域触诊,评估膈肌下降程度以及对比左右侧膈肌收缩是否对称。

建议对术后成功脱机拔管且能配合的患者,应及时在能遵照指令配合的时期进行呼吸功能全面评估,包括临床情况和体格检查等一般情况评估、选用改良英国MRC量表和博格评分,以及主观用力程度分级(RPE)对可疑存在的呼吸困难进行筛查以及进行吸呼气压、肺功能检查等仪器评估。

对于术后昏迷或不能配合的患者、进行机械通气或保留人工气道的患者,除了一般临床情况和体格检查评估,应详细记录人工气道的情况与供氧设备的参数,分析患者的通气情况,同时使用量表评估咳嗽力量,预测拔管与再插管概率,并通过检验与检查结果分析判断患者的实际临床情况,确认临床决策。

（五）疼痛

肝移植与其他腹部手术相比，存在更多引起患者术后疼痛的因素，包括术后切口大、腹部引流管多。疼痛不利于患者早期活动，还会增加患者的恐惧心理。因此，疼痛评定及镇痛药的合理运用对减少患者 ICU 时间及加速早期康复具有重要的作用。

对于意识清醒的患者，常采用数字分级评分法（numerical rating scale，NRS）评估疼痛，它具有很好的灵敏度；对于意识不清或插管的患者，可采用重症监护疼痛观察工具（critical-care pain observation tool，CPOT）评估疼痛，CPOT 包含面部表情、身体动作、肌肉紧张及人机同步（插管患者）或发声（无插管患者）4 个部分，每个部分 2 分，总分 0~2 分为无痛或轻微疼痛，3~5 为中度疼痛，6~8 分为重度疼痛。也可采用行为疼痛量表（Behavioral Pain Scale，BPS），通过观察患者的面部表情、上肢运动、插管患者机械通气一致性和非插管患者发声状况进行评估，得分越高说明疼痛程度越重。

（六）吞咽功能

对于肝移植术后生命体征稳定、意识清醒且能主动配合的患者，可通过饮水试验（drink test）进行初步筛查，目的是排除误吸等导致肺部感染的因素，并确定吞咽障碍等级，这均有利于帮助患者术后早期拔除胃管，恢复经口进食，促进胃肠蠕动及恢复。

（七）营养

营养不良在肝移植患者围手术期及术后普遍存在，它可导致许多并发症如活动能力下降、呼吸功能损害、伤口愈合问题及感染并发症增加等，显著增加手术风险和不良预后。因此，在肝移植围手术期及术后开展营养评估，为营养干预提供证据支持十分重要。

《加速康复外科围术期营养支持中国专家共识（2019 版）》建议手术患者的营养评估方法可使用人体测量学指标、实验室指标和综合性评价法。手握力和上臂肌围（mid-arm muscle circumference，MAMC）是检测体细胞质量消耗的关键营养参数，将 MAMC 和手握力同时使用可预测肝硬化患者的不良结局，是人体测量学中一项能预测患者营养风险的良好指标。MAMC 可由上臂围（mid-arm circumference，MAC）和肱三头肌皮皱厚度（TST）计算得到，MAMC=MAC−3.14×TST，男性 <22.77cm 和女性 <20.88cm 为营养不良标准。

目前常用的综合评价法包括营养风险筛查 2002（nutritional risk screening 2002，NRS 2002）、围手术期营养筛查（perioperative nutrition screen，PONS）、主观全面评定（subjective global assessment，SGA）等。推荐使用 NRS 2002 评分或危重症营养风险（nutrition risk in the critically ill，NUTRIC）评分标准作为营养评估的标准，NRS 2002 评分 ≥3 分，NUTRIC ≥5 分即提示存在营养风险。另外，术后应尽早恢复正常经口饮食，重症患者的消化道功能的评估可通过视诊观察腹部外形，判断是否有腹部膨隆；通过触诊感受腹壁的紧张度和深部触诊是否存在压痛、肿块等不适；通过叩诊检查胃肠胀气情况；通过听诊评估肠鸣音是否减弱、消失或亢进（正常 4~5 次 /min）。

对于肝移植术后患者推荐采用床边测量手握力和 MAMC 并结合临床 NRS 2002 和 SGA 评分全面评估患者的营养状态并提供充足的营养支持。

（八）睡眠障碍

睡眠是人体不可或缺的生理过程，睡眠障碍可能会延缓组织修复、降低细胞免疫功能。睡眠障碍的类型包括：失眠、睡眠过度和睡眠觉醒节律紊乱、睡眠片段化等。移植 ICU 患者常因周围的持续噪声、灯光刺激、高强度的医源性刺激（如频繁的生命体征监测、查体、被迫更换体位）、疾病本身的伤害及对疾病的担忧,而出现睡眠障碍,使得患者焦虑、忧郁、恐惧甚至躁动,延缓疾病的恢复。睡眠不足还会导致肌肉疲劳和中枢性呼吸抑制引起呼吸功能障碍。睡眠中断可引起交感神经活动和血压升高,测量睡眠最有效和准确的方法是多导睡眠图(polysomnography, PSG),但由于费用和获取途径的限制,这种方法在危重症护理环境中可能受到限制。也可以通过临床观察和患者自我报告,如视觉模拟评分法(visual analogue scale, VAS)等主观评估方法来分析患者的睡眠。对于有条件的医院,肝移植术后患者建议采用 PSG,若无设备条件,可以通过临床观察和患者自我报告。

二、活动与参与

(一)日常生活活动能力

日常生活活动(ADL)能力是肝移植术后患者愈后回归生活、重返社会的基本条件。大多数肝移植受者存在一定程度的日常生活功能障碍,进行日常生活活动能力评估十分必要。ADL 是人们为独立生活而每天必须反复进行的、最基本的、具有共性的身体动作群,即进行衣、食、住、行、个人卫生等基本动作和技巧,包括基础性日常生活活动(BADL)能力和工具性日常生活活动(IADL)能力。评估基础性日常生活活动能力常用量表包括 Barthel 指数、改良 Barthel 指数、Katz 指数、日常生活活动量表(activity of daily living scale)等,工具性日常生活活动能力常用量表为工具性日常生活活动量表。ADL 能力减退与终末期肝病患者等待期死亡独立相关,穿衣、如厕、转移、做家务和洗衣均是其等待期病死率的独立预测因子。

(二)生活质量评定

生活质量主要是指个体生理、心理、社会功能等方面的状态,它是衡量肝移植受者愈后重返社会的一项重要指标,也是临床治疗策略制订与调整的影响因素之一,因此有必要进行生活质量的评估。推荐选用健康调查量表 12(short form 12,SF-12)或健康调查量表 36(SF-36)对肝移植受者进行生活质量评估。建议肝移植术后患者采用 Barthel 指数、改良 Barthel 指数、Katz 指数、日常生活活动量表等对 ADL 能力进行评定。

三、环境因素和个人因素

肝移植围手术期患者的精神心理疾病发病率很高,主要表现为焦虑症、抑郁症和创伤后应激障碍(post-traumatic stress disorder, PTSD),对术后生活质量有很大影响,识别和管理这些疾病对于改善等待移植和移植后阶段的结果至关重要。

移植术后早期,除评估分析 ICU 内自然光线照射情况、夜间光线和仪器声音、患者身上的管道等可能对患者的躯体和心理产生应激反应的因素外,还需要分析患者的年龄、语言习惯、受教育程度、家庭支持状况等个人因素。根据评估结果,了解患者围手术期的焦虑抑郁状态,对其开展肝移植相关知识的宣教工作,增强患者对肝移植知识的了解,消除焦虑,减少心理及生理应激反应。同时,针对不良心理,医护及患者家属应与患者积极交流,帮助其克服心理的各种不良反应,让其积极配合治疗,加速康复。可采用最常使用的评估工具事件影响量表修订版(impact of event scale-revised, IES-R)评估危重症患者 PTSD,该表总分 88 分,≥35 分为 PTSD 症状阳性,得分越高,表明 PTSD 症状越严重。评估患者焦虑和抑郁的症状可采用医院焦虑抑郁量表(hospital anxiety and depression scale, HADS),它分为焦虑和抑郁两个分量表,每个分量表包含 7 个项目,每项 0~3 分,分量表得分 0~7 分提示无症状,8~10

分提示可能存在焦虑或抑郁,11~21 分提示肯定存在焦虑或抑郁症状,得分越高表示焦虑或抑郁症状越严重。对于肝移植术后患者需要进行环境影响的评估,必要时进行焦虑抑郁量表的评估。

(郑海清 杨 扬)

第六节 术后康复治疗

一、呼吸功能康复

肝移植患者术前可能已出现肺部感染等呼吸系统并发症,严重的可能出现肺动脉高压、肝肺综合征等继发症状。加上术后保护性机械通气,有研究表明肝移植患者术后早期有较大风险发生肺部并发症导致住院时间延长、死亡率上升,肝移植术后的呼吸功能康复应及早开始进行,主要包括胸部物理治疗与呼吸功能训练。

(一)胸部物理治疗

1. 体位管理 由于术中长时间平卧和气管插管机械通气,患者出现肺背底部痰液坠积与肺不张的风险增高,临床试验证明体位引流是胸部物理治疗的有效组成部分,应对机械通气患者和术后肺部并发症严重患者采用侧卧及半俯卧等体位对患者气道分泌物进行引流,同时对肺不张部位进行复张。

2. 咳嗽与气道廓清 腹部手术后患者的腹肌收缩能力下降、手术部位伤口疼痛、气管插管后声门闭合不全均可成为肝移植患者术后咳嗽排痰能力下降的重要原因。通过辅助排痰的方式可有效清除气道分泌物、缩短机械通气时间与 ICU 住院时间,具体可采用体位引流联合叩击、胸廓振动、球囊徒手过度通气、强制呼气法等排痰技术;患者意识清醒的情况下也可使用主动循环呼吸技术等指导咳嗽。

3. 机械与物理因子治疗 ①机械振动排痰器:目前没有足够证据证明单独机械振动排痰的益处,但机械排痰联合体位引流与排痰手法能有效促进气道分泌物排出。儿童、老年骨质疏松及术后早期患者则应避免振动频率过高而导致胸廓受伤或手术部位破裂。②体外膈肌起搏器:应用功能性电刺激作用于膈神经,刺激膈肌收缩,调整呼吸节律,已成为呼吸康复重要的治疗组成部分。禁忌证为癫痫病史、膈肌痉挛、头颈胸部装有可引起电流干扰的金属起搏器与引流管等。③高频电疗:包括短波和超短波等,可应用于术后出现的肺部炎症、胸腔积液。禁忌证为肺部出血、咯血、肺部肿瘤等。

对于机械通气患者和术后肺部并发症严重患者,应从早期开始进行胸部物理治疗,有效清除分泌物,减少机械通气与气管插管时间。胸部物理治疗包括体位引流、气道廓清、机械及物理因子治疗。

(二)呼吸功能训练

1. 呼吸训练 肝移植术后患者由于腹部肌肉切断、术后机械通气,导致膈肌等吸气肌力量减退。多项研究认为,术后进行呼吸训练能帮助患者减少机械通气时间与 ICU 住院时间,同时能加强脱机拔管后的呼吸肌力量与生活质量,常见训练内容包括使用抗阻呼吸训练和肺量计训练等。

2. 改善胸廓活动度训练 患者呼吸模式改变后常常错误地调动颈部肌肉与肋间肌等

辅助呼吸肌,容易导致呼吸肌疲劳、紧张,使胸廓僵硬、活动度减小,大大降低呼吸效率。可采用肩胸关节牵伸、肋间肌牵伸、胸廓松动、辅助呼吸手法、呼吸体操等方式放松胸廓和改善胸廓活动度。

肝移植术后患者应尽早开始进行以胸部物理治疗和呼吸训练为主要内容的综合呼吸康复方案,减少机械通气时间与 ICU 住院时间,阻止呼吸系统并发症发展,并建议加入胸廓活动度训练加强患者肺部通气。

二、躯体运动功能

肝移植术后患者的躯体运动功能训练从重症监护病房即可开始进行,避免因卧床制动和镇静而带来的相关肌肉骨骼功能障碍,从而导致患者整体功能活动与生活自理能力水平下降。研究表明,肝移植术后患者尤其是机械通气患者进行早期运动方案是安全可行的。

(一)被动运动

患者术后应在生命体征稳定和保证管道与手术部位安全的前提下及早开始进行活动,建议以被动运动开始,包括四肢全范围被动活动与神经肌肉电刺激、床上功率自行车被动运动、床上被动翻身和床上直立坐位的摆放。

(二)主动运动

1. 抗阻运动 包括上肢的弹力带抗阻训练、床上功率自行车抗阻运动、床上主动抬臀和翻身等核心力量训练。

2. 功能活动训练 患者能够进行主动运动后,应加入躯体功能性活动训练,主要内容包括左右翻身、床边卧坐转移、床边坐位平衡训练、床边坐站转移、床边站立位平衡训练、床椅转移、床边踏步等,最后逐渐进行步行训练。

3. 日常生活活动训练 ADL 训练在康复治疗过程中意义重大,出院前能达到正常生活自理水平有益于患者回归家庭和社会后的生活质量与心理健康。ADL 训练也应从 ICU 开始进行,主要为基础性日常生活活动(BADL)能力,可选择床上或床边能完成的项目如进食、修饰,待转入普通病房后可进行各项 BADL 训练。若患者在未来有居家劳动或回归职业需求,亦可加入工具性日常生活活动(IADL)能力训练。

肝移植术后患者建议从早期开始进行综合运动方案,方案包含四肢被动活动、床上被动功率自行车及神经肌肉电刺激等被动治疗。针对意识清醒且能配合的患者可根据患者肌力与疲劳程度进行主动抗阻活动与功能活动,建议加入日常生活活动能力训练。

三、心功能康复

有氧运动训练:肝移植患者心功能下降主要表现为运动耐力与摄氧能力下降,术后心功能康复应以提高运动耐力、增加机体摄氧能力为目的,以有氧运动作为主要运动方式。术后有氧运动已被证实可增强外科手术后患者运动能力,提高患者有氧代谢水平。转入普通病房后的功能活动训练中应加入有氧运动环节,运动方式有呼吸体操、太极拳、八段锦等不引起心率稳定上升的运动,长距离步行和抗阻功率自行车等会引起心率稳定上升的运动。

四、意识与认知功能

有研究发现肝移植患者术后神经系统并发症的发生率高达30%,术后昏迷时间延长导致患者清醒后认知功能受损可能从术后重症监护时期一直持续到出院后,包括注意力与记忆。

1. 术后促醒　术后持续昏迷、昏睡或嗜睡的患者应进行综合促醒治疗,包括感觉刺激与电刺激、无创脑刺激等。

2. 注意功能障碍的治疗　猜测作业、删除作业、时间作业、顺序作业等。

3. 记忆功能障碍的治疗　运用环境能影响行为的原理、教会患者充分利用内部记忆辅助和外部记忆辅助。

部分肝移植术后患者因术前肝性脑病影响而延迟苏醒,建议术后进行促醒治疗,意识清醒后定期进行认知功能筛查并对相关认知障碍进行治疗。

五、吞咽功能康复

部分肝移植术后患者出现的吞咽功能障碍主要表现为机体虚弱、气管插管后喉部肌肉松弛和咳嗽力量下降而引发的吞咽误吸,肝移植术后患者吞咽功能康复的内容主要为脱机拔管后及早进行饮水试验与吞咽训练。

肝移植患者术后建议遵循重症患者拔管后的吞咽功能管理,及早进行吞咽功能障碍筛查与治疗。

（郑海清　杨　扬）

第七节　术后康复护理

肝移植术后的康复护理在临床实践中具有重要的作用,包括术后管道管理、疼痛睡眠管理、早期胃肠营养、日常生活活动指导、心理疏导等多个环节,并将患者实时状况及时反馈给团队,以促进患者早期康复。

一、管道护理

1. 早期拔除气管插管。多中心研究显示肝移植术后早期拔管受试者的并发症发生率很低,其中大多数并发症仅为轻微短暂的低氧血症,可通过增加鼻腔氧气流量改善。荟萃分析证实肝移植术后早期拔管是安全有效的,不会增加再插管、感染发生和死亡风险,且能提高患者的康复率、缩短其 ICU 住院时间及总住院时间。

2. 肝移植受者常须在术后留置尿管、腹腔引流管,以监测术后尿量及引流量。建议每日评估各种管道留置的必要性。术后早期(24h 内)拔除气管插管,呼吸衰竭及术前Ⅳ期肝性脑病且术后 24h 内神志未能恢复者除外;若患者情况允许,建议尽早拔除尿管及各种引流管,促进其早期活动。

二、镇静、镇痛与睡眠管理

因免疫抑制剂和激素的使用、疾病症状、术后舒适感下降、外界环境等的影响,肝移植受者术后易出现入睡困难、易醒等失眠表现。文献报道显示肝移植受者失眠发生率达 35.6%,可疑失眠率达 30.0%。

术后常规对患者进行疼痛评估、谵妄筛查,积极寻找可能原因并予以相应处理,保证肝移植患者有充足的睡眠。对肝移植受者疼痛、谵妄及睡眠的管理措施包括：

1. 每日对受者进行疼痛评估，由于激素的使用，肝移植术后患者多无须常规镇痛处理，若受者疼痛症状明显，及时报告管床医生，给予药物镇痛。

2. 术后早期对受者进行谵妄筛查和评估，积极寻找引起谵妄的可能原因，如渗透压升高、药物、睡眠障碍、疼痛、焦虑等。必要时可适当使用小剂量的镇静剂如丙泊酚、右美托咪定、抗焦虑药物，保证其充分休息，同时应对受者进行镇静评估，避免镇静过深或镇静无效，每日实施唤醒计划。

3. 减少环境因素的干扰，尽量营造规律作息时间。减少声、光刺激，减少不必要的护理操作，并尽可能避免在午休及夜间集中操作。

三、营养支持

肝移植患者术前肝功能处于代谢障碍状态，机体糖、脂肪及蛋白质代谢紊乱，因此常合并不同程度的营养不良。患者经过肝移植手术应激、肝脏冷、热缺血和缺血再灌注损伤的打击，机体代谢情况进一步恶化，营养不良进一步加重。

多个研究结果显示术后早期予以肠内营养支持有利于纠正营养缺乏、促进肠道功能恢复、降低感染发生率、进而有利于移植肝的恢复。

1. 营养风险筛查　使用 NRS 2002 对肝移植受者进行营养风险筛查，评分≥3 分即存在营养风险，须积极给予营养支持，肠内营养优于肠外营养。

2. 尽早实施肠内营养　术后 24~48h 给予肠内营养支持，肠内营养支持量从 500ml/d 逐渐增加至 1 500~2 000ml/d，注入速度从 20ml/h 开始，根据患者的胃肠道的耐受情况调整，逐渐增加至 40ml/h，无法实施肠内营养者可从肠外营养补给。

3. 定时监测胃残余量　评估吸入性肺炎的风险。若患者吞咽功能尚可且能够耐受肠内营养后，应尽快向口服营养转化，在口服营养量达到其营养需求前，不应停止肠内营养。密切观察是否存在腹胀、腹泻等的发生并及时给予相应处理，同时警惕反流、误吸等的发生。

肝移植术后排除禁忌证后，血流动力学稳定即可开始肠内营养，并监测肠内营养耐受性及误吸的风险；当不能行口服或肠内营养时，选择肠外营养。

四、日常生活活动能力

肝移植术后患者长期卧床会增加其肺部感染、下肢深静脉血栓等风险。前瞻性随机对照研究显示，实施早期康复的肝移植受者更早实现床边坐位，肠道转运恢复时间也更快，且与常规治疗组相比不良事件的发生并无显著增加。另一项回顾性研究表明：术后实施早期康复的肝移植受者出院时的 FIM 得分更高，更早实现日常生活独立，且可显著减少 30d 再入院率。因此，在排除出血高风险、活动禁忌后，应引导患者尽早开始四肢肌力训练、功能活动及呼吸功能锻炼。

肝移植术后早期实施康复训练是安全有效的，建议从以下三方面着手，以提高患者的日常生活活动能力。

1. 大多数患者术后较虚弱、留置管道较多，在进行早期活动过程中注意预防非计划性拔管、跌倒等风险的发生。

2. 每日评估患者的意识、肌力水平及配合能力，制订个体化训练目标和计划，指导和监督患者完成每日制订的活动目标。

3. 根据患者所达到的功能水平,指导鼓励患者完成力所能及的日常生活活动(分为床上活动及床边活动)。

五、精神心理

研究显示,肝移植术后患者焦虑、抑郁等负性心理情绪较术前有所减轻,但仍有较多患者存在不良心理。应密切观察肝移植术后患者的精神心理状态,帮助患者克服身体及心理的各种不良反应。

1. 密切观察患者的精神心理状态,如有异常迹象或情况立即报告主治医生,并采取相应的保护性措施防止意外发生,防止各种引流导管脱出。

2. 为患者提供良好的治疗与护理环境,提供相应的心理支持,鼓励患者释放心中压力和表达心中情绪,引导患者及时和家属、医师、护理人员进行沟通,消除患者后顾之忧。

3. 必要时适当给予药物治疗以缓解或减轻其不良症状。

(郑海清　杨　扬)

第八节　预　后

一、预后相关因素

肝移植术后患者的预后与术前因素,如术前肝脏功能、合并脏器功能不全、需要 ICU 治疗、人口学以及临床特征有关;与术中因素,如出血量、输血量、手术持续时间、尿量、低血压、血钠水平变化、乳酸水平变化等有关;还与术后是否出现并发症,如移植肝出现肝功能不全甚至无功能、肾功能不全甚至肾衰竭、肺部并发症、心血管系统并发症、神经系统并发症、精神系统并发症、血管并发症、胆道并发症、代谢并发症等有关。此外围手术期护理管理对肝移植术后患者的预后具有积极意义,围手术期护理管理包括健康宣教、心理护理、营养支持、疼痛管理、管道管理、日常生活活动指导等。

二、康复治疗对预后的影响

肝移植术后早期康复介入至关重要。随机对照试验显示,ICU 中的肝移植受者对早期康复介入是可以耐受的,早期康复介入是可行的,且可降低 ICU 住院天数。早期康复介入包括被动或主动辅助或主动关节活动,以及坐位、站位、步行训练等。

肝移植术后代谢综合征是常见的,且移植术后 1 年以上的患者发生率明显增高,研究发现运动强度与肝移植术后代谢综合征呈负相关,提示运动可能会减少肝移植受者代谢综合征并发症的出现。

肝硬化患者的日常护理需要运动处方,不仅制订出肝硬化患者运动前的安全筛查项目,包括肝硬化相关筛查、心肺安全筛查、整体生理状况。还制订出适用于肝硬化患者的运动建议,涉及运动的频率、强度、类型和时间。

运动可以提高慢性肝病患者以及肝移植术后患者的体质(有氧运动能力、肌少症)和生活质量,其中,中 - 高强度的有氧结合抗阻运动改善最为明显。此外,研究指出运动训练最少12周才可提高代偿期和失代偿期肝硬化患者的虚弱状态,认可家庭训练的可行性与安全性,但对在医院训练和监督下的家庭训练的效果存在质疑。

其中一项随机对照试验表明结合有氧、抗阻、平衡和柔韧性训练的多功能训练方式可提高肝移植受者的静态、动态平衡功能、伸髋肌群力量、敏捷性和柔韧性等,多功能训练方式相较一种单纯的训练会在平衡性和敏捷性方面取得更好的效果。

经过围手术期的康复,肝移植受者的体能和肌力在术后四周仍未完全恢复。这对进一步研究肝移植围手术期康复策略的制订非常重要。围手术期康复有术前康复方案和术后康复方案。其中术前康复方案包括牵伸呼吸肌和胸壁、深呼吸训练、咳嗽和呼气训练、抗阻训练、有氧训练;术后康复方案包括体位的摆放、牵伸呼吸肌和胸廓、深呼吸训练、咳嗽和呼气训练、早期被动活动、抗阻训练和有氧训练等。

呼吸训练可增加肝移植受者的心肺功能,降低术后肺部并发症,改善肝移植受者的预后。研究显示呼吸训练可以提高呼吸肌的收缩能力,咳嗽以及排痰能力。呼吸训练包括咳嗽指导,腹式呼吸训练、膈肌等长收缩训练、吸气肌抗阻训练等。

（郑海清　杨　扬）

参 考 文 献

［1］石炳毅,刘志佳.构建质量提升计划系统,促进器官移植转型发展［J］.器官移植,2020,11（1）:1-7.

［2］中国医师协会器官移植医师分会,中华医学会器官移植学分会肝移植学组.中国肝移植受者代谢病管理专家共识（2019版）［J］.中华移植杂志（电子版）,2019,13（3）:187-194.

［3］徐骁,陈峻,卫强,等.中国肝癌肝移植临床实践指南（2018版）［J］.中华移植杂志（电子版）,2018,12（4）:145-150.

［4］中华医学会器官移植学分会.中国肝移植受者选择与术前评估技术规范（2019版）［J］.中华移植杂志（电子版）,2019,13（3）:161-166.

［5］CHARLES Y. Shackelford's Surgery of the Alimentary Tract［M］. 8th ed. Amsterdam: Elsevier, 2012.

［6］黄洁夫.中国肝移植手册［M］.香港:Sino Scientific Publishing, 2007.

［7］郑树森.肝移植［M］.2版.北京:人民卫生出版社,2012.

［8］丁新华,夏燕萍,黄晓琳.国际功能、残疾和健康分类核心要素在器官移植患者术后早期应用中的效度研［J］.中华物理医学与康复杂志,2009,31（10）:694-698.

［9］KARANFILIAN B V, PARK T, SENATORE F, et al. Minimal hepatic encephalopathy［J］. Clinics Liver Disease, 2020, 24（2）: 209-218.

［10］DUARTE-ROJO A, ALLAMPATI S, THACKER L R, et al. Diagnosis of covert hepatic encephalopathy: a multi-center study testing the utility of single versus combined testing［J］. Metabolic Brain Disease, 2019, 34（1）: 289-295.

［11］EUROPEAN ASSOCIATION FOR THE STUDY OF THE LIVER. EASL clinical practice guidelines on nutrition in chronic liver disease［J］. Journal of Hepatology, 2019, 70（1）: 172-193.

［12］FELTRACCO P, CAROLLO C, BARBIERI S, et al. Early respiratory complications after liver transplantation［J］. World Journal of Gastroenterology, 2013, 19（48）: 9271-9281.

［13］VORONA S, SABATINI U, AL-MAQBALI S, et al. Inspiratory muscle rehabilitation in critically ill adults. a systematic review and meta-analysis［J］. Annals of the American Thoracic Society, 2018, 15（6）: 735-744.

［14］KIA L, CUTTICA M J, YANG A, et al. The utility of pulmonary function testing in predicting outcomes following liver transplantation［J］. Liver Transplantation, 2016, 22（6）: 805-811.

［15］SAMOYLOVA M L, COVINSKY K E, HAFTEK M, et al. Disability in patients with end-stage liver disease: Results from the functional assessment in liver transplantation study［J］. Liver Transplantation, 2017, 23（3）: 292-298.

［16］KUYRUKLUYILDIZ U, BINICI O, KUPELI İ, et al. What Is the Best Pulmonary Physiotherapy Method in ICU?［J］. Canadian Respiratory Journal, 2016, 2016: 4752467.

［17］HANADA M, SOYAMA A, HIDAKA M, et al. Effects of quadriceps muscle neuromuscular electrical stimulation in living donor liver transplant recipients: phase-Ⅱ single-blinded randomized controlled trial［J］. Clinical Rehabilitation, 2019, 33（5）: 875-884.

［18］MOYA-NÁJERA D, MOYA-HERRAIZ Á, COMPTE-TORRERO L, et al. Combined resistance and endurance training at a moderate-to-high intensity improves physical condition and quality of life in liver transplant patients［J］. Liver Transplantation, 2017, 23（10）: 1273-1281.

［19］塔林高娃, 朱海霞, 张琰, 等. 经颅直流电刺激对最小意识状态促醒应用的研究［J］. 内蒙古医学杂志, 2020, 52（10）: 1172-1174.

［20］THOMAS S, SAUTER W, STARROST U, et al. Regaining water swallowing function in the rehabilitation of critically ill patients with intensive-care-unit acquired muscle weakness［J］. Disability and Rehabilitation, 2018, 40（13）: 1494-1500.

［21］LI J, WANG C, JIANG Y, et al. Immediate versus conventional postoperative tracheal extubation for enhanced recovery after liver transplantation: IPTE versus CTE for enhanced recovery after liver transplantation［J］. Medicine（Baltimore）, 2018, 97（45）: e13082.

［22］林晓鸿, 臧运金, 王璐, 等. 肝移植受者的失眠状况及其影响因素分析［J］. 护理研究, 2016, 30（20）: 2452-2456.

［23］SINGER P, BLASER A R, BERGER M M, et al. ESPEN guideline on clinical nutrition in the intensive care unit［J］. Clinical Nutrition, 2019, 38（1）: 48-79.

［24］MAFFEI P, WIRAMUS S, BENSOUSSAN L, et al. Intensive early rehabilitation in the intensive care unit for liver transplant recipients: a randomized controlled trial［J］. Archives of Physical Medicine and Rehabilitation, 2017, 98（8）: 1518-1525.

［25］KOTHARI A N, YAU R M, BLACKWELL R H, et al. Inpatient rehabilitation after liver transplantation decreases risk and severity of 30-day readmissions［J］. Journal of the American College of Surgeons, 2016, 223（1）: 164-171.

［26］MULLISH B H, KABIR M S, THURSZ M R, et al. Review article: depression and the use of antidepressants in patients with chronic liver disease or liver transplantation［J］. Alimentary Pharmacology & Therapeutics, 2014, 40（8）: 880-892.

［27］顾华英, 林颖, 潘淑茹, 等. 肝硬化患者肝移植手术前后情绪和认知功能研究［J］. 中华肝脏外科手术学电子杂志, 2015（2）: 92-96.

［28］周英, 廖苑, 何晓顺, 等. 肝移植受者抑郁状态及其影响因素研究［J］. 护理研究, 2010, 24（32）: 2930-2931.

［29］王翰, 左祥荣, 曹权. 肝移植术后机械通气时间延长的预测因素及干预措施［J］. 临床肝胆病杂志, 2020, 36（7）: 1658-1662.

［30］MAFFEI P, WIRAMUS S, BENSOUSSAN L. Intensive Early Rehabilitation in the Intensive Care Unit for Liver Transplant Recipients: A Randomized Controlled Trial［J］. Archives of Physical Medicine and Rehabilitation, 2017, 98（8）: 1518-1525.

［31］TANDON P, ISMOND K P, RIESS K. Exercise in cirrhosis: Translating evidence and experience to practice［J］. Journal of Hepatology, 2018, 69（5）: 1164-1177.

［32］PRENTIS J M, MANAS D M, TRENELL M I. Submaximal cardiopulmonary exercise testing predicts 90-day survival after liver transplantation［J］. Liver Transplantation, 2012, 18（2）: 152-159.

［33］LIMONGI V, DOS SANTOS D C, DA SILVA A M, et al. Effects of a respiratory physiotherapeutic program in liver transplantation candidates［J］. Transplantation Proceedings, 2014, 46（6）: 1775-1777.

第四章

心脏移植康复指南

第一节 概 述

一、心脏移植等待者流行病学现状

全球心力衰竭患者超过 8 000 万例,2003 年的流行病学调查显示,我国 35~74 岁成人心衰患病率为 0.9%,随着人口老龄化加剧,冠心病、高血压、糖尿病、肥胖等慢性病的发病呈上升趋势,医疗水平的提高使心脏疾病患者生存期延长,导致我国心衰患病率呈持续升高趋势。保守估计我国目前心力衰竭患者超过 1 600 万,其中 10% 为终末期心衰患者,而心脏移植是终末期心力衰竭最有效的治疗手段。

欧美国家每年完成心脏移植约 4 000 例。中国内地近年来每年完成心脏移植 500 余例,最大的心脏移植中心是中国医学科学院阜外医院,2004 年至今完成心脏移植超过 1 000例。心脏移植受者主要分布在 40~59 岁,占比超过 50%;心脏移植总的适应证是终末期心脏病。心力衰竭主要原发病因依次为:心肌病、冠心病、先天性心脏病、心脏瓣膜病、二次移植等。

二、心脏移植适应证与禁忌证

心脏移植受者术前应进行全面评估,旨在将珍贵的供体资源用于能够获益最大的个体。心脏移植的适应证和禁忌证详见表 4-1-1 和表 4-1-2。

表 4-1-1 心脏移植适应证

心脏移植绝对适应证:

血流动力学恶化;

难以治疗的心源性休克;

依赖静脉血管活性药物维持器官灌注;

Peak VO$_2$<10ml/(kg·min),出现无氧代谢;

严重缺血导致持续发生的活动受限,且冠状动脉旁路移植术(CABG)和冠状动脉介入治疗(PCI)无法解决;

反复发作恶性心律失常,所有治疗方法均难以终止或避免复发。

心脏移植相对适应证:

活动严重受限,Peak VO$_2$<14ml/(kg·min)或 55% 预计值;

不稳定型心绞痛反复发作,不适合给予其他干预治疗;

反复发生非服药依从性不好所致的体液平衡紊乱或肾功能不全。

表 4-1-2　心脏移植禁忌证

心脏移植的绝对禁忌证：

合并系统性疾病，预计生存期 <2 年，包括活动性 / 近期发现的实体器官 / 血液系统恶性肿瘤；

累及多系统的活动性红斑狼疮、结节病或淀粉样变性；

不可逆的肾或肝功能不全且无法行联合移植；

临床症状严重且未能进行血管再通的脑血管疾病；

严重阻塞性肺疾病，$FEV_1<1L$；

不可逆的肺动脉高压；

肺动脉收缩压 >60mmHg；

平均跨肺动脉压力梯度 >15mmHg；

肺血管阻力 >6Wood 单位。

心脏移植的相对禁忌证：

年龄 >72 岁；

任何活动性感染（导致的器械相关性感染除外）；

活动性消化性溃疡；

严重糖尿病并发神经病变、肾病和视网膜病变等；

严重的外周和中枢血管疾病；

不能外科手术 / 介入治疗的外周血管疾病；

有症状的颈动脉狭窄；

未矫正的 >6cm 的腹主动脉瘤；

病理性肥胖（体重指数 >35kg/m²）或者恶病质（体重指数 <18kg/m²）；

不可逆的肾功能损伤［估算的肾小球滤过率（estimated GFR，eGFR）<40ml/（min·1.73m²）］；

总胆红素 >2.5mg/dl，血清氨基转移酶超过正常值 3 倍，未服用华法林的情况下 INR>1.5；

严重肺功能不全，$FEV_1<40\%$ 预计值；

6~8 周内发生的肺梗死；

难以控制的高血压；

严重不可逆的神经或神经肌肉疾病；

活动性情感疾病 / 精神状态不稳定；

6 个月内有药物、烟草或酒精滥用史；

100 天内有肝素诱导的血小板减少史。

（黄　洁　胡盛寿）

第二节　心脏移植手术

一、术前准备与评估

心脏移植术前评估内容应包括如下几个方面：

（一）高龄

国外一项研究观察 15 例年龄 >70 岁的心脏移植受者，发现高龄受者 1~4 年生存率与年轻受者差异无统计学意义。此外，有数据表明高龄受者较少发生排斥反应，可能与其免疫功能退化有关。因此,近年来接受心脏移植的高龄受者呈逐渐增加趋势,国际心肺移植协会(international society of heart and lung transplantation,ISHLT)注册数据显示,小于 60 岁、60~69 岁和大于 69 岁的心脏移植受者术后生存情况数据差异无统计学意义;然而,部分单中心研究指出,受者年龄与心脏移植术后死亡率呈正相关。目前认为,年龄不超过 72 岁者可以考虑心脏移植;年龄 >72 岁者经谨慎评估,在特殊情况下也可以考虑心脏移植,但应尽量匹配高龄供体。

(二)肥胖

肥胖患者接受心脏直视手术后并发症发病率和死亡风险均较高,体现在其创伤修复能力弱,感染、下肢血栓形成和肺部并发症发生风险增加。虽然 ISHLT(国际心肺移植协会)注册数据显示,体重并不是影响心脏移植受者术后 5 年生存率的危险因素,但体重指数(BMI)$>35kg/m^2$ 者,通常移植前等待时间更长,找到合适供者的难度更大,同时一些单中心研究指出这类受者术后并发症更多。总体来说,移植前 $BMI>30kg/m^2$ 似乎与移植后不良预后相关。因此,肥胖患者在列入移植候选者名单前应强制减轻体重。

(三)移植前肿瘤病史

既往有通过手术切除、放疗和化疗等方法治愈或缓解的肿瘤患者接受心脏移植的报道。移植前有肿瘤病史者需个体化对待,与肿瘤科专家合作,通过肿瘤类型、对药物治疗的反应以及排除转移的检查进行肿瘤复发风险分层评估,复发风险较低者可以考虑心脏移植,肿瘤治愈或缓解距离心脏移植手术的时间间隔根据上述因素而定,并无特定的观察时间。

(四)糖尿病

已有合并靶器官损害的糖尿病患者成功接受心脏移植并获得良好预后的报道。然而,ISHLT 注册数据显示,即使经严格筛选的糖尿病患者进行心脏移植,其术后 1 年死亡率仍然比未合并糖尿病的心脏移植受者高出 20%~40%;中国医学科学院阜外医院数据也显示,合并糖尿病的受者与无糖尿病受者心脏移植 5 年后生存曲线有分离趋势。目前,如何评估合并靶器官损害的糖尿病患者是否适合接受心脏移植,还缺乏明确的推荐意见。糖尿病合并自主神经功能障碍的患者和无症状性低血糖患者需要特别关注。此外,独立的视网膜病变并非心脏移植禁忌证,但对合并增殖性视网膜病变的患者应谨慎。

(五)肾功能不全

由于血清肌酐变化,部分移植中心提出血清肌酐 >2mg/dl 或肌酐清除率 <50ml/min 时心脏移植存在不能接受的风险,但是这一观点尚无定论。目前,美国 2/3 的移植中心认为血清肌酐 >3mg/dl 为心脏移植绝对禁忌证;德国则有 43% 的移植中心将血清肌酐 >5mg/dl 的不可逆性肾功能不全视为绝对禁忌证。对于血清肌酐升高或肾小球滤过率下降者,需进行肾脏超声、尿蛋白定量和肾血管性疾病等诊断性检查进一步评估。

(六)周围血管疾病

1996 年,德国 64% 的心脏移植中心将严重脑血管或外周血管损伤视为心脏移植绝对禁忌证,但同时强调对临床症状严重程度进行评估,提出可以考虑同步血管外科手术。美国器官共享联合网络注册数据显示,合并有症状的外周血管疾病的心脏移植受者术后 1~5 年和 10 年生存率低于无外周血管疾病的受者,有 30% 的心脏移植中心将无症状外周血管疾病视为心脏移植绝对禁忌证。ISHLT 指南建议无法完全恢复或再血管化的外周血管疾病应视为心脏移植相对禁忌证。

二、手术过程

心脏移植术术中操作主要包括受者病心切除、术前供心准备以及供心移植,目前较为常用的原位心脏移植术式主要包括双腔原位心脏移植(双腔静脉法)、经典原位心脏移植(双房法)及全心原位心脏移植(全心法)。

(一)受者病心切除

既往未实施过胸骨劈开术的受者,通常在供心到达前 1 小时做皮肤切口;既往实施过心脏手术,则将时间延长至 2 小时,以便有充足时间进行二次开胸及分离粘连,完全解剖游离受者自身心脏,动、静脉插管应尽量靠近远心端,上、下腔静脉及左心房后壁切除应保留足够的残端,便于吻合。手术操作要点:常规术前消毒铺巾,取胸正中切口,锯开胸骨;上、下腔静脉套上阻断带,开始体外循环并降温至 28~32℃,阻断上、下腔静脉及升主动脉;切除心脏后,用电刀分离主动脉和肺动脉近端 1~2cm,注意避免损伤右肺动脉。

不同的原位心脏移植术式在左、右心房切除的处理上略有不同。双房法心脏移植保留受者左、右心房全部后壁。全心法心脏移植先按双房法切除受者心脏,然后自上、下腔静脉入右心房的水平全部切除右心房,切除大部分左心房,保留左、右肺静脉,各形成一个袖状开口。双腔静脉法心脏移植右心房切除同全心法,左心房切除同双房法。

(二)术前供心准备操作要点

供者转运至受者手术室后,严格遵循无菌原则将 3 层无菌塑料袋逐层打开,建议打开最后 1 层时更换无菌手套。供心左心房修剪时注意比照受者左心房后壁,使其与受者残余左房后壁尽量匹配。整个过程供心始终保存在盛有冰盐水的容器内。分离主动脉和肺动脉。通过肺静脉口切开左心房,将残留的心房组织修剪成 1 个圆形套袖口。

(三)双腔静脉法心脏移植术

双腔静脉法是目前临床应用最普遍的心脏移植术式。此术式要求完全切除供心右心房,制作左心房及上、下腔静脉袖口,吻合供、受者左心房袖口,分别行上、下腔静脉断端吻合。上腔静脉吻合多在左心房吻合及下腔静脉吻合后进行。持续评估供、受者之间各吻合口差异非常重要,以便及时调整缝合针距,适当折叠富余的组织完成吻合。大血管保留长度要适当,避免其过长发生曲张,过短产生张力。双腔静脉法吻合能够降低房性心律失常及三尖瓣关闭不全的发生风险,血流动力学效果更佳。

吻合顺序可选择:①左心房 - 下腔静脉 - 上腔静脉 - 肺动脉 - 主动脉;②左心房 - 主动脉 - 左心排气 - 开放主动脉 - 心脏复跳 - 下腔静脉 - 肺动脉 - 上腔静脉。

左心房吻合应注意不断评估供、受者之间左心房大小的差异,以便适当折叠富余的组织完成吻合,左心房后壁的缝合务必要仔细以保证术后不出血,心脏复跳后该处出血不易检查,止血困难。肺动脉吻合时动脉长度要适当,过长容易发生曲张,过短则产生张力,对位不准确则血管扭曲,均可增加右心室流出道阻力。主动脉吻合完毕后,升主动脉根部置排气针以排出供心内残留空气,并撤除主动脉阻断钳。心脏复跳后,需要体外循环并行辅助一段时间,根据缺血时间长短和心脏功能恢复情况确定辅助时间。仔细检查缝线并止血。

(四)双房法心脏移植术

原位心脏移植经典术式即双房法心脏移植术。该术式包括左心房、右心房、主动脉和肺动脉吻合 4 个基本步骤。

吻合顺序可选择:①左心房 - 右心房 - 肺动脉 - 主动脉;②左心房 - 右心房 - 主动脉 -

开放主动脉 - 心脏复跳 - 肺动脉。

在左上肺静脉水平开始第 1 针完成左心房吻合。右心房吻合方法与左心房吻合类似,在房间隔的最上端或最下端开始吻合,最后缝线在房间隔的前外侧壁中部系紧打结。左心房后壁的缝合务必仔细以保证术后不出血,心脏复跳后该处出血不易检查,止血困难。

(五)全心法心脏移植术

全心将受者左、右心房全部切除,能更好地恢复心脏的生理功能。但该术式有 6 个吻合口,吻合时间相对延长,2 个肺静脉开口与左心房吻合要求一次完成后不出血。全心法心脏移植术需要分别完成左、右肺静脉及上腔静脉、下腔静脉、肺动脉和主动脉 6 个吻合步骤。

吻合顺序可选择:①左、右肺静脉 - 下腔静脉 - 上腔静脉 - 肺动脉 - 主动脉;②左、右肺静脉 - 主动脉 - 开放主动脉 - 心脏复跳 - 下腔静脉 - 肺动脉 - 上腔静脉。

(宋云虎　胡盛寿)

第三节　心脏移植术后病理生理特点

心脏移植术后,患者身体功能均有显著改善,但运动能力的恢复往往需要在心脏移植术后 1~2 年,即使这样,心脏移植患者的早期运动能力也远远不如同龄的健康个体。运动能力评定的"金标准"测量是心肺运动试验最大耗氧量(VO$_2$max, peak VO$_2$),有研究指出,无论心脏移植术后时间如何,成人受者 peak VO$_2$ 很难超过 20ml/(kg·min)。有证据表明心脏移植后的 peak VO$_2$ 受损是影响预后的重要因素,因此运动能力与生存率之间存在一定的相关性。Peak VO$_2$ 水平与机体心血管系统的输送氧气能力和外周骨骼肌利用氧气能力相关,因此,当前主流观点是心脏移植患者的运动能力受损受"中心(心脏和肺)"和"外周(外周循环)"双重因素影响。

移植心脏由于左心室舒张末期容积的减少和顺应性的下降,通常静息状态下心排血量会略有减少,但这部分减少会由较高的静息心率进行代偿。然而,运动状态下移植心排血量可比健康个体低 30%~40%,这主要与移植心脏去神经化有关。通过麻黄碱等药物进行移植心脏交感神经再支配的研究发现:心脏收缩、心率调节能力和运动中心排血量均有所提高,证实了交感神经调节对心脏移植受者运动能力的重要意义。移植术后运动能力损伤的另一个主要因素是移植心脏舒张期功能障碍,这可能与左心室的顺应性改变、交感神经支配的缺失以及免疫抑制治疗引起的左心室肥大有关。此外,终末期心衰患者通常合并肺灌注损伤,该损伤持续至心脏移植术后同样影响患者运动能力。

除了心脏和肺因素之外,外周循环系统功能对运动能力也有重要影响。终末期心衰通常表现出较高的全身血管阻力,外周血管床长期处于高阻力状态,而 peak VO$_2$ 与运动中乙酰胆碱(acetylcholine, ACh)依赖性血管舒张反应相关。心脏移植术后患者静息或运动中交感神经张力较高,这会进一步升高周围血管阻力,从而限制了对骨骼肌的氧气输送,并导致 peak VO$_2$ 减少。同时,长期的免疫抑制治疗可以诱导或加重血管内皮和血管功能障碍。

此外,骨骼肌含量和氧气利用能力的异常是心脏移植后运动能力受损的其他重要因素。慢性心衰会导致肌肉萎缩、线粒体密度降低、氧化能力降低,这些变化只能在心脏移植后部分逆转。与同龄的不经常运动的健康个体相比,心脏移植受者的骨骼肌强度显著降低,这与 peak VO$_2$ 降低相关。心脏移植后,还会出现骨骼肌毛细血管网减少、外周血管舒张功能受损,加之长期的糖皮质激素和环孢素免疫抑制剂使用会导致肌肉萎缩、线粒体呼吸能力下降。上述这些机制共同导致了骨骼肌解剖学和生理损伤,这也是心脏移植术后运动能力损伤的重要原因。

文献报道,心脏移植后早期主要并发症包括胸腔积液(26.4%)、肺不张(8.3%)、急性呼吸窘迫综合征(6.9%)、肺水肿(5.6%)和肺部感染(4.2%)。肺部康复可按照肺移植后康复治疗进行。

(陈志高 黄 洁)

第四节 术后临床治疗及随访

心脏移植术后的临床治疗包括免疫抑制治疗、围手术期管理及术后长期管理。

一、心脏移植术后免疫抑制治疗

心脏移植术后免疫抑制治疗包括诱导、维持和抗排斥反应治疗。免疫诱导治疗目的是在器官移植排斥反应风险最高时提供高强度免疫抑制。维持免疫抑制治疗的目标是使受者适应异体器官,同时最大限度地减少感染和肿瘤的发生风险。心脏移植免疫诱导治疗可显著降低术后早期移植物功能不全发生率,减少合并肾功能不全受者排斥反应的发生,并使术后早期无糖皮质激素或较低剂量糖皮质激素的维持免疫抑制方案成为可能。据 ISHLT 统计,2010—2018 年全球 53.4% 的心脏移植受者应用抗体制剂进行免疫诱导治疗,其中 30.6% 应用 IL-2 受体拮抗剂,22.6% 应用兔抗胸腺细胞免疫球蛋白(antilymphocyte globulin, ATG)或抗淋巴细胞免疫球蛋白(ALG)。我国目前 90% 以上使用 IL-2 受体拮抗剂免疫诱导治疗。

目前,心脏移植最常用的维持免疫抑制方案仍是三联疗法,包括以下 4 类免疫抑制剂的组合。①钙调神经蛋白抑制剂:环孢素或他克莫司。②淋巴细胞增殖抑制剂:吗替麦考酚酯(MMF)或硫唑嘌呤。③哺乳动物雷帕霉素靶蛋白抑制剂:西罗莫司或依维莫司。④糖皮质激素:泼尼松或泼尼松龙。2019 年 ISHLT 年报显示:心脏移植术后 1 年,最常用的钙调神经蛋白抑制剂为他克莫司,其应用比例(91.3%)远高于环孢素(7.2%);MMF 为最常用的淋巴细胞增殖抑制剂,应用比例(90.9%)远高于硫唑嘌呤(3.1%);西罗莫司(或依维莫司)应用比例为 8.7%;泼尼松应用比例为 80.0%。2010—2018 年,全球心脏移植术后最常用的免疫抑制方案(78.1%)为他克莫司 +MMF。中国心脏移植注册系统数据显示,2018—2020 年我国心脏移植受者出院时他克莫司和 MMF 应用比例分别为 93.9% 和 92.2%。多项临床研究结果均证实他克莫司抑制免疫的效果与环孢素相当或优于环孢素。

心脏移植急性排斥反应的临床症状和体征可以有低热、疲倦、白细胞升高、心包摩擦音、室上性心律失常、低心排血量、运动耐量降低和充血性心力衰竭。随着免疫抑制剂的使用,心脏移植受者可能不出现排斥反应典型症状,但常有轻微乏力或气短症状;体检有心动过速或奔马律、颈静脉压力升高等右心功能不全的体征,严重时可有左心衰竭征兆,表现为血流动力学异常;新出现的心电图异常;超声心动图发现心功能下降、室壁增厚,组织多普勒超声提示舒张功能减低。移植心脏发生不可逆排斥反应之前,尽早发现并处理可以显著减轻移植心脏的累积损害。心内膜心肌活检(endomyocardial biopsy, EMB)一直被认为是诊断急性排异反应的"金标准"。急性排异反应的治疗药物包括糖皮质激素冲击、免疫抑制剂方案和剂量的调整、应用兔抗人胸腺细胞免疫球蛋白（ATG）等。

二、心脏移植围手术期管理

心脏移植围手术期术后并发症主要有术后出血、低心排血量综合征、急性右心衰竭、急性肾功能不全和术后感染。所有并发症均可严重影响心脏移植受者术后的生存质量。

术后出血是心脏移植术后早期常见并发症之一，可引起术后早期死亡的多与外科操作有关。术中注意检查各吻合口是预防术后出血的有效措施，术后应监测凝血功能，及时补充鱼精蛋白，必要时给予新鲜血浆。

低心排血量综合征也是心脏移植术后常见并发症之一，多与供心心肌保护欠佳或边缘供心有关。注意保护供心及尽量减少心肌缺血时间非常重要，心肌保护和转运时间一般不宜超过 4~6h。若供心心肌缺血时间过长，术中开放循环后适当延长体外循环辅助时间，必要时使用心室辅助装置。

急性右心衰竭是心脏移植术后早期并发症之一，主要与受者术前长期肺动脉高压有关，也与右心对心肌缺血时间及再灌注损伤的耐受性较低有关，还可能因术中右冠状动脉空气栓塞所致。术前认真评估肺动脉压和肺血管阻力很重要，肺血管阻力 >5Wood 单位一般为心脏移植手术禁忌证。如在手术室发生右心衰竭，应首先检查肺动脉吻合情况，确认有无转位、扭曲或冠状动脉空气栓塞，及时处理；纠正缺氧、酸中毒，防止肺血管收缩，测定受者肺动脉阻力，如果肺动脉阻力 >2.5Wood 单位，则给予药物治疗；静脉给予多巴胺（dopamine，DA）、多巴酚丁胺、前列腺素 E 和硝酸甘油等药物，以增强心肌收缩力、减少前负荷及降低肺动脉压；加强利尿，严格控制输液量。

心脏移植受者由于术前长期心力衰竭、低血压及肾灌注不良，加上长期服用利尿剂，肾储备功能差，术中体外循环、术后低心排血量以及免疫抑制剂对肾脏的损伤都是心脏移植术后肾衰竭的原因。出现严重急性肾功能不全首先停用环孢素或他克莫司，由于 IL-2 受体拮抗剂的应用，可以适当延缓免疫抑制剂应用时间，等待肾功能恢复，或加用哺乳动物雷帕霉素靶蛋白抑制剂，如西罗莫司等。应用血管扩张药、强心药、利尿剂、应用前列腺素 E 等降低肺动脉压和肺循环阻力的药物，减轻右心负荷、降低中心静脉压并增加心排血量。必要时行血液透析或肾移植。其他治疗包括严格限制液体入量、纠正酸中毒和高血钾以及控制感染。

感染是心脏移植术后死亡和发生并发症的重要原因，重在预防。术前合并感染应积极有效抗感染治疗。术中、术后严格无菌操作，术后尽早拔除气管插管及各种介入性插管，及早恢复饮食，建立正常的胃肠道菌群。常见的感染有细菌、病毒、真菌、原虫和其他感染。

三、心脏移植术后长期管理

心脏移植术后随访的目的是监测是否发生排斥反应和不良事件，受者管理的目标是增进其对疾病的认识，积极参与并实现部分自我管理，提高依从性并获得长期生存和较高的生存质量。移植中心需要对心脏移植受者进行终身随访，原因如下：①有发生急性或慢性排斥反应的可能；②免疫抑制剂个体化治疗随着时间的延长，剂量可能需要相应调整；③免疫抑制剂长期应用的不良反应和药物相互作用以及与之相关的感染和恶性肿瘤发生风险；④存在需要特殊监测和处理的并发症。

移植心脏血管病变（cardiac allograft vasculopathy，CAV）一种独特的快速进展的疾病，表现为血管内膜呈向心性增生且病变弥漫，冠状动脉从近端到远端均受累，多不伴内膜钙化且内弹性膜完好，以移植心脏冠状动脉早期血管内膜增生、晚期心外膜下血管狭窄、小血管闭塞及伴心肌梗死为特征。临床表现可以为室性心律失常、充血性心力衰竭及猝死。心脏移植 5 年后，约 40%~50% 的受者经血管造影证实发生了 CAV。由于移植物去神经化后导致的无症状性心肌缺血使 CAV 临床诊断较为困难和复杂。新型免疫抑制剂，尤其是哺乳动物雷帕霉素靶蛋白抑制剂（依维莫司、西罗莫司），可能降低 CAV 的发病率，对减轻其严重程度及减缓疾病进展也有帮助。其他心脏移植术后常见的并发症包括恶性肿瘤、慢性肾脏病、高血压、糖尿病、血脂代谢紊乱等，均可对心脏移植术后生存产生影响。应密切随访、早期发现，采用包括生活方式改善、药物治疗、手术治疗等多种手段进行管理。

（廖中凯　郑英丽）

第五节　术后康复评定

在过去的几十年里，由于担心心脏移植术后患者静息心率较高和移植心脏的神经调节能力缺失，对心脏移植术后的运动康复治疗通常较为保守，运动训练没有广泛开展。然而，随着心脏移植术后康复运动的研究逐渐增多，心脏移植术后康复训练得到了越来越多的重视。

对于心脏移植术后患者，在心脏康复治疗前进行身体健康状况全面评估（图 4-5-1）非常重要，而且这一评估应该贯穿心脏康复的全过程，是心脏康复的重要的内容。心脏康复评估包括病史、生活习惯、危险因素、心血管功能和运动风险、精神、心理状态、营养状态，生活质量以及全身状态和疾病认知。通过评估，了解患者的整体状态、危险分层以及影响其治疗效果和预后的各种因素，从而为患者制订最优化治疗策略，实现全面、全程的医学管理。

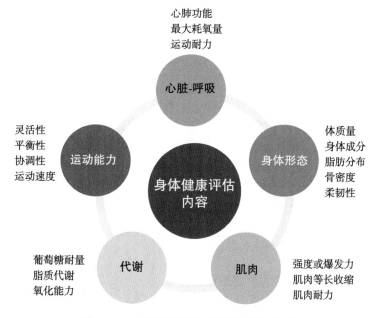

图 4-5-1　心脏移植受者身体健康状况评估

一、心脏移植术后运动功能评定

（一）运动过程中心血管不良事件危险分层

运动相关的心血管不良事件（MACE）包括心源性猝死（SCD）、急性冠脉综合征（ACS，心肌缺血事件或心肌梗死）、短暂性脑缺血发作（TIA）、脑血管意外（CVA）和室上性心动过速。通过对患者进行危险分层，评估运动中发生心血管不良事件的风险，把患者分为低危、中危和高危三个不同层级（表 4-5-1）。强调低危患者在社区和家庭康复运动也可以取得安全有效的治疗，中危和高危患者需要由心脏康复中心行心电监测下完成一定次数的运动治疗后转至社区或家庭继续心脏康复治疗，最大程度保证患者运动的安全性和有效性。

表 4-5-1　运动过程中发生心血管不良事件的危险分层

项目	危险分层		
	低危	中危	高危
运动试验指标			
心绞痛有无症状	无	可有	有
症状和心肌缺血心电图改变	无	可有症状，但心电图 ST 段下移 <2mm	有症状，心电图 ST 段下移 ≥2mm
其他明显不适症状，如气促、头晕等	无	可有	有
复杂室性心律失常	无	无	有
血流动力学反应（心率，收缩压）	正常	正常	异常，包括随着运动负荷量的增加心率变时不良或收缩压下降
功能储备	≥7METs	5.1~6.9METs	≤5METs
非运动试验指标			
左室射血分数	≥50%	40%~49%	<40%
猝死家族史或猝死	无	无	有
静息时复杂室性心律失常	无	无	有
心肌梗死或冠脉再血管化并发症	无	无	有
心肌梗死或冠脉血运重建后心肌缺血	无	无	有
充血性心力衰竭	无	无	有
临床抑郁	无	无	有

低危：每 1 项都满足；高危：只要任意 1 项满足

（二）合并心血管疾病危险因素的康复评估

运动对包括肥胖、高血压、糖尿病、血脂代谢紊乱等心血管危险因素有积极的影响。康复锻炼与久坐不动的相比，心血管不良事件减少了 20%~30%。同时，心脏移植术后因长期服用糖皮质激素、免疫抑制剂,可能出现的并发症也包括肥胖、血脂代谢紊乱、糖尿病和高血压。

体重指数 >30kg/m² 或男性腰围 >94cm,女性 >80cm 的人被认为肥胖。康复运动可使腹部内脂肪质量减少、肌肉和骨质量增加,体重下降能使静息能量消耗减少、血压降低和慢性炎症减少,改善葡萄糖耐受性、胰岛素敏感性和身体健康情况。对提升自尊、改善焦虑和抑郁也有积极的影响。

持续性收缩压(SBP)≥140mmHg 和 / 或舒张压(diastolic blood pressure, DBP)≥90mmHg 是高血压的诊断标准。康复锻炼有助于降低血压。患者出现轻度血压升高且在药物治疗前,康复运动可作为首选治疗方式。但是,如果血压明显升高且控制不佳(静息 SBP>160mmHg),应推迟康复运动,直到血压控制。一些静息状态下血压正常的患者会对运动有过度的血压反应。血压对运动的过度反应会增加发生高血压的风险。在 100W 负荷左右的运动过程中,SBP 超过 200mmHg,应调整并优化药物治疗,同时进行临床评估,包括心电图和超声心动图。在康复运动期间,根据高血压的严重程度和风险类别,建议定期进行随访。对于血压读数边缘的个体,应考虑定期的动态血压评估。

康复运动能够使血清甘油三酯(triglyceride, TG)降低 50%、高密度脂蛋白胆固醇(high density lipoprotein cholesterol, HDL-C)增加 5%~10%。运动还能够使低密度脂蛋白胆固醇(low density lipoprotein cholesterol, LDL-C)降低 5%,并促进致动脉粥样硬化作用更强的小、致密的 LDL 分子向较大的 LDL 颗粒转化。在开始高强度康复运动之前,应进行临床评估,包括症状、运动测试、影像学检查等。他汀类药物对血脂代谢和预后的改善是优于康复运动和生活方式干预的。与他汀类药物相比,虽然康复运动对 LDL 的降低作用较弱,但其对身体健康和减少心血管不良事件的获益是对他汀类药物治疗的有力补充。需要注意的是,运动可能引起肌肉疼痛和肌酶的升高,这需要与他汀类药物副作用相鉴别,必要时须停用他汀类药物,或调整他汀类药物强度、种类,或调整其他类降血脂药,例如前蛋白转化酶枯草溶菌素 9(proprotein convertase subtilisin/kexin 9, PCSK9)。他汀类药物与常用免疫抑制剂(钙调神经蛋白抑制剂、哺乳动物雷帕霉素靶蛋白抑制剂)共同通过肝脏细胞色素 P450(cytochrome P450, CYP3A4)酶代谢,存在药物相互作用。免疫抑制剂可能增加他汀类药物血药浓度,增加他汀类药物相关肌病或肌溶解风险。

缺乏运动是导致 2 型糖尿病(diabetes mellitus type 2, T2DM)的重要原因。久坐不动的人群患 T2DM 的风险要高出 50%~80%。心脏移植术后糖皮质激素的应用会引起继发性血糖升高或类固醇糖尿病。糖尿病与肌肉强度的加速下降独立相关,高血糖还能导致关节活动能力的下降,这会进一步降低糖尿病患者的运动能力。糖皮质激素也会引起肌肉含量及强度的下降。T2DM 患者进行有氧运动可以改善血糖控制,降低内脏脂肪和胰岛素抵抗。运动对血压和血脂状况也有有益的影响,并能够减轻肥胖,进一步降低血糖。有氧运动和阻力训练都能促进骨骼肌、脂肪组织和肝脏对胰岛素的敏感性。在糖尿病前期或代谢综合征患者中,康复锻炼可明显阻止糖尿病的进展。糖尿病还是冠状动脉微血管功能障碍(coronary microcirculation disturbance, CMD)的重要原因,CMD 可进一步导致运动功能障碍及不良预后,有研究表明冠状动脉微循环功能可通过运动训练加以改善。在高强度运动过程中,肌肉中的葡萄糖吸收不依赖胰岛素,该机制通常可持续至运动后 2h。运动的强度与骨骼肌摄取葡萄糖的持续时间之间存在着剂量 - 反应关系,这种关系在运动后可能会最长持续 48h。这是运动能够降低血糖的另外一个机制,有利于血糖控制,但同时须警惕运动中低血糖事件的出现。

（三）高龄患者的康复评估

高龄通常指年龄超过65岁。老年患者康复运动存在一些潜在风险,包括:①心律失常、心肌缺血、血压波动;②肌肉、骨骼损伤;③肌肉疼痛、关节肿胀;④跌倒风险。运动康复有助于降低老年患者心脏移植术后新发心血管疾病及多种慢性代谢性疾病风险、保持正常认知功能,更重要的是,运动康复有助于保持神经肌肉的能力,从而保持平衡和协调,从而降低了跌倒的风险。虚弱或久坐的老年人可能在运动中跌倒的风险略有增加,但是没有证据表明严重的不良后果、伤害或心血管事件与老年患者康复运动相关。老年人的阻力运动很少与不良事件有关。进行低、中强度有氧运动的老年人没有任何重大风险的报道。高强度运动的心血管不良事件发生率约为1%。老年患者在康复运动的最初几周内,心血管不良事件风险最高,因此,锻炼强度和持续时间都应缓慢增加(例如,每4周增加一次)。在已经习惯了高强度运动的老年人中,参加竞技性运动并不会比年轻人有更高的风险。

二、日常生活能力和体适能评估

康复运动治疗前,应对患者日常生活能力和运动能力进行全面评估。

（一）日常生活能力评估

日常生活能力评估包括:①不良生活习惯,包括吸烟、酗酒情况;②心理评估,包括压力状态、既往心理/精神疾病治疗史、不良的情绪体验(生气、抑郁、敌意、孤独等);③既往是否有运动习惯,包括运动是否规律、运动时间、运动频率等。

（二）体适能评估

体适能评估指对患者运动能力的评估,包括:①心肺适能评估,包括心肺运动试验、6分钟步行试验;②肌肉适能评估,包括上下肢力量评估(握力计、10s内抬高单侧下肢的次数);③柔韧性适能评估,包括坐椅前伸试验、抓背试验、改良转体试验;④平衡适能评估,包括功能性前伸试验、单腿站立试验、4m定时行走试验。根据患者不同的体适能状况制订相应的康复治疗方案。

（陈志高　罗伯寒）

第六节　术后康复治疗

一、心脏康复治疗原则

心脏康复通过五大处方,即药物处方、运动处方、营养处方、心理处方(含睡眠管理)、患者教育(危险因素管理和戒烟)的联合作用,为心血管疾病患者在急性期、恢复期、维持期,直至整个生命过程提供心理、生物和社会等多方面、长期综合的管理服务和关爱。总体上,心脏康复获益包括减缓和抑制动脉粥样硬化进展,预防心血管疾病、冠心病的发生发展;提高运动耐量,改善生存质量;减少心脏事件,控制危险因素,全面改善生存预后。20世纪80年代的随机对照试验证明,心脏康复能降低心肌梗死后患者全因死亡率8%~37%和心血管病死率7%~38%。

2018版《中国心脏康复与二级预防指南》将心脏康复分为3个阶段。Ⅰ期心脏康复,指院内康复期,缩短住院时间,促进日常生活能力及运动能力的恢复,增加患者自信心,减少心理痛苦,减少再住院;避免卧床带来的不利影响(如运动耐量减退、低血容量、血栓栓塞性并发症),提醒戒烟并为Ⅱ期心脏康复提供全面完整的病情信息和准备。Ⅱ期心脏康复,又称为院外早期康复或门诊康复期,一般在出院后1~6个月进行,心脏外科手术后可2~5周常规进行,与Ⅰ期心脏康复不同,除患者评估、患者教育、日常活动指导和心理支持外,Ⅱ期心脏康复计划主要根据患者年龄、合并症、运动风险评估等制订相应的运动强度、频率、时间等。Ⅱ期心脏康复为心脏康复的核心阶段,既是Ⅰ期心脏康复的延续也是Ⅲ期心脏康复的基础。Ⅲ期心脏康复,也称社区或家庭康复期,专为出院1年后的院外患者提供预防和康复服务,是Ⅱ期心脏康复的延续,此期的关键是维持已形成的健康生活方式和运动习惯,运动的指导因人而异,低危患者的运动康复无须医学监护,但高危患者的运动康复仍需医学监护,对患者的评估十分重要,低危患者及部分中危患者可进入Ⅲ期心脏康复,高危患者及部分中危患者应转入医院继续康复,纠正危险因素和心理社会支持仍需继续。

心脏康复须同时注重有效性和安全性。心脏康复须达到一定的运动强度,相对剧烈的运动才能够保证有效性。但如何在提高有效性的前提下保证安全性,患者在进行心脏康复训练之前已经对患者进行评估,但是在训练过程中患者的临床状况可随时发生变化。常规的危险分层和诊断程序无法识别所有患者的训练相关风险,尤其是阻力训练时的风险。因此,在心脏康复全过程都应该仔细观察患者的情况,及时识别患者状况变化,并制订相应的警示症状、体征及相应的处理流程。所以,建议按照《中国心脏康复与二级预防指南》的要求,所有从事心脏康复的场所都要有应急预案及相应流程。发生紧急医学情况时,应该按照相应的应急预案进行干预,并对干预措施及过程进行及时记录。所有心脏康复人员必须完成心脏康复核心能力培训,掌握高危心电图识别和运动风险识别技能,接受基础生命支持救治技术培训,医生掌握高级生命支持救治技术。定期进行不良事件讨论。

在心脏康复的临床实践中,鼓励医生与患者共同决策,与患者就运动过程中的细节感受进行充分沟通,警惕潜在不良事件的发生。患者和医生之间的所有运动处方和相关讨论都应记录在医疗报告中。

二、心脏移植术后康复目标

心脏移植术后康复的主要目标是改善患者的运动能力、改善预后,减少心脏移植术后并发症出现。

与健康年龄和性别匹配的普通人群相比,心脏移植受者早期的运动能力降低了50%~60%,心脏移植随机对照试验表明,耐力运动康复训练与无运动对照相比,大大提高了peak VO_2 水平。研究主要关注中等强度的运动方案。Kobashigawa进行了第一个证明心脏移植术后早期开始康复训练可以改善受者运动能力的随机试验。在此之后,其他研究也表明,运动训练可以提高肌肉力量、生活质量和运动能力。事实上,运动训练也能调节血管系统功能,从而改善外周动脉血管扩张状态,同时有利于血压控制。Haykowsky等在证明有氧耐力运动训练提高了peak VO_2 的同时,增加了机体总的肌肉含量以及腿部、胸部的肌肉强度,但是左心室收缩功能没有发生变化。这些发现与既往的研究一致,表明运动训练不能改善左心室收缩功能和运动状态下心排血量,但对骨骼肌产生有利影响,如增加线粒体密度,提高氧化能力。因此,心脏移植术后运动能力的提高主要原因是外周骨骼肌功能的改善。此外,Bernardi等证明中等强度运动训练(30min自行车运动,peak VO_2 60%~70%,5d/周,持续 6 个月）能够改善机体自主神经系统和移植心脏神经调节功能。此外,运动训练似乎与住院率降低、提高总体生存率以及心脏移植后发生重大心血管不良事件的风险降低相关。

康复运动能减少心脏移植后糖皮质激素及免疫抑制剂治疗相关并发症及引起的心血管风险。如前文所述,肥胖、高血压、血脂代谢紊乱及糖尿病不仅是心血管疾病危险因素,还是心脏移植术后常见并发症。根据具体合并症情况,制订相应的康复运动方案,对上述合并症会有不同程度的改善作用。

三、心脏移植术后康复形式和方法选择

（一）运动强度的评估

康复运动处方的制订基于体育运动的五大特点:频率（frequency）、强度（intensity）、训练量（volume）、种类（type）、模式（mode）。运动频率通常表示为个体每周进行锻炼的次数,训练量指运动训练的能量消耗。运动种类可分为技巧性运动、力量性运动、混合性运动和耐力性运动。运动模式分为有氧运动和阻力运动。运动强度与运动的种类、模式有密切的关系。根据运动种类,可将运动强度分为低强度、中等强度及高强度 3 个级别（图 4-6-1）。

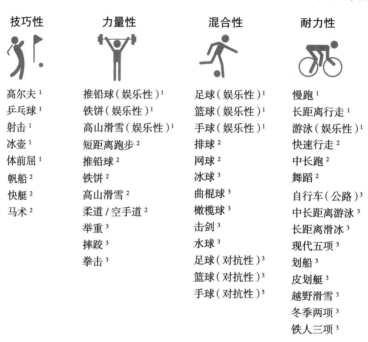

图 4-6-1　运动强度与运动种类之间的关系
[1] 低强度;[2] 中等强度;[3] 高强度

康复运动处方的制订,还需要了解患者个体的最大运动能力,使康复专业人员能够确定一个安全且有效的针对个人的锻炼计划。为了充分评估个体耐力或混合运动的最大能力,个体应进行 12 导联心电图心肺运动试验（CPET）进行最大运动能力测试。评估运动能力公认的参数包括:最大耗氧量（peakVO$_2$）、最大心率（maximal heart rate, HRmax）、心率储备（heart rate reserve, HRR, HRR=HRmax−HRmin）、无氧域（anaerobic threshold, AT）、主观用力程度分级（rating of perceived exertion, RPE）等。根据个体最大运动能力,将运动强度分为 4 个级别（表 4-6-1）。

表 4-6-1 根据最大运动能力测试的运动强度分级

强度	最大耗氧量	最大心率	心率储备	主观用力程度分级	运动范围
低强度	<40%	<55%	<40%	10~11	有氧
中等强度	40%~69%	55%~74%	40%~69%	12~13	有氧
高强度	70%~85%	75%~90%	70%~85%	14~16	有氧 + 乳酸
极高强度	>85%	>90%	>85%	17~19	有氧 + 乳酸 + 无氧

阻力运动强度通常用一次最大力量（1RM）来表示运动强度。1RM 被定义为 1 个人在 1 次重复的阻力运动中可以承受的最大重量。1RM 是评估阻力运动强度的安全方法，使用该方法制订的运动方案目前尚未有严重心血管不良事件的报道。小于 20% 1RM 的阻力训练通常被认为是有氧耐力训练。随着强度的增大，超过 20% 1RM，肌肉毛细血管在肌肉收缩过程中被压缩，肌肉出现缺氧刺激。重复的次数应与训练强度成反比。中等训练强度为 30%~50% 1RM 和 15~30 次重复。高强度训练强度为 50%~70% 1RM 和 8~15 次重复。

（二）康复形式和方法选择

在提供有关运动计划或运动参与的建议时，医生应指出：①运动的类型；②运动计划的频率和持续时间；③最适合个人的强度。建议按照 2020 年发布的《欧洲心血管康复运动指南》（2020 ESC Guidelines on sports cardiology and exercise in patients with cardiovascular disease）要求，对心脏移植术后的康复形式和方法进行选择。

1. 心脏移植术后一般患者的康复运动方法　耐力和阻力运动的结合被认为是心脏移植术后首选的康复运动方法。耐力运动强度应从中等强度开始（60% 的最大耗氧量），之后可逐渐到最大耗氧量的 80%，这适合于大多数心脏移植患者。既往的心脏移植康复研究中，运动方案多为每周 2~5 次 30~90min 的耐力或阻力运动，因此建议心脏移植后每周进行 5 次 30min 的锻炼，同时可增加每周 2~3 次的阻力运动。阻力运动应该着重针对大型肌肉群，可以使用自己的体重锻炼或在相应设备上进行锻炼。上半身阻力运动应在手术后至少 3 个月以后开始，强度应逐渐从低度过渡到中度，如患者状态较好，也可较快速增加至高强度运动。由于移植心脏的去神经化，移植心脏对运动的反应可能与常人不同，需警惕高强度运动训练之中的缺血事件，制订运动方案应该个体化，保证康复锻炼的安全性（表 4-6-2）。

表 4-6-2 心脏移植术后一般患者康复治疗推荐

推　荐	推荐级别	证据级别
建议移植术后规律进行心脏康复运动，采用中等强度有氧和阻力运动结合的方式，以使患者尽快恢复到心脏移植前的生理状态，减少移植后相关药物应用所增加的心血管风险，改善临床预后	I	B
对于经过优化后或治疗后稳定、无症状的患者，鼓励其参加低强度娱乐性体育运动	IIa	C
对于稳定、无症状的患者，可以考虑让其参加低强度至中等强度的竞技运动	IIb	C

2. 心脏移植术后合并肥胖、高脂血症、高血压和糖尿病的康复运动方法 肥胖患者每周至少进行 150min 的中等强度耐力运动,同时结合每周 3 次阻力运动。根据一系列大型随机对照试验,每周须至少运动 225min,可使肥胖个体的脂肪质量减少,达到最大效果。需要注意的是,非负重运动例如骑车和游泳,有助于保护肥胖者患者免受肌肉骨骼损伤。运动可以调节血脂代谢,对于血脂代谢的患者,每周中等强度的运动时间应适当增加至 3.5~7h,也就是每天 30~60min。高血压患者每周应参加 5~7 次至少 30min 的中强度有氧运动(散步、慢跑、骑自行车或游泳)。这种康复运动能够平均降低 SBP 7mmHg,DBP 5mmHg。额外的阻力训练有利于进一步降低血压,建议进行每周 2~3d 的阻力训练。举重运动因为包含了大量的等距(静态)肌肉收缩,可能产生有明显的压力效应,应该避免,肌肉高强度收缩期间的屏气现象可大幅度升高 SBP 和 DBP。低重复高强度阻力训练(80% 1RM,重复 <10 次)和低强度高重复阻力运动(<50% 1RM,重复 >20 次)不会引起明显的血压升高,是适合高血压患者的阻力运动。能够使糖尿病患者获益最大的运动方式为:每天至少中等强度的运动,最好是快走至少 30min,同时每天进行 30min 轻度运动(站立、步行),再结合每天 15min 的阻力训练。对于因糖尿病引起微血管并发症的老年患者,还可以增加灵活性和平衡性运动(表 4-6-3)。

表 4-6-3 合并肥胖、高脂血症、高血压及糖尿病的心脏移植受者康复治疗推荐

推 荐	推荐级别	证据级别
对于肥胖患者,除进行至少中等强度的有氧运动(每周至少 30min,每周 5~7d)之外,每周还应进行不少于 3 次的阻力训练,以降低心血管事件风险	I	A
对于血压控制较好的高血压患者,建议除进行至少中等强度有氧运动(每天至少 30min,每周 5~7d)外,每周还应进行不少于 3 次的阻力训练,以进一步降低血压和心血管事件风险	I	A
对于糖尿病患者,建议除进行至少中等强度有氧运动(每天至少 30min,每周 5~7d)外,每周还应进行不少于 3 次的阻力训练,以提高胰岛素敏感性,降低心血管不良事件风险	I	A
对于高血压控制良好,但合并心血管事件高风险和 / 或高血压靶器官损伤的成年人中,不建议进行高强度阻力运动	III	C
对于未控制的高血压(SBP>160mmHg)患者,在控制血压之前不应进行高强度运动	III	C

3. 心脏移植术后高龄患者的康复运动方法 高龄的康复运动方法应根据其年龄、运动经验、身体功能、合并症、生活方式习惯以及既往的运动经验进行设计。老年人的康复运动应该选择耐力和阻力运动,有针对性地提高灵活性和平衡性。耐力运动对心肺功能有益,阻力运动可以防止肌肉质量下降和肌肉萎缩。实现每周 >150min 的中等强度有氧运动(例如步行),老年患者的心血管不良事件发病率、死亡率、残疾和痴呆的风险至少降低 30%。主要肌群的阻力训练应每周进行至少 2 次。对于高龄心脏移植患者康复治疗推荐详见表 4-6-4。

表 4-6-4　高龄心脏移植患者康复治疗推荐

推　　荐	推荐级别	证据级别
对于年龄 65 岁及以上的健康且不存在限制运动情况的老年患者，建议每周进行中等强度的有氧运动至少 150min	I	A
对于有跌倒风险的老年患者，建议每周至少进行 2 次阻力训练以改善机体平衡性和协调性	I	B
对于希望参加高强度运动的 65 岁及以上的久坐不动的老年患者，应考虑予其包括最大限度运动测试在内的全面的临床评估	IIa	C

四、心脏移植术后康复方案实施

由于移植心脏调节功能弱、心排血量增加缓慢，心脏移植患者在康复运动训练前必须经历热身期，并根据运动情况，安排恢复时间。康复运动的具体实施方式主要有两种模式，中等强度持续训练（moderate intensity continuous training, MICT）和高强度间歇训练（high-intensity interval training, HIIT）。MICT 是一种中等强度持续性的运动方案，锻炼时间通常为 25min，中间不设置恢复期（图 4-6-2）。通常 HIIT 要求患者高强度运动达到 85%~95% peak VO₂、HR 达到预测最大值的 85%~95% 或 RPE 16~18 级，持续 4 分钟；随之进行低强度运动，使心率下降 60%~70% 或 RPE 11~13 级，持续 3 分钟，上述循环进行 4 次（图 4-6-3）。HIIT 具体运动强度、持续时间、间隔数以及恢复期的长度和强度需根据患者具体情况决定。

近年来，HIIT 被证明是一种具有更好安全性和有效性的康复运动训练方式，受到越来越多的关注。与 MICT 相比，HIIT 改善心脏移植术后患者的运动能力和心血管功能效果更好。在一项纳入 27 例长期生存的心脏移植患者随机对照试验中，HIIT 与对照组相比，peak VO₂ 显著升高 [（28.3 ± 6.1）ml/（kg·min）*vs.*（23.4 ± 5.7）ml/（kg·min），*P*<0.001]。此外，与其他康复方案相比，HIIT 对改善运动能力的效果更好。在另一项纳入 17 例心脏移植患者的研究中，HIIT 与 MICT 相比，HIIT 显著增加耗氧量 [ΔVO₂，（4.9 ± 2.7）ml/（kg·min）*vs.*（2.6 ± 2.2）ml/（kg·min），*P*<0.001]，运动峰值心率增加 [ΔHR，（4.3 ± 6.2）次 /min *vs.*（1.3 ± 5.0）次 /min，*P*=0.027]。除了对心脏功能本身的改善外，HIIT 对 peak VO₂ 提高的积极影响也是由于身体脂肪含量的减少和肌肉力量、能力的改善。在一项纳入 48 例临床状态稳定

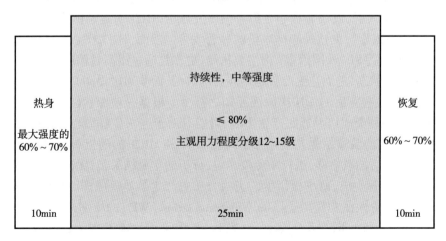

图 4-6-2　中等强度持续训练（MICT）方案说明

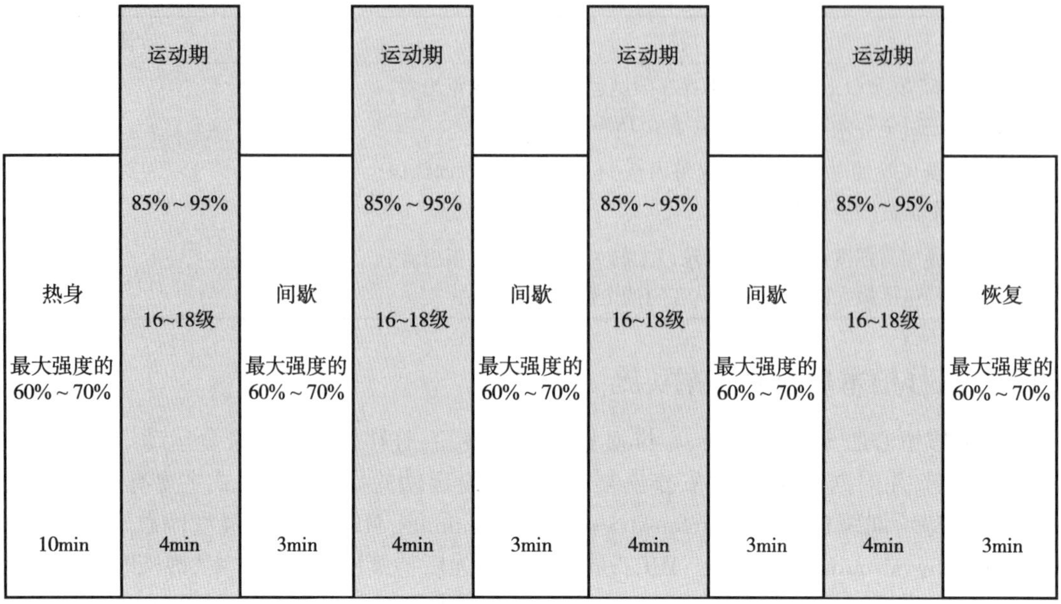

图 4-6-3　高强度间歇训练（HIIT）方案说明

的心脏移植患者的随机对照研究中，1 年的 HIIT 康复训练改善了 peak VO_2[（30.9 ± 5.3）ml/（kg·min）*vs.*（28 ± 6.7）ml/（kg·min），*P*<0.001]；分析显示，这种改善与骨骼肌强度的显著增加有关[股四头肌肌腱强度，（402 ± 135）N/m *vs.*（359 ± 123）N/m，*P*=0.043]。HIIT 对心脏移植患者的改善作用并不限于运动能力的提高和肌肉力量的增加。在一项随机试验中，通过血管内超声评估，与心脏移植术后标准治疗相比，HIIT 显著降低了移植物血管病变的发病率和进展速度。HIIT 对脂质和葡萄糖代谢的调节、对血压和周围血管阻力的影响，以及潜在的动脉粥样硬化保护作用，可能是 HIIT 对移植心脏血管病变（cardiac allograft vasculopathy，CAV）发病率和进展产生影响的机制。此外，由于 CAV 主要发生在心脏移植 1 年之后，早期开始 HIIT 康复训练可能更加有益。此外，HIIT 已被证明可以减轻抑郁和焦虑障碍，提高心脏移植患者生活质量。需要指出的是，在中断了 5 个月的 HIIT 运动训练患者中，其 peak VO_2 以及在焦虑、抑郁方面的获益均消失，因此，HIIT 康复锻炼应终身进行。

HIIT 对于健康人群、冠心病和心衰患者的研究显示，HIIT 对运动能力改善背后的主要机制是通过"中心因素"，也就是心排血量的显著改善。然而，HIIT 在心脏移植术后受者对运动能力的改善，似乎以"外围因素"为主要机制，更多是通过提高骨骼肌运动能力、改善内皮功能和血管舒张状态，进而达到改善运动能力的目的，而非通过提高心排血量。目前对于这些"外周因素"改善背后的深层次原因还知之甚少。根据一项探索性研究，推测 HIIT 的即时运动效应对多种炎症信号通路产生影响，可能有助于进一步解释心脏移植术后受者对 HIIT 的反应。14 例心脏移植受者被纳入了对比 HIIT 和 MICT 的随机对照研究，在运动前、运动期间和运动之后抽取血样，进行酶免疫测定，分析的主要结果是，无论运动强度如何，患者均在数种涉及血管生成、血小板衍生的炎症介质中产生了显著的即时反应。与 MICT 相比，HIIT 诱发了血管性血友病因子（von Willebrand factor，vWF）的增加，在促进血管内皮生长因子 1（vascular endothelial growth factor-1，VEGF-1）和血管生成素 2（angiopoietins 2，Ang-2）反应增加方面更为明显，同时血清生长分化因子 15（GDF-15）反应下降（表 4-6-5）。

表 4-6-5　HIIT 和 MICT 诱导的炎症和血管生成标志物水平变化的对比说明

	MICT	HIIT
非特异性炎症因子		
C 反应蛋白	→	→
肿瘤坏死因子 α1	↑	↑
血管炎症因子		
血管性血友病因子	↓	↑
血管细胞黏附分子	→	→
血小板		
血小板源性生长因子	↑	↑
CD40 配体	↑	↑
Dickkopf 相关蛋白 1	↑	↑
血管生成		
血管内皮生长因子 1	↑	↑↑
血管生成素 2	↑	↑↑
血管生成素受体酪氨酸激酶 2	→	→
内皮细胞抑制素	→	→
心脏因子 / 肌细胞因子		
血清生长分化因子 15	↑	↓
生长刺激表达基因 2 蛋白	→	→
富含半胱氨酸的酸性分泌蛋白	↑	↑

↑：升高；↑↑：明显升高；→：不变；↓：减低

康复运动，无论何种运动强度，均诱导了多种全身性、血管生成性和血小板衍生性炎症介质的增加。血小板激活反映的是儿茶酚胺（catecholamine，CA）增加及机体应激状态的激活，促进激活的内皮细胞产生一氧化氮，进一步调节血管生长和修复。血管内皮细胞的激活，以及进一步通过血管生成机制诱导骨骼肌毛细血管的生长，可能 HIIT 能产生更多获益的重要机制。比较 HIIT 和 MICT 对于炎症介质的反应时，随着 HIIT 运动强度的增加，Ang-2 和 VEGF-1 分泌增加会更加明显。Kilian 等研究显示了健康儿童在 HIIT 运动期间全血 VEGF 的信使 RNA（messenger RNA，mRNA）增加。VEGF 主要由运动过程中的骨骼肌分泌，能够增加毛细血管网密度及氧气输送能力，是提高运动能力的一个重要因素。VEGF 分泌的增加可能是 HIIT 显著提高心脏移植受者肌肉锻炼能力的重要机制。

HIIT 还可能对心脏移植后 CAV 产生积极影响。HIIT 作为一种非药物治疗策略，通过血管内超声证实了能够延缓小鼠和心肌梗死后患者的动脉粥样硬化进展。HIIT 在心脏移植术后的研究也得出了相同的结论，但该获益不能持续至移植 5 年之后。运动延缓冠状动脉病变进展的机制可能是通过增加一氧化氮的产生和减少炎症反应来实现的，更高强度的运动可能会增强这一效应。已经有研究证实了冠心病患者进行 HIIT 干预后内皮功能的改善。但是，涉及 HIIT 对心脏移植人群的研究样本量还相对较小，HIIT 应该在更大的样本中研究其对 CAV 的影响。

心脏移植术后康复锻炼应分为三个阶段,分别对应接受移植手术后"急性期""恢复期"和"维持期"的心脏康复锻炼。

1. 急性期　由于术后 3 个月是术后感染的高发阶段,因此该阶段下预防感染是重中之重。术后 3 周左右的康复训练应在无尘室或者是移植病患专用住院楼内进行。为防止长期卧床引起并发症并减轻患者精神负担,应该在术后早期开始尝试下床或在病房内步行等康复锻炼。运动强度应该根据患者身体状态以及肌肉等运动能力进行适当调整。术后没有移植排斥反应或感染等并发症,且泼尼松服用量在 15mg/d 以下可步行 500m,可以探讨在心脏康复训练室内基于监测状态下进行运动疗法的可能性(表 4-6-6)。

表 4-6-6　心脏移植术后急性期的康复训练计划

	实施时期	实施环境	实施运动	术后时间
第 1 阶段	体内循环系统稳定时	床上(无尘室内)	可由患者自行更换体位,或在他人帮助下坐立 90°;由患者自行运动(如果肌肉力量有明显下降的可在他人帮助下进行伸展运动)	术后 1 周内,根据情况而定
第 2 阶段	端坐位及站立试验后	床上(无尘室内)	端坐位蹬腿练习,每天 3 组,每次 5min	术后 1 周内,根据情况而定
第 3 阶段	室内步行试验(2min)后	病房内(无尘室)	病房内步行练习,每天 3 组,每次 10min	术后 1 周内,根据情况而定
第 4 阶段	100m 步行试验后(泼尼松龙服用量在 30mg/d)	病房内(无尘室)或净室内的大厅	100m 步行练习每天 3 次	大约术后 1 周
第 5 阶段	200m 步行试验后(泼尼松龙服用量在 20mg/d)	住院楼内	200m 步行练习每天 3 次	大约术后 3 周
第 6 阶段	500m 步行试验后(泼尼松龙服用量在 15mg/d)	住院楼内	500m 步行练习每天 3 次	大约术后 5 周
第 7 阶段	心脏康复训练(出院前至恢复期心脏康复训练之间)	住院楼外(运动应在检测环境下于心脏康复训练室内进行)	可根据 RPE(Borg 指数 13)以及最大摄氧量的 40%~60% 设定运动强度。运动频次为每周 3~5 次,运动时间为每次 20~60min	大约术后 5 周

2. 恢复期　由于移植心脏属于去神经心脏,因此很难通过心率来设定运动强度,可根据 RPE(Borg 指数 13)以及摄氧量(VO_2)来设定运动强度,可以将运动强度设定为最大摄氧量的 40%~60%。出院后应当尽可能指导患者来医院接受心脏康复训练。

3. 维持期　该阶段应当以在回归社会后也能维持通过恢复期的努力所获得的良好身心功能并过上舒适、高质量的生活为目的。术后冠状动脉疾病是患者死亡的重要原因。但移植心脏由于受到去神经化的影响无法感受到胸痛,很难在疾病初期察觉到异样,在这种状态下如果继续运动很可能引发致死性心律不齐,因此在运动疗法中观测心电图非常重要。特别是女性患者中发生概率较高的抗体介导性排斥反应(AMR)与术后冠状动脉疾病有很大关系,因此如有 AMR 既往史的患者必须注意要通过心电图对其进行监测。

运动强度大体上应该根据维持期状态来设定。可根据 RPE(Borg 指数 13)以及摄氧量来设定运动强度,可以将运动强度设定为最大摄氧量的 40%~60%。运动频次为每周 3~5 次,运动时间为每次 20~60min。

4. 暂停标准　运动疗法中如出现以下情况应当暂停:①患者感到呼吸困难以及极度疲劳;②出现严重心律不齐;③收缩压上升或下降 20mmHg 以上;④心率小于 60/min 或大于 120/min。

在进行监测状态下的运动疗法时应该对患者生命体征以及心电图进行监测,并观察患者呼吸状态以及患者的自觉症状。此外,目前并没有证据水平足以支撑讨论出现移植排斥反应且需要接受较强免疫抑制治疗时可否接受运动疗法。

五、心脏移植术后的家庭干预

基于 2003 年美国心脏协会(American Heart Association,AHA)发布的对包括心脏移植术后在内的心血管疾病康复训练的专家共识,心脏移植术后康复运动训练可以在有医护人员监督的条件下尽早开始,运动能力恢复到一定水平后,可为心脏移植患者制订出院后的家庭康复方案,建议将行走作为移植术后早期主要康复运动形式。心脏移植术后 4~6 周可开始,持续至术后 6 个月,如发生排斥反应或感染,康复时间应适当延长。由于心脏移植后患者心率往往不能真实反映运动强度,可使用 RPE 作为运动强度标准。康复训练过程中,热身和运动后恢复是必要的,并且须要在相应的强度下运动至少 20min。术后早期应从较低的强度开始,RPE 为 11~13 级,有利于术后早期从外科手术中恢复,并避免皮质醇相关肌肉疾病。早期有排斥反应并接受更高剂量皮质醇治疗的患者可能需要适当延长低强度康复训练的时间。康复训练强度应逐渐增加到 13~15 级的 RPE 级别。鼓励家庭成员全员参与,鼓励患者将锻炼作为一种生活的一部分,同时应制订相应的监督方案,评估心脏移植术后患者对于康复运动训练的依从性。

(陈志高　黄　洁)

第七节　术后康复护理

心脏移植术后患者通常会感觉到各种各样的"不同",除了运动能力的恢复之外,还应帮助患者改善日常饮食结构,形成良好的运动锻炼习惯,帮助患者尽快从不良的情绪状态中康复,恢复社交能力,回到正常的工作和生活之中。

一、心脏移植术后改善日常生活习惯

2020 年中华预防医学会发布了《中国健康生活方式预防心血管代谢疾病指南》(以下简称《指南》),指出健康的生活方式包括膳食、运动、戒烟限酒等多个方面,建议心脏移植术后患者按《指南》执行。

健康膳食能够降低心血管代谢性疾病发生风险。《指南》推荐了"中国居民平衡膳食"模式：食物品种多样，以谷类为主，注意能量平衡，多食蔬果、奶类和大豆，适量鱼、禽、蛋、瘦肉，少盐和油，限制糖和酒，经常饮茶。食物多样是平衡膳食模式的基本原则，建议每日尽可能多摄入不同种类食物，如可能，摄入 12 种及以上食物。我国大样本队列研究通过 6~15 年的随访发现，成年人保持摄入蔬菜水果 ≥500g/d、鱼 ≥200g/ 周、豆制品 ≥125g/d、红肉 <75g/d 和茶 ≥50g/ 月中的任意 2 项及以上，可预防 5.1% 的心血管病发生；若再加上保持不吸烟、适宜体重和充分的身体活动，可以预防 17.4% 的心血管病发病。一般人群具体的膳食推荐及占比见表 4-7-1。

表 4-7-1 心脏移植患者预防心血管代谢疾病的膳食建议

食物种类	膳食建议
谷薯类	每天摄入 250~400g，粗细搭配，常吃杂粮、杂豆，如小米、玉米、燕麦、红小豆、绿豆、芸豆等
蔬菜与水果	每天摄入 ≥500g，包括每天摄入新鲜蔬菜 300~500g，深色蔬菜应占一半；每天摄入新鲜水果 200~350g，不以果汁代替
鱼类	每周摄入 ≥300g（300~525g），建议采用煮、蒸等非油炸类烹饪方法
肉类	每天摄入畜禽类 40~75g，红肉（如猪、牛、羊肉类）摄入量不宜过多
蛋类	每周吃鸡蛋 3~6 个，同时注意每天膳食胆固醇摄入不宜过多
大豆及坚果类	每天食用大豆 25g（相当于南豆腐 125g 或豆腐丝 50g）。坚果类适量，每周 50~70g
奶类及乳制品	每天喝液态奶 150~300g（常见袋装牛奶为 180ml；盒装为 250ml）
茶	适量饮茶，每月茶叶消耗量为 50~250g，绿茶为宜
含糖饮料	不喝或少喝含糖饮料
盐	每天摄入钠盐 <5g（不超过啤酒瓶盖一瓶盖），烹饪时少放盐，少吃腌制食品以及黄酱、腐乳等
食用油	每天不超过 20g（约 2 瓷勺），多选用菜籽油、玉米油、葵花籽油、豆油、亚麻籽油、茶油和橄榄油等，并调换使用
复合维生素及脂肪酸	不建议单独服用膳食补充剂预防心血管代谢疾病。孕妇等特殊人群服用膳食补充剂前请咨询医生

对于心脏移植术后患者，膳食有其特殊性。由于心脏移植后糖皮质激素及免疫抑制剂的应用，可能会带来包括肥胖、高血压、糖尿病、皮质醇相关骨骼疾病等多种并发症。同时考虑到心脏移植术后长期服用免疫抑制剂，应注意食物卫生，安全地处理和储存食物，减少外出用餐次数，避免食物中毒事件出现。同时需要注意的是，部分食物会影响常用免疫抑制剂的药物浓度。

对于肥胖患者，膳食营养干预的总体原则为通过改变膳食结构和食用量减少能量摄入。改变膳食结构的基本要点是低能量、低脂肪、低盐，避免饮用含糖饮料、减少甜食摄入；适量摄入优质蛋白质和含复杂碳水化合物食物（如谷类）；增加新鲜蔬菜和水果在膳食中的比重。蛋白质、碳水化合物和脂肪提供能量分别占总能量的 15%~20%、60%~65% 和 25% 左右，同时在专业人员指导下，将每天膳食中的能量减少约 15%~30%。对于血脂异常的患者，需要控制膳食胆固醇摄入,更应限制摄入富含饱和脂肪酸的食物,包括大部分饼干、糕点、薯条、土豆片等油炸食品和加工零食,增加膳食纤维摄入。碳水化合物摄入以谷类为主、粗细搭配,注意添加糖的摄入不应超过总能量的 10%。对血压升高的个体,更需要重视限制钠盐的摄入,除了减少烹饪时添加的食盐,还要减少含钠调味品(酱油、味精、鱼露等)的食用,长期口味偏重、高盐饮食容易诱发心血管病。另外,少吃加工类食物(如糕点、火腿、罐头等),这些食物通常高脂、高糖、高盐。减少红肉和加工肉类、饱和脂肪酸、胆固醇、添加糖和钠的摄入,有利于控制血压。对于糖代谢异常者,需要在专业营养(医)师或团队指导下接受个体化医学营养治疗,在全面评估个体营养状况前提下调整总能量的摄入,使血糖、血压、血脂达标,日常应尽量多选择低血糖生成指数(glycemic index, GI)的食物,长期服用二甲双胍者应预防维生素 B_{12} 缺乏。

一项涉及 42 名心脏移植受者的研究中,研究人员证明饮食干预使患者代谢脂质状况有所改善,包括血清总胆固醇(total cholesterol, TC)和甘油三酯降低,能够在药物治疗基础上进一步降低血脂水平约 10%。同时,血脂水平下降的研究也报道了移植后饮食干预对移植后患者体重增加的影响。接受低脂肪摄入饮食的患者体重从 68.98kg 降至 67.78kg,体重指数从 25.86kg/m² 降至 25.41kg/m²。另一项关注心脏移植后饮食对糖尿病影响的研究指出,在心脏移植后第一年入组登记时符合膳食要求的受者在饮食干预后的 12 个月或 48 个月时,尽管 35% 确实表现出糖尿病的迹象,但所有患者均没有确诊糖尿病。相反,在移植后第 1 年登记的不符合膳食要求的受者在干预后的 12 个月和 48 个月的糖尿病患病率分别增加到 50% 和 70%,比基线患病率增加了 40%。心脏移植受者从移植后的第 1 年开始进行饮食干预,血糖水平可有所下降,糖尿病患病率可从 27% 降低到 10%。研究在说明了早期饮食干预的重要性的同时,也提示任何时候开始饮食干预,对于预防和治疗糖尿病方面均能够获益。

环孢素和他克莫司是心脏移植术后常用的免疫抑制剂,部分食物会影响药物浓度。葡萄柚中黄酮类的柚皮苷和柚皮素,呋喃香豆素类衍生物佛手柑内酯、香柠檬素等均能选择性抑制肠道和肝脏中的 CYP3A4,减少环孢素和他克莫司的肠道首过效应而增加他们的血药浓度,是一种不可逆的 CYP3A4 抑制剂。另外一些常见食物和饮料,例如茶、胡椒、辣椒、姜、大豆、石榴汁、酸橘汁等,可能对药物吸收、代谢等多个过程产生影响,对药物浓度升高或降低的影响有时存在不确定性。因此,心脏移植后患者,可以通过全血药物浓度监测,摸索出适合自己的饮食品种和饮食方式,并相对固定,如此可以避免药物浓度的过度波动。

除了健康的饮食结构和习惯之外,如前文所述,还应鼓励患者形成坚持运动锻炼的习惯。吸烟是影响心脏移植患者术后生存的独立危险因素,应要求患者戒烟,戒烟后冠状动脉疾病(coronary artery disease, CAD)和全身心血管疾病风险迅速降低,戒烟时间越长,心血管健康获益越大。鼓励各年龄段吸烟者戒烟。研究表明,30 岁、40 岁或 50 岁时戒烟可分别延长约 10 年、9 年或 6 年的预期寿命。饮酒不能预防心血管疾病,饮酒与高血压、心房颤动、糖尿病等疾病明确相关,因此心脏移植术后患者不建议饮酒。

二、心脏移植术后社会心理康复

通常在成功进行了心脏移植手术之后,只要身体条件允许,鼓励患者进行外出旅游度假、放松身心。不过需要注意以下几个方面:①确保携带了足够的药物;②应随身携带心脏移植相关的病例资料,保证发生意外能够及时就诊;③查询旅游目的地的医院信息,避免出现意外,措手不及;④如果出国旅游,应了解不同国家的医疗情况。

心脏移植患者可能会因为各种自身、家庭和社会因素引起包括抑郁、药物治疗依从性差在内的多种心理问题。心脏移植术后长期治疗的一些药物存在有中枢神经系统的副作用,加之社会心理因素对患者的影响,可能会引起患者精神状态、行为方式的改变。除上文所述的康复锻炼有助于改善患者焦虑、抑郁状态之外。医生在每次对患者随访时,应与患者在轻松愉快的环境中切实对患者心理状态以及治疗情况进行深入、开放的交流,听取患者的意见,及时发现患者的心理的异常及不依从治疗的迹象,并及时予以心理疏导,同时尽量使患者治疗药物简单化。必要时可以应用一定的抗抑郁药,包括艾司西酞普兰、米氮平等。

心脏移植术后应回归正常的生活和工作,恢复正常的社会交往能力。心脏移植患者术后回归工作是完全可能的,恢复工作也是心脏移植治疗的目的之一。心脏移植患者一般在术后半年即可恢复适当的工作,这反过来也有助于患者身体、心理状态的好转。一项心脏移植术后患者回归工作的调查研究显示,处于劳动年龄的患者中,仅50%在心脏移植术后1年内恢复工作,恢复工作的独立影响因素包括移植前工作时间和对移植后工作能力的自我评价。

(马 艳 李 响)

第八节 预 后

国际心肺移植协会统计数据表明,25~60岁成年患者在心脏移植后1年、3年恢复工作的比例分别为35%和44%;2002年以来,国际范围内心脏移植术后1年生存率为83.4%,3年生存率为77.3%,5年生存率为71.9%,7年生存率为66.3%,10年生存率为56.4%。中国医学科学院阜外医院自2004年开展心脏移植以来,已完成了1 000余例心脏移植手术,术后生存率显著高于国际平均水平,1年生存率为93.8%,3年生存率为90.3%,5年生存率为85.2%,7年生存率为78.6%,10年生存率为72.7%。

(黄 洁 胡盛寿)

参 考 文 献

[1] 中华医学会心血管病学分会心力衰竭学组,中国医师协会心力衰竭专业委员会,中华心血管病杂志编辑委员会. 中国心力衰竭诊断和治疗指南2018[J]. 中华心血管病杂志,2018,46(10):760-789.

[2] Khush K K, Cherikh W S, Chambers D C, et al. The International Thoracic Organ Transplant Registry of the International Society for Heart and Lung Transplantation: thirty-sixth adult heart transplantation report-2019; focus theme: donor and recipient size match[J]. Journal of Heart and Lung Transplantation, 2019, 38(10): 1056-1066.

[3] COSTANZO MR, DIPCHAND A, STARLING R, et al. The International Society of Heart and Lung Transplantation Guidelines for the care of heart transplant recipients[J]. Journal of Heart and Lung Transplantation, 2010, 29(8): 914-956.

[4] MEHRA M R, CANTER C E, HANNAN M M, et al. The 2016 International Society for Heart Lung Transplantation listing criteria for heart transplantation: A 10-year update[J]. Journal of Heart and Lung

Transplantation, 2016, 35（1）: 1-23.

［5］中华医学会器官移植学分会. 中国心脏移植受者术前评估与准备技术规范（2019 版）［J］. 中华移植杂志（电子版）, 2019, 13（1）: 1-7.

［6］中华医学会器官移植学分会. 中国心脏移植术操作规范（2019 版）［J］. 中华移植杂志（电子版）, 2019, 13（1）: 11-14.

［7］中华医学会器官移植学分会. 中国心脏移植免疫抑制治疗及排斥反应诊疗规范（2019 版）［J］. 中华移植杂志（电子版）, 2019, 13（1）: 15-20.

［8］中华医学会器官移植学分会. 中国心脏移植术后并发症诊疗规范（2019 版）［J］. 中华移植杂志（电子版）, 2019, 13（1）: 21-23.

［9］中华医学会器官移植学分会. 中国心脏移植术后随访技术规范（2019 版）［J］. 中华移植杂志（电子版）, 2019, 13（1）: 24-27.

［10］中国康复医学会心血管病专业委员会. 中国心脏康复与二级预防指南（2018 版）［M］. 北京: 北京大学医学出版社, 2018.

［11］PELLICCIA A, SHARMA S, GATI S, et al. 2020 ESC Guidelines on sports cardiology and exercise in patients with cardiovascular disease［J］. European Heart Journal, 2021, 42（1）: 17-96.

［12］MASARONE D, MELILLO E, PETRAIO A, et al. Exercise-based rehabilitation strategies in heart transplant recipients: focus on high-intensity interval training［J］. Clinical Transplantation, 2021, 35（2）: e14143.

［13］YARDLEY M, GULLESTAD L, NYTRØEN K. Importance of physical capacity and the effects of exercise in heart transplant recipients［J］. World Journal of Transplantation, 2018, 8（1）: 1-12.

［14］日本循环系统学会, 日本康复训练协会, 日本冠状动脉疾病学会, 等. 2021 版心血管疾病患者康复指南［J］. Circulation Journal, 2022, 1-81.

［15］PIÑA I L, APSTEIN C S, BALADY G J, et al. Exercise and heart failure: A statement from the American Heart Association Committee on exercise, rehabilitation, and prevention［J］. Circulation, 2003, 107（8）: 1210-1225.

［16］THOMSON D, MADDISON A, SHARP J. A cross-sectional study of return to work rate following heart transplantation and the contributing role of illness perceptions［J］. Journal of Cardiopulmonary Rehabilitation and prevention, 2019, 39（4）: 253-258.

［17］LUND LH, EDWARDS LB, KUCHERYAVAYA AY, et al. The registry of the International Society for Heart and Lung Transplantation: thirty-first official adult heart transplant report--2014; focus theme: retransplantation［J］. Journal of Heart and Lung Transplantation, 2014, 33（10）: 996-1008.

第五章　肺移植康复指南

第一节　概　　述

一、肺移植等待者流行病学现状

肺移植是治疗各种原因导致的慢性终末期肺病的有效方法。若慢性终末期肺病患者经最优化、最合理内外科治疗,肺功能仍进行性降低,无进一步内科或外科治疗的可能,2年内因肺部疾病致死的风险极高(>50%),即应考虑肺移植。1990年以来,在肺移植原发病构成比中,特发性肺纤维化(idiopathic pulmonary fibrosis, IPF)的比例呈明显增加趋势。我国国家肺移植质控中心数据显示,肺移植原发病中终末期间质性肺疾病(interstitial lung disease, ILD)占首位,其中以IPF占比最高(约55%),其次为间质性肺疾病(约30%)。人类历史上第一例单肺移植手术于1963年由美国密西西比大学(University of Mississippi)Hardy教授进行,尽管该患者术后死于肾衰竭和营养不良,但这一例手术为后人对肺移植手术的研究奠定了基础。此后的20年间有多个中心开展肺移植手术,限于当时的技术条件,均未获成功。1983年,多伦多综合医院(Toronto General Hospital)Cooper教授改良了吻合技术,使用受者自体大网膜包埋气管吻合口,改善了吻合口血供,使得该患者长期存活。1986年,多伦多肺移植团队成功完成了序贯式双肺移植(sequential bilateral lung transplantation)。1990年,斯坦福大学(Stanford University)团队将一位45岁母亲的一叶右肺移植给她的12岁女儿,完成第一例活体肺叶移植。我国肺移植于1979年起步,胸外科专家辛育龄教授首次行肺移植治疗肺结核。1995年首都医科大学附属北京安贞医院进行了一例单肺移植术,患者术后长期存活。但此后多年都未有肺移植报道。2002年,陈静瑜团队完成了国内首例肺移植治疗肺气肿。此后无锡肺移植团队快速发展,成为全国最大的肺移植中心,年平均肺移植量超过100例。2020年,我国完成肺移植手术600余例,其中无锡市人民医院肺移植年手术量达到156台,成为亚洲第一、全球第三大肺移植中心。目前,我国有23个中心开展肺移植手术,9个中心年肺移植手术量超过10例。

二、肺移植的适应证与禁忌证

(一)肺移植适应证

1. 慢性阻塞性肺疾病(chronic obstructive pulmonary disease, COPD)。

2. α_1抗胰蛋白酶缺乏症(α_1-antitrypsin deficiency, α_1-ATD)/肺气肿、间质性肺疾病(ILD)。

3. 囊性纤维化(cystic fibrosis, CF)/支气管扩张。

4. 肺动脉高压(pulmonary hypertension)等。

其中ILD包括特发性间质性肺炎和风湿免疫疾病或其他因素继发的间质性肺病。当上述疾病出现以下情况时,建议行肺移植手术治疗:①用力肺活量(forced vital capacity,

FVC）在 6 个月内下降 >10%；②一氧化碳弥散量（diffusion capacity for carbon monoxide，D_LCO）在 6 个月内下降 >15%；③6 分钟步行试验（6MWT）中经皮动脉血氧饱和度（percutaneous arterial oxygen saturation，SpO_2）<88%，或 6 分钟步行距离（6MWD）<250m，或随访 6 个月内行走距离下降 >50m；④肺动脉高压；⑤因呼吸困难、气胸或急性发作住院治疗；⑥D_LCO<39% 预计值。

（二）肺移植禁忌证

1. 近 2 年有恶性肿瘤病史。
2. 难以纠正的心、肝、肾等脏器功能不全。
3. 难以纠正的出血倾向。
4. 急性事件（急性败血症，心肌梗死和肝脏衰竭等）。
5. 有播散风险的慢性感染和 / 或有耐药性的感染；活动性结核。
6. 显著的胸壁或脊柱畸形者。
7. 依从性差，不能配合治疗或定期随访；未治疗的精神病或心理状况无法配合；无家庭支持或社会保障。
8. Ⅱ ~ Ⅲ 类肥胖（BMI>35.0kg/m²）；营养和功能状况差，康复潜力差。
9. 近 6 个月内持续的严重不良嗜好（酒精、烟草或麻醉药等）。

第二节　肺移植手术

一、供肺维护与获取

我国目前将器官捐献供体分为四大类，包括脑死亡供者（donor of brain death，DBD），心脏死亡供者（donor of cardiac death，DCD），脑 - 心死亡供者（donor after brain-cardiac death，DBCD）和活体供者（living donor）。DBD 或 DBCD 供者是主要的供肺来源。

（一）目前国际上常用的合格供肺标准

1. 年龄小于 55 岁。
2. 吸烟史小于 20 年。
3. 胸片显示肺野清晰。
4. 氧合指数大于 300mmHg。
5. 无胸部外伤。
6. 无误吸。
7. 无心肺手术史。
8. 细菌培养阴性。
9. 支气管镜下无脓性分泌物。
10. 血型匹配。

全球供肺平均利用率仅 15%~20%，仍低于心脏（30%）及肝肾（65%~70%），我国肺脏平均利用率仅 5% 左右，增加供肺的来源和提高供肺的利用率是目前临床工作急需解决的问题。

（二）我国采用可接受的供肺标准

结合我国供肺的临床特点，我国采用可接受的供肺标准如下：

1. ABO 血型相容。

2. 年龄 <70 周岁。

3. 吸烟史不作硬性要求。

4. 呼吸机应用时间不作硬性要求。

5. 氧合指数 >250mmHg（吸氧浓度：100%，呼气末正压≤5cmH₂O）。

6. 胸部 X 线检查示肺野内有少量至中等量渗出影。

7. 可根据供肺体积与受者胸腔容积匹配度行供肺减容或肺叶移植。

8. 如氧合指数 >300mmHg，胸部外伤不作为排除标准。

9. 如存在轻微误吸或脓毒症，经治疗维护后改善，不作为排除标准。

10. 如气道内存在脓性分泌物，经治疗维护后改善，不作为排除标准。

11. 供肺痰标本细菌培养不作硬性要求，但如果培养则须排除多重耐药、广泛耐药或全耐药细菌。

12. 多次维护评估不合格的供肺获取后，经离体肺灌注修复后达标。

13. 冷缺血时间原则上不超过 12h。

供肺的维护主要包括保护性通气、气道管理、抗感染治疗及液体管理等方面。旨在发现适合移植的潜在供肺，提高供肺利用率；同时发现不适合作为潜在供肺的证据，避免盲目扩大边缘供肺，影响肺移植近期及远期效果，减少医疗资源浪费。经手术获取的肺脏须进行低温灌注保存，灌注液常使用低钾右旋糖酐液（low potassium dextran solution，LPD 液）。与细胞内液相比，使用 LPD 液保存的供器官移植围手术期原发性移植物功能不全发生率以及 30d 死亡率降低。供肺须保存在 4~8℃环境中转运至手术室以备移植。

二、受者准备

完善的术前准备是成功手术的必要前提，须完整评估患者的一般情况、肺功能、胸部影像学资料、心功能、运动能力、血液学和凝血功能、肝肾功能、血清学检查及淋巴细胞毒性试验等。这些资料将可用于肺移植术式的选择，肺移植术式常见的有：单肺移植（single lung transplantation，SLT）、双肺移植（double lung transplantation，DLT）和序贯式双肺移植，减体积肺移植。根据患者情况，肺移植术可同期合并其他胸部手术，如肺移植同期先心修补手术，同期冠状动脉搭桥术，胸廓畸形矫正。也可进行联合器官移植，如心肺联合移植（combined heart and lung transplantation）、肝肺联合移植（combined liver and lung transplantation），均有成功案例报道。通常患者取仰卧位，肢体固定，双手置于身体两侧。术前常规放置 Swan-Ganz 导管监测肺动脉压力，桡动脉或股动脉置管，留置尿管，气管内放置双腔导管或单腔双囊导管以便于单肺通气，手术期间完善气管镜检查，及时吸出分泌物、清理气道等。循环支持设备常规备用，根据受者术前或术中情况决定是否行体外膜氧合（extracorporeal membrane oxygenation，ECMO）或体外循环转流。当受者因肺动脉高压预计或证实无法耐受手术，或单肺通气氧合功能差，或移植肺恢复灌注后氧合差，则需置入 ECMO。

三、受者病肺切除

根据切口选择方式可分为以下四种方式：

（一）前外侧切口

经第 4 或第 5 肋间进胸，分离肋间肌肉，保留胸长神经。在切口内放置肋骨撑开器，打开胸腔暴露手术视野。根据手术操作可将手术床向左或右倾斜 30° 左右,利于解剖肺门、肺切除和肺移植吻合。胸腔镜辅助下双侧采用此切口可不横断胸骨、不翻身即完成序贯式双肺移植。

(二)后外侧切口

采用此切口亦不横断胸骨,手术视野暴露充分,但胸壁肌肉、神经离断较多。双肺移植时需要翻身再次消毒。

(三)蛤壳式切口

横断胸骨开胸使切口呈"蛤壳状",能更好暴露肺门结构、纵隔和双侧胸腔,撑开器于双侧胸壁撑开暴露手术视野。存在以下情况选择此切口更利于手术操作:①同时进行心脏手术,需体外循环辅助者;②严重肺动脉高压合并心脏异常扩大者;③对于限制性肺疾病和小胸腔者,采用双侧、前外侧切口开胸不能充分暴露手术视野时。

(四)胸骨正中切口

胸骨正中切口不离断胸壁肌肉,有利于保护呼吸肌功能,疼痛更为轻微,亦可同时处理双侧肺部病变。但此切口对肺门的显露及操作不及上述 3 种切口。

为减少术中 ECMO 和体外循环转流的使用,通过术前肺功能评估,可先切除肺功能较差的一侧病肺。切除病肺前须完全分离胸腔粘连,仔细解剖肺门,鉴别并保护膈神经和迷走神经。根据供肺到达移植医院的时间安排受者病肺切除手术,以缩短供肺冷缺血时间。供肺修剪与病肺切除可同时进行,以尽量减少肺动脉阻断时间。离断肺动、静脉时要保留足够长度,肺动脉干在第一分支远端离断,静脉于各主要分支离断,以备进一步修剪处理,保证受者心房袖口缝合的长度。离断左、右主支气管时须保留足够长度,以备后期修剪和缝合。气管缝合处周围组织须尽量保留,利于吻合口周围包埋缝合,维持血供。

四、单肺移植

受者肺门修剪后,依次吻合支气管、肺动脉和左房袖口。支气管吻合时,可在支气管前壁中点缝牵引线,牵引支气管远离纵隔显露视野。供、受者支气管膜部多采用连续缝合,软骨部可连续缝合,也可间断缝合。缝线多采用可吸收线,也可采用非吸收线。支气管吻合完成后,支气管周围组织包埋吻合口。随后行肺动脉吻合,调整好供、受者肺动脉位置,阻断受者肺动脉,注意避免误夹 Swan-Ganz 导管。修剪供、受者肺动脉至合适长度,多采用 5-0 或 4-0 prolene 线连续缝合。牵引上、下肺静脉干,钳夹受者左心房侧壁,阻断时应观察血流动力学变化和心律失常情况,必要时调整阻断位置。切断受者肺静脉干并分离两干之间的连接,形成房袖口。左房袖吻合多采用 4-0 或 3-0 prolene 线连续单纯缝合或连续水平褥式缝合,前壁最后数针放松,肺部分膨胀,控制性开放肺动脉,冲洗移植肺内残留的灌注液并排气,松开左房阻断钳,收紧左房缝线打结后撤除左房阻断钳。恢复通气和灌注后,检查所有吻合口缝线处和心包切缘并止血。

五、双肺移植

非体外循环下序贯式双肺移植,采用前外侧或后外侧切口完成一侧单肺移植后,须再次翻身行对侧肺移植;采用蛤壳式切口或胸骨正中切口者则不必再行翻身。

六、减体积肺移植

减体积肺移植包括了肺叶减体积、周围减体积和肺叶移植在内的多种术式,常用于供体肺大于受者胸腔容积的情况。肺叶移植类似于肝移植中的劈裂式肝移植,主要应用于供受体大小胸腔不匹配,可将大供体的肺叶移植给小的受体,从而解决了小胸腔受体匹配困难,也提高了供肺的利用率,使一对大的供肺可分给 2~3 个受体。活体肺叶移植常应用在儿童肺移植中,将分别来自父母的两个肺下叶移植给孩子,在日本等国家有成功案例报道。随着我国器官捐献的逐年增加,儿童肺移植技术也不断取得突破,2020 年无锡市人民医院肺移植团队完成了 2 岁儿童的肺移植。供肺和受者胸腔的匹配问题仍是挑战,劈裂式肺叶异位移植手术可将供肺的右上肺叶移植至受者的左胸腔内。

七、ECMO 的应用

根据受者具体情况决定是否行体外膜肺氧合(ECMO)辅助。根据置管位置不同可分为中心置管 ECMO 和外周置管 ECMO。根据转流方式不同可分为静脉 - 静脉(V-V)、静脉 - 动脉(V-A)和静脉 - 动脉 - 静脉(V-A-V)ECMO。若存在肺动脉高压,为减轻阻断肺动脉后的右心室负荷,多采用 V-A 或 V-A-V ECMO。V-A ECMO 适合氧合较差且心功能欠佳、血流动力学不稳定的受者,对于仅氧合差而心功能良好、循环稳定的受者,可采用 V-V ECMO。术后受者达到 ECMO 撤除标准及时撤除,若无法达标则同 ECMO 转入 ICU。

第三节　肺移植术后病理生理特点

肺移植术后主要的病理生理改变的特点如下所述。

一、呼吸功能异常

术后早期由于意识障碍、循环功能紊乱、膈肌运动障碍、胸腔积液、肺膨胀不全、疼痛、呼吸肌无力等不良因素,可引起移植肺功能异常。由于机械通气的损伤,术后再灌注损伤及全身炎症反应、移植肺淋巴系统切断,心功能不全及输血输液等因素的影响,会导致肺水肿。因此术中术后均须适度控制液体输入量及速度。另外,由于移植肺脏没有神经支配,出现咳嗽反射减弱、膈肌神经功能障碍、呼吸附属肌肉的无力,排痰困难,可引起肺部感染等,故须早期重建咳嗽反射。由于免疫抑制剂的应用,术后感染风险较大。如需长期气管插管,还存在呼吸机相关感染和损伤可能。

二、心血管功能异常

手术切除病肺时,须夹闭一侧肺动脉,可引起肺动脉压力升高,引起急性心力衰竭可能、血压下降甚至心搏骤停。吻合肺静脉时,由于钳夹心房产生的刺激可引发心律失常,以室性期前收缩与室上性心动过速常见。术前有肺动脉高压的患者,在移植后往往肺动脉压力快速降低,可能导致肺循环充血,影响肺脏功能。另外电解质紊乱、血管活性药、心肌缺血和心功能不全都可引发心律失常。部分患者因术前存在基础心脏疾患,或因术中、术后补液过快过量,或因术后肾功能不全,导致循环负荷过重,出现中心静脉压持续升高等心功能不全表现。因此,肺移植患者术后应严格控制补液速度。由于手术进行体外循环或 ECMO 支持患者须按照体外生命支持要求评估心脏功能。

三、肾功能异常

围手术期内任何原因导致的有效循环血容量不足、低血压以及大剂量血管收缩药的使用,可造成术后急性肾损伤;药物肾毒性、感染和移植肺功能不全也会影响肾功能;高龄、术前高血压、糖尿病、动脉硬化,均是术后急性肾功能不全的危险因素;部分肺移植患者术前即存在肾功能不全,术后可进一步加重。由于肾功能损伤引起的水钠潴留可进一步加重肺水肿,影响移植效果。少数患者可能需要术中及术后透析或 CRRT 辅助治疗,待肾功能恢复。

四、凝血功能异常

由于外科手术的出血及早期造血功能的抑制状态,术后部分受者可处于轻度贫血状态,由于术前因其他原因使用抗凝药物及手术当中出血,体外生命支持系统对凝血因子的消耗,术后血小板水平通常会降低,凝血因子缺乏,内源性抗凝物质增加及纤溶亢进等导致凝血时间延长,出血倾向,须及时补充凝血因子和血小板等改善贫血状态及凝血功能。

五、消化功能异常

麻醉药物的副作用以及术后低钾等因素,可表现为肠蠕动缓慢甚至麻痹性肠梗阻。长期机械通气,和无创呼吸机应用可能导致胃内积气。由于移植肺失神经支配,术后须早期建立患者吞咽及呛咳反射,及早进食硬质食物,避免误吸。

六、运动功能异常

慢性终末期肺病长期缺氧状态,常引起患者运动受限,多数患者术前本身体质比较虚弱,营养及肌力状态较差。加之气管插管呼吸机辅助通气、心电监测、各类插管、引流管等治疗措施的影响,患者活动受限,卧床时间久,术后患者多数存在一定程度的营养不良,肌肉萎缩等问题,患者自主运动能力下降。

七、营养状态异常

肺移植受者术前多存在一定程度的营养不良,且手术的应激消耗及术后早期胃肠道消化吸收功能不良,使肺移植患者的营养需求更高,故术后患者仍需常规的营养支持治疗,包括适当的静脉营养的补充。

八、神经精神状态改变

肺移植受者术后早期的神经精神并发症临床可表现为不同程度的意识障碍、周围神经功能障碍、精神异常、癫痫等。发病机制包括代谢紊乱、缺血缺氧、感染、免疫抑制剂、抗生素等药物副作用等。ICU 综合征及失眠均可诱发和加重神经精神症状,包括抑郁、焦虑、躁狂等。

第四节 术后临床治疗及随访

一、免疫抑制治疗

肺移植术后免疫抑制的诱导和防止肺同种异体移植物的急、慢性排斥反应,常规使用糖皮质激素 + 钙调神经蛋白抑制剂(环孢素或他克莫司)+ 核苷酸阻断剂[吗替麦考酚酯(MMF)或硫唑嘌呤]三联疗法维持。对于不能耐受钙调神经蛋白抑制剂的受体,哺乳动物雷帕霉素靶蛋白抑制剂西罗莫司和依维莫司可作为潜在替代药物。

二、预防及抗感染治疗

肺移植受者容易继发感染并发症,术后通常需要预防性使用抗感染药物。肺移植受者患细菌感染、病毒感染(巨细胞病毒)和真菌感染(曲霉菌和念珠菌属)的风险极大,其中细菌性肺炎最常见。磺胺甲噁唑 - 甲氧苄啶(sulfamethoxazole-trimethoprim,SMZ-TMP)或氨苯砜可以预防肺移植受者的肺孢子菌肺炎。但 SMZ-TMP 可能导致电解质异常、血液恶病质、皮肤病学反应和肝坏死,对不能耐受 SMZ-TMP 副作用或磺胺过敏的受者,可将氨苯砜作为替代品进行预防性治疗。缬更昔洛韦可预防巨细胞病毒感染,根据血清学状态可持续治疗 6~12 个月,但是缬更昔洛韦具有肾毒性和致畸性。雾化两性霉素 B 用于预防真菌感染,包括呼吸道无曲霉菌定植的肺移植受者;而伏立康唑主要用于已知真菌定植的受者,伏立康唑与心律失常、肝毒性和肾毒性有关;两性霉素 B 具有肾毒性,可导致电解质异常。值得注意的是,在肺移植受者中这类抗真菌药物可能与其他常用药物有显著相互作用,例如伏立康唑可能会增加他克莫司的血药浓度,并可能会降低环孢素的代谢。因此,使用伏立康唑等进行抗感染治疗时必须监测免疫抑制剂的血药浓度。

三、营养支持治疗

可以减轻应激状态造成的代谢紊乱,减轻氧化应激损伤,调控炎症反应和免疫功能,是肺移植术后患者临床治疗的必备支持手段。营养状态好转可以改善危重患者的胃肠道动力和免疫功能,并促进危重患者的病情转归,如果营养治疗的摄入方式选择错误或者管理不当,导致反流、误吸等情况,往往导致肺内感染加重,治疗失败。因此,为移植后患者选择正确的营养治疗方式(肠内营养或肠外营养)和保证护理质量是非常重要的。

四、肺移植术后随访

肺移植术后须长期服药并可能存在多种风险,所以肺移植术后随访非常重要,直接关系到患者的长期健康生存。肺移植受者在术后经过重症监护病房和普通病房护理治疗 2~3 周左右,肺功能及身体各项指标恢复正常或接近正常时,即可建议出院。患者出院应遵医嘱按时、规律服用免疫抑制剂及抗病毒、抗真菌等药物。门诊随访内容包括:患者目前心理生理状态,服药情况,近期检查结果和原发病情况,包括检测免疫抑制剂浓度、胸部 CT、肺功能、6 分钟步行试验以及感染、肿瘤等情况。门诊随访频率:术后半年内,每月至少随访复查一次;

术后半年至 1 年,每 2~3 个月至少随访复查一次;术后 1~3 年,至少每半年随访复查一次,术后 3 年以上,每年至少随访复查一次。

第五节　术后康复评定

术后早期开展全面的康复评估与康复治疗对于促进肺移植患者回归正常生活、提高生活质量以及参与社会活动具有重要的意义。

一、身体结构与功能

(一)意识水平和合作水平

格拉斯哥昏迷量表(GCS)常用于评估脑损伤患者的意识状态。对于肺移植术后昏迷的患者,可以使用 GCS 简单、快速地评定昏迷及其深度。另外,推荐使用 5 个标准化问题(S5Q)评估肺移植术后重症患者的觉醒合作水平。包含 5 个问题,每项 1 分,能够配合执行相应的口令任务记 1 分,不能完成记 0 分。总分为 5 分,得分≥3 分表示患者清醒,能够主动配合评估和治疗。

(二)认知功能

肺移植术后一旦怀疑出现神经系统或认知功能障碍就应行相关病因检查。首先排除一些常见并发症,如脑卒中、可逆性后部白质脑综合征(PRES)、中枢神经系统感染、癫痫以及代谢或药物引起的脑病。同时,如果条件允许,还应当进行神经心理学测试。肺移植术后神经系统并发症的出现导致的认知和行为变化,我们可以用 Rancho Los Amigos 认知功能分级进行认知和行为分级。认知评估包括总体智能评估,各认知结构域评估(记忆力、注意力、语言、执行功能、视空间等),功能及生活质量评估,情感及精神状态评估,其他(社会认知)评估等。

(三)躯体运动功能

1. 骨骼肌肉系统　肺移植术后患者由于长期卧床或制动,常常会出现肢体水肿、肌肉萎缩、关节挛缩、肢体缺损、压力性损伤、创口、深静脉血栓等情况,建议进行必要的骨骼肌肉系统评估。

2. 主动和被动关节活动度　肺移植术后患者由于长期卧床或制动,常常会出现肢体水肿、肌肉萎缩、关节挛缩、肢体缺损、压力性损伤、创口、深静脉血栓等情况,建议进行必要的骨骼肌肉系统评估。

3. 肌力及运动功能　ICU 获得性衰弱(ICU-AW)是重症患者常见的并发症之一,表现为对称性四肢肌肉无力,反射通常减弱或消失,呼吸肌肌力受累,四肢疼痛反应减弱。ICU-AW 会引起肢体功能障碍,延长机械通气时间,增加 ICU 停留时间和死亡率。使用英国医学研究委员会(MRC)测试进行徒手肌力测定是目前最常用的诊断方法,每项 0~5 级评分,满分 60 分(双侧),MRC 分数小于 48 分即可诊断为 ICU-AW。如果 MRC 量表中肌力均≥3 级,可再增加双手握力测试。

(四)呼吸功能

1. 术后成功脱机拔管能配合的患者评估应包括:①一般情况评估:包括观察呼吸模式、徒手检查胸廓柔韧性和活动度、检查咳嗽反射、呼吸音听诊等。②量表评估:改良英国 MRC

呼吸困难量表、Borg 呼吸困难评分、主观用力程度分级（RPE）等。呼吸肌的轻度损伤和增加使用可引起呼吸困难。③仪器评估：最大吸气、呼气压与肺通气功能测试等能预测咳嗽力量与撤离机械通气时机，第 1 秒用力呼气容积（FEV_1）、用力肺活量（FVC）、呼气流量峰值（PEF）等是重要肺功能参数。

2. 昏迷或不能配合的患者、进行机械通气或保留人工气道的患者评估应包括：①一般情况评估。②人工气道与供氧设备记录：包括记录人工气道的管径、深度、气囊压力数值，呼吸机参数如模式、潮气量、呼气末正压（PEEP）、氧浓度等，一旦患者尝试脱机及拔除气管插管，则需记录脱机及拔除气管插管后的替代氧疗方式与水平如无创通气、高流量氧疗或普通鼻导管给氧。③量表评估：气管插管患者可使用主动咳嗽力量分级预测拔管失败率。④检验与检查：血气分析、感染指标、膈肌超声、胸部 CT 等。

膈肌超声评估是一种无创、安全的诊断方法，可在床旁实现术后早期膈肌厚度和活动度检测。进行徒手膈肌肌力评估，需要在膈肌收缩时，通过膈肌的 7 个附着点体表区域触诊，评估膈肌下降程度以及对比左右侧膈肌收缩是否对称。

建议对术后成功脱机拔管且能配合的患者，应及时在能遵照指令配合的时期进行呼吸功能全面评估，包括临床情况和体格检查等一般情况评估，选用改良英国 MRC 量表和 Borg 呼吸困难程度量表及主观用力程度分级（RPE）对可疑存在的呼吸困难进行筛查，以及进行吸气压、呼气压、肺功能检查等仪器评估。

对于术后昏迷或不能配合的患者、进行机械通气或保留人工气道的患者，除了一般临床情况和体格检查评估，应详细记录人工气道的情况与供氧设备的参数，分析患者的通气情况，同时使用量表评估咳嗽力量，预测拔管与再插管概率，并通过检验与检查结果分析判断患者的实际临床情况，确认临床决策。

（五）疼痛

肺移植患者存在引起患者术后疼痛的因素，包括手术切口大、胸腔引流管多。疼痛不利于患者早期活动，还会增加患者的恐惧心理。因此，疼痛评定及镇痛药的合理运用对减少患者 ICU 时间及加速早期康复具有重要的作用。对于意识清醒的患者，常采用数字分级评分法（NRS）评估疼痛，它具有很好的灵敏度；对于意识不清或插管的患者，可采用重症监护疼痛观察工具（CPOT）评估疼痛，CPOT 包含面部表情、身体动作、肌肉紧张及人机同步（插管患者）或发声（无插管患者）4 个部分，每个部分 2 分，0~2 分为无痛或轻微疼痛，3~5 为中度疼痛，6~8 分为重度疼痛。也可采用行为疼痛量表（BPS），通过观察患者的面部表情、上肢运动、插管患者机械通气一致性和非插管患者发声状况进行评估，得分越高说明疼痛程度越重。

（六）吞咽功能

对于肺移植术后生命体征稳定、意识清醒且能主动配合的患者，可通过饮水试验进行初步筛查，目的是排除误吸等导致肺部感染的因素，并确定吞咽障碍等级，这均有利于帮助患者术后早期拔除胃管，恢复经口进食，促进胃肠蠕动及恢复。

（七）营养

营养不良在肺移植患者围手术期及术后普遍存在，它可导致许多并发症，如活动能力下降、呼吸功能损害、伤口愈合问题及感染并发症增加等，显著增加手术风险和不良预后。因此，在肺移植围手术期及术后开展营养评估，为营养干预提供证据支持十分重要。

《加速康复外科围术期营养支持中国专家共识（2019 版）》建议手术患者的营养评估方

法可使用人体测量学指标、实验室指标和综合性评价法。手握力和上臂肌围（MAMC）是检测体细胞质量消耗的关键营养参数，将 MAMC 和手握力同时使用可预测移植患者的不良结局，是人体测量学中一项能预测患者营养风险的良好指标。MAMC 可由上臂围（MAC）和肱三头肌皮褶厚度（TSF）计算得到，MAMC=MAC−3.14×TST，男性 <22.77cm 和女性 <20.88cm 为营养不良标准。

目前常用的综合评价法包括营养风险筛查 2002（NRS 2002）、围手术期营养筛查（PONS）、主观全面评定（SGA）等。推荐使用 NRS 2002 评分或危重症营养风险（NUTRIC）评分标准作为营养评估的标准，NRS 2002 评分≥3 分，NUTRIC ≥5 分即提示存在营养风险。另外，术后尽早恢复正常经口饮食是重要的环节之一，重症患者的消化道功能的评估可通过视诊观察腹部外形，判断是否有腹部膨隆；通过触诊感受腹壁的紧张度和深部触诊是否存在压痛、肿块等不适感；通过叩诊检查胃肠胀气情况；通过听诊评估肠鸣音是否减弱、消失或亢进（正常 4~5 次 /min）。

（八）睡眠障碍

睡眠是人体不可或缺的生理过程，睡眠障碍可能会延缓组织修复、降低细胞免疫功能。睡眠障碍的类型包括：失眠、睡眠过度和睡眠觉醒节律紊乱、睡眠片段化等。移植 ICU 患者常因周围的持续噪声、灯光刺激、高强度的医源性刺激（如频繁的生命体征监测、查体、被迫更换体位）、疾病本身的伤害及对疾病的担忧，而出现睡眠障碍，使得患者焦虑、忧郁、恐惧甚至躁动，延缓疾病的恢复。睡眠不足还会导致肌肉疲劳和中枢性呼吸抑制引起呼吸功能障碍。睡眠中断可引起交感神经活动和血压升高，测量睡眠最有效和准确的方法是多导睡眠图（PSG），但由于费用和获取途径的限制，这种方法在危重症护理环境中可能受到限制。也可以通过临床观察和患者自我报告，如视觉模拟评分法（VAS）等主观评估方法来分析患者的睡眠。对于有条件的医院，肺移植术后患者建议采用 PSG，若无设备条件，可以通过临床观察和患者自我报告。

二、活动与参与

（一）日常生活活动能力

日常生活活动（ADL）能力是肺移植术后患者愈后回归生活、重返社会的基本条件。大多数肺移植受者存在一定程度的日常生活功能障碍，进行日常生活活动能力评估十分必要。ADL 是人们为独立生活而每天必须反复进行的、最基本的、具有共性的身体动作群，即进行衣、食、住、行、个人卫生等基本动作和技巧，包括基础性日常生活活动能力和工具性日常生活活动能力。评估基础性日常生活活动能力常用量表包括 Barthel 指数、改良 Barthel 指数、Katz 指数、日常生活活动量表等，工具性日常生活活动能力常用量表为工具性日常生活活动量表。ADL 能力减退与终末期肺病患者等待期死亡独立相关，穿衣、如厕、转移、做家务和洗衣均是其等待期病死率的独立预测因子。

（二）生活质量评定

生活质量主要是指个体生理、心理、社会功能等方面的状态，它是衡量肺移植受者愈后重返社会的一项重要指标，也是临床治疗策略制订与调整的影响因素之一，因此有必要进行生活质量的评估。推荐选用健康调查量表 12（SF-12）或健康调查量表 36（SF-36）对肺移植受者进行生活质量评估。建议肺移植术后患者采用 Barthel 指数、改良 Barthel 指数、Katz 指数、日常生活活动量表等对 ADL 能力进行评定。

三、环境因素和个人因素

肺移植围手术期患者的精神心理疾病发病率很高,主要表现为焦虑症、抑郁症和创伤后应激障碍(PTSD),对术后生活质量有很大影响,识别和管理这些疾病对于改善等待移植和移植后阶段的结果至关重要。

移植术后早期,应评估分析 ICU 内自然光线照射情况、夜间光线和仪器声音、患者身上的管道等可能对患者的躯体和心理产生应激反应的因素。还需要分析患者的年龄、语言习惯、受教育程度、家庭支持状况等个人因素。根据评估结果,了解患者围手术期的焦虑抑郁状态,对其开展肺移植相关知识的宣教工作,增强患者对肺移植知识的了解,消除焦虑,减少心理及生理应激反应。同时,针对不良心理,医护及患者家属应与患者积极交流,帮助其克服心理的各种不良反应,让其积极配合治疗,加速康复。可采用最常使用的评估工具事件影响量表修订版(IES-R)评估危重症患者 PTSD,该表总分 88 分,≥35 分为 PTSD 症状阳性,得分越高,表明 PTSD 症状越严重。评估患者焦虑和抑郁的症状可采用医院焦虑抑郁量表(HADS),它分为焦虑和抑郁两个分量表,每个分量表包含 7 个项目,每项 0~3 分,分量表得分 0~7 分提示无症状,8~10 分提示可能存在焦虑或抑郁,11~21 分提示肯定存在焦虑或抑郁症状,得分越高表示焦虑或抑郁症状越严重。对于肺移植术后患者需要进行环境影响的评估,必要时进行焦虑抑郁量表的评估。

第六节 康 复 治 疗

肺移植是挽救慢性呼吸疾病终末期患者生命的唯一有效治疗手段,其目的是改善患者的生存和生活质量。慢性呼吸疾病终末期患者通常有严重的通/换气功能受限与生活自理能力下降,伴随呼吸困难和疲劳症状,其活动耐力显著降低,合并各种并发症的风险也更高,如心血管疾病、骨质疏松、焦虑抑郁、肌肉与营养状态不良等,都可能影响肺移植手术的预后。

无论慢性呼吸疾病终末期患者是否需要肺移植,康复都是必要的临床治疗组成部分。肺移植的全面康复包括教育、锻炼、行为或生活方式的改变等。康复的目的是改善生理和功能状态,使患者从肺移植手术中获益。肺移植患者的康复可分为术前康复和术后康复,术后康复可分为 3 个阶段:围手术期及术后早期监护室阶段;术后普通病房阶段;社区 - 家庭康复阶段。虽然肺移植康复的最终目标是改善身体功能,提高生活质量,但上述每个阶段的康复都有其重要意义。

一、肺移植术前康复

术前阶段进行康复的主要目的是预防身体功能减退,即保持关节活动度和软组织伸展性,增强肌肉力量、改善肌肉功能、提高肌肉耐力,尽可能使患者以最佳的身体及心理状态迎接手术。有关康复的诸多研究数据得出结论,预康复能有效改善肺移植候选者的生活质量和运动耐力,移植前的身体活动能力越佳,移植术后的机械通气时间和住院时间就越短,手术及康复效果就越好。

随着等待肺移植时间的延长,肺移植候选者可能出现肺部疾病进展、呼吸衰竭加重、合并感染等医疗不稳定状态,此时锻炼强度和持续时间并不能随之加强,而维持机体功能状态和延缓功能恶化就成为最主要的康复目的。当肺移植候选者出现病情恶化,需要入院或入住 ICU 时,康复方案也应随之改变。鼓励患者根据病情耐受情况进行走廊内行走和床旁踏车,同时进行耐力训练。

移植前的等待肺移植阶段是进行患者教育的理想时间,建议的宣教内容如表 5-6-1 所示。

表 5-6-1　肺移植术前康复的患者宣教内容

了解肺移植手术流程
做好围手术期准备
气道分泌物的管理
可控性咳嗽技术
诱发性肺活量训练
胸腔引流管的管理
伤口与疼痛的管理
认识早期活动的重要性
疾病特异性的宣教内容
临床症状的解剖学与生理学基础
氧疗的重要性与正确应用
日常活动的管理:行走、体力保存方法、何时停止运动

根据患者的接受和理解程度,由易向难分为三部分

以下重点介绍肺移植术前的呼吸训练、气道廓清技术和肢体功能康复,另外就术前康复的几个特殊问题进行探讨。

(一)呼吸训练

已确定呼吸肌疲劳和无力可在各种疾病中发生,并与临床的重要症状,如呼吸困难、咳嗽障碍、运动损伤、呼吸功能不全、运动耐力下降、脱机失败等具有相关性。呼吸训练是呼吸肌无力的一种有效治疗方法。很多慢性呼吸疾病终末期患者都存在不同程度的呼吸肌无力,故肺移植术前阶段的呼吸训练,除了示范并指导患者如何正确腹式呼吸,更需要进行个体化的呼吸肌力量测试与呼吸肌力训练。相比于外周骨骼肌的肌力训练,呼吸训练的目的旨在提高吸气肌和呼气肌的收缩力、耐力与速度。然而,针对肺移植候选者的呼吸训练的适应证、禁忌证以及确定肌力测试和训练类型的具体标准、训练强度和潜在的副作用等待进一步研究。

(二)气道廓清技术

气道廓清的适应证主要包括囊性纤维化、支气管扩张、肺不张、呼吸肌无力、机械通气等,同样适用于等待肺移植阶段的肺移植候选者。气道分泌物清除困难与呼吸上皮纤毛运动受损、肺膨胀不全、肺弹性回缩力减弱、胸廓活动度下降及呼吸肌无力或疲劳等多种因素有关。需要注意的是,气道廓清技术对不伴有大量气道分泌物的肺移植候选者并未显示益处。气道廓清技术对设备的需求、对操作者的技能要求和对不同临床问题的用途等均有所

不同,故应基于个体化需求选用适宜的气道廓清方法,以提高治疗效果、减少并发症。气道廓清技术的最终目标为减少气道阻塞、改善通气并优化气体交换。

气道廓清治疗应在鼻饲或饭后 0.5~1h 方可执行。治疗前与治疗后都应对患者的肺部状况加以评估,以对比治疗效果。支气管扩张药物的雾化吸入应在气道廓清治疗之前进行,以达到更好地扩张气道、促进分泌物排出的效果。而抗生素的雾化吸入,则最好在气道廓清治疗之后,以达到最佳的药物沉积。

(三)肢体功能康复

肺移植候选者多伴有不同程度的肢体肌肉萎缩、肌无力,尤其是下肢肌力可降至49%~86% 的预计值。移植术后免疫抑制剂(通常为包含糖皮质激素、钙调神经蛋白抑制剂和霉酚酸类药物在内的三联免疫抑制方案)的长期应用会对肌肉力量造成较严重的影响,故抗阻训练对肺移植候选者的作用比其他康复项目更重大。术前等待肺移植阶段的肺移植候选者肺部原发疾病不同,病情轻重程度也不同,故肢体功能康复方案的制订需要根据不同患者的病情选择合适的运动处方,即不同的训练频率、强度与时间等,以尽可能改善肢体功能和运动能力,同时避免并发症。据文献报道,肺移植候选者可选的肢体康复方法包括高强度间歇训练法和北欧式健步法。但目前尚缺乏针对肺移植候选者术前肢体功能康复策略的充足循证医学证据,可遵循慢性呼吸疾病患者在门诊进行肢体功能康复的一般性建议。肺移植术前肢体功能康复的提纲示例,详见表 5-6-2。

表 5-6-2 肺移植术前肢体功能康复方案

训练项目	时间	具体活动	训练目标区域与运动强度
热身运动	10min	主动性关节活动度运动	上肢、下肢、躯干
个体化耐力运动	10~30min(间歇性运动)	下肢耐力训练 上肢耐力训练	25~30W(下肢) 0~25W(上肢) (递增或递减顺序)
个体化力量训练	15~20min	1 组重复 8~12 个 上肢运动 下肢运动	肩部伸 / 旋转、肩部屈曲、胸肌、肱三头肌、股四头肌、髋伸肌、髋外展肌、斜方肌、背阔肌收缩与伸展
整理运动	10min	伸展运动(全身) 整理呼吸 放松	

空项表示康复训练结束前的整理运动,没有训练目标区域和强度要求

值得注意的是,对年龄偏大尤其是存在多种合并症或严重呼吸衰竭需要移植前桥接治疗(有创机械通气和 / 或体外膜氧合)的肺移植候选者,随着疾病进展或病情恶化,须不间断重新评估患者的身体功能状态,并动态调整呼吸康复策略。但无论何种康复策略,保证患者安全始终是第 1 位的。

(四)肺移植术前康复的几个特殊问题

1. 滴定式氧疗 肺移植候选者在静息或运动时通常需要吸氧以维持氧合,因此滴定

式氧疗是运动康复的重要组成部分之一,但目前并无针对肺移植人群运动康复的氧疗相关指南。加拿大多伦多综合医院的肺移植团队基于大量临床实践,建议肺移植候选者在运动康复过程中应由临床医师实施滴定式氧疗,维持指尖血氧饱和度不低于88%,但也应根据患者的原发病诊断、合并症情况、动脉血气、功能状态和临床症状等因素进行个体化调整。

2. 肺动脉高压患者的运动康复 肺动脉高压是肺移植的适应证之一,这类患者曾是康复的禁忌,但近年来研究发现,对处于临床稳定状态的肺动脉高压患者进行移植术前康复是安全且有效的。肺动脉高压的移植候选者应避免高强度的有氧训练和耐力训练,避免出现劳力性低氧血症,避免 Valsalva 动作,运动康复应以不引起胸痛、头晕、恶心、视力改变、晕厥前症状,以 Borg 呼吸困难评分达 2~3 分为宜。康复全程应与临床医师保持密切沟通,注意监测体重、腹围、下肢水肿等右心衰竭症状与体征,尤其是不可突然中断持续应用的降低肺动脉高压药物(如前列环素类)。

3. 感染防控 对肺移植候选者合并的某些特殊感染,如耐甲氧西林金黄色葡萄球菌感染、分枝杆菌感染、洋葱伯克霍尔德菌或囊性纤维化相关感染等,术前康复时应格外注意防控以避免感染扩散。不同的肺移植中心在康复设备消毒、手卫生、隔离衣和口罩应用、隔离制度等方面可能略有差异。加拿大多伦多综合医院的肺移植中心将感染洋葱伯克霍尔德菌的患者置于每天的最后时段进行单独康复,而成组康复时囊性纤维化 / 支气管扩张患者应与其他人保持至少 3m 的距离。

4. 呼吸康复的团队协作 肺移植候选者在等待肺移植源期间往往存在焦虑、抑郁、期待、担忧等多种心理负担,故精神及心理支持在术前康复中同样占据重要的一席之地。过高或过低的体重指数对肺移植手术的预后都是不利的,故术前阶段的营养状态调整也很重要,注册营养师需要参与其中并提出个体化的营养指导与建议。

5. 危重等待肺移植患者的术前康复 目前并无入住病房或 ICU 的危重肺移植候选者术前康复方案的指南或共识推荐,但基于全球各移植中心的临床实践,鼓励患者根据个体耐受情况进行走廊内行走和床旁踏车,同时适当进行耐力训练。神经肌肉电刺激法对严重慢性阻塞性肺疾病、重度呼吸困难、无法耐受常规门诊康复的重症患者而言,不失为一种可选之策。

肺移植候选者术前等待阶段一旦病情恶化需要有创机械通气或体外膜氧合(ECMO)辅助,由于卧床、镇静、危重症相关肌病或多发性神经病等多因素影响,患者的机体功能将严重恶化。研究发现,对经过严格筛选的肺移植术前桥接清醒 V-V ECMO 辅助的极危重患者,早期活动和离床行走也是安全的,但需要专门培训的物理治疗师确保 ECMO 管路安全,需要有经验的早期活动团队和医疗团队的协作与支持。

二、肺移植术后康复

肺移植术后患者虽然肺功能明显改善,但运动能力却由于神经肌肉的结构与功能异常、免疫抑制剂的应用、肌肉失用性萎缩等各种原因,未获得与肺功能改善相应比例的提高,甚至仍在继续下降,这将带来住院时间延长、术后恢复缓慢、治疗花费增加等一系列问题。因此,以运动训练为主的康复正得到越来越多临床医师的重视。研究发现,康复确能显著提高慢性阻塞性肺疾病终末期患者肺移植术后的运动能力、降低移植相关并发症(如骨质疏松发生率）、改善患者生活质量。肺移植术后呼吸康复主要分为 3 个阶段：术后 ICU 和早期病房阶段；稳定期普通病房阶段；社区 - 家庭康复阶段。

（一）术后 ICU 和早期病房阶段

这个阶段康复的主要目的是增加一般活动度、改善功能活动能力、提高肌肉力量和耐力。躯体康复应在术后尽早期开始，优先选择直立姿势（如坐位）和活动（如离床）。与重症疾病相关的肌肉失用发生时间早且影响重大，因此早期、有效干预可以减少肌肉的萎缩和无力。缩短 ICU 停留时间可以增加出院时股四头肌的力量，研究表明，早期康复介入可以改善患者的生活质量、机体功能、肌肉力量。

早期肌肉锻炼和心肺训练应尽早开始，例如在床上翻身、坐到床边、坐到椅子上、站立和行走。另外，鼓励患者尽早生活自理。选择低水平的训练（如弹力绷带、无负重踏车），并逐渐增加持续时间和负荷。根据患者情况调整需氧量，使指尖血氧饱和度维持在 88%以上。

对无法参与常规康复计划的重度慢性阻塞性肺疾病等危重患者，神经肌肉电刺激法安全且价格低廉，可以被动锻炼肌肉，增加肌肉重量和功能，可能是有效的辅助康复措施。移植术后 ICU 和早期病房阶段的具体康复计划和康复方案见表 5-6-3。

表 5-6-3　移植术后 ICU 和早期病房阶段康复计划和康复方案

康复内容	康复计划和康复方案
肢体方面	正确摆放肢体防止挛缩。 被动关节活动，维持正常关节活动度，每关节 10 个，每天 1~2 次。 摇起保持被动坐位，维持血压，改善肺功能。5~10min 逐渐适应，角度由 30° 逐渐增加至 60°。 体位及转移训练（靠坐→床边坐→从坐到站 / 从站到坐→辅助站立→床椅转移→床旁坐位→ ICU 室内短距离行走）。 四肢主动力量训练，包括双上肢近端肌群及握力、双下肢屈髋、伸膝及踝背伸等，10~15 次 / 组，3 组 /d，组间充分休息。 有氧活动训练，卧位踏车，辅助 / 被动模式（无阻力，根据患者情况决定模式）踏车训练，根据患者情况 5~15min，Borg 呼吸困难评分控制在 5~6 分（满分 10 分）。 腹式呼吸指导、手法引导胸廓扩张训练。 学会伤口保护下咳嗽。 注意事项： 1. 训练中保持指尖血氧饱和度 >88%；血压大于 180/100mmHg 或收缩压降低大于 10mmHg，心率大于 120 次 /min 暂停训练；出现胸痛、持续加重的气短、呼吸频率 >40 次 /min、头晕、视物不清等症状时暂停训练。 2. 3 个月内避免使用上肢握力器，防止伤口裂开。 3. 3 个月内避免腹部肌肉锻炼。
吞咽方面	吞咽结构的训练； 口腔内冰刺激； 吞咽肌群电刺激； 食物性状及摄食方式指导

（二）稳定期普通病房阶段

由于肺移植患者住院时间长、护理的复杂性和术后并发症的严密监测,术后早期住院阶段是个理想的康复时间,可以帮助其改善耐力,出院前最大限度恢复独立能力。稳定期普通病房阶段的康复目的是脱离助行器、脱氧、恢复到术前的肌肉力量、6分钟步行距离达到预计值的65%~85%。

需专门为肺移植术后患者制订全面的、多模式、多学科的康复计划(总体平均持续时间为6周)。该计划每周实施5~6d,由5~6次运动训练组成。耐力训练须在物理治疗师的监督下完成,除了达到峰值功率60%的踏车耐力训练之外,患者还要接受4~6项单独制订的力量训练,在最大耐受负荷下每次3组,每组10~15次,主要针对下肢。根据患者力量情况调整负荷大小,负荷可以为自身重力、沙袋、弹力带或专业力量训练设备。在呼吸困难和下肢疲劳评分未达到5~6分时,运动强度和持续时间可以增加。此外,患者还需要在有经验的物理治疗师监督下进行个体化的呼吸练习(如缩唇呼吸、腹式呼吸)和日常生活活动能力锻炼(如爬楼梯)。在制订训练计划时需要考虑药物副作用,包括液体潴留、贫血、恶心、震颤、视力减退、高血糖、高血压等,以选择合理用药。单肺移植和双肺移植术后患者在康复中运动能力、生活质量改善和不良反应发生率方面均无明显差异。稳定期普通病房阶段康复计划和康复方案见表5-6-4。

表5-6-4　稳定期普通病房阶段康复计划和康复方案

康复内容	康复计划和康复方案
肢体方面	卧位或坐位踏车,抗阻模式训练,30s 蹬车,30s 休息,训练时间12~36min,活动强度控制在心率较基础心率增加10~15次/min,Borg 呼吸困难评分为5~6分。 步行训练(根据情况可借助助行器、步行架或拐杖),根据具体表现逐渐提高速度,可适当增加平板坡度。 转移训练、坐位训练。 继续力量训练,四肢及躯干关键肌肉(肩周肌群、肱二头肌、肱三头肌、股四头肌、背阔肌、腘绳肌、踝背伸肌群),10~15次/组,3~5组/d。 气道分泌物廓清训练,可采取体位引流、主动呼吸循环技术等方法。 针对某项功能的专项训练,如躯干核心肌群训练、平衡训练、膈肌功能训练,利用沙袋或弹力带抗阻,或利用吸气肌训练仪。
吞咽方面	逐渐增加自主摄食量,食物性状增加半流食及固体食物,由少到多,循序渐进

肺移植术后最佳的康复持续时间尚不清楚。目前临床指南建议慢性阻塞性肺疾病患者的康复最低20个周期,但这些标准似乎并不适用于因严重肺部疾病而导致多年身体衰弱、同时又经历大手术、应用细胞毒性药物的肺移植患者。肺移植术后的康复方案应当考虑到患者移植前功能状态、心肺功能、肌肉力量、关节活动度、平衡、认知功能、疼痛控制和医疗状态的稳定性等因素。

三、社区 - 家庭康复阶段

6分钟步行试验是肺移植术后规律监测的项目,用于评估运动能力和用力血氧饱和度。

虽然大部分运动训练多在移植后 3~4 个月进行,但长期的运动训练使运动能力更为受益,并有利于高血压、高脂血症和糖尿病等肺移植术后长期并发症的管理。

一项随机临床试验发现肺移植术后 3 个月内进行康复的患者,与不进行康复的对照组相比,表现出更高的体力活动水平、更好的健康状态改善和更低的 24h 血压水平。肺移植受者长期的体力状态水平与体重成反比。肺移植受者的长期(大于 6 个月)运动训练有益于肌肉力量和耐力改善。如果患者能参加、恢复自己喜欢的运动,这有利于长期坚持锻炼。对于长期存活的肺移植受者,不管是否存在闭塞性细支气管炎综合征,结构化、监督下的运动训练都会改变患者的功能状态,但院内康复与院外康复并无显著性差异。社区 - 家庭阶段康复计划和康复方案见表 5-6-5。

表 5-6-5　社区 - 家庭阶段康复计划和康复方案

康复内容	康复计划和康复方案
肢体方面	继续力量训练,包括躯干肌(腹肌、背阔肌)、髋周肌群、股四头肌、踝背伸肌群等; 牵伸训练(上肢、下肢、躯干); 有氧训练(步行、功率自行车); 逐步增加日常活动项目(超市购物、日常家务)及范围(活动距离); 参与自己喜欢的运动项目(避免伤害性强的接触项目)。
吞咽方面	保持口腔清洁; 注意呛咳情况

一些便宜的计步器、运动手表、健身监测器、手机应用程序等可用于每天监测步行距离和活动水平,并设定目标来增加体力水平。鼓励参加一些社交运动,如瑜伽、太极、舞蹈、季节性运动如游泳、划船、户外蹬车、远足等。避免参加伤害性比较大的活动,如身体接触项目、跳伞、蹦极、潜水等。

第七节　康复护理

肺移植对护理要求很高,术后患者常病情多变,术后监护要求严格、精细全面,以便及时发现病情变化。对患者实施有计划、有针对性的个体化护理,积极有效的功能锻炼,帮助患者树立康复信心,做好心理护理及健康宣教是肺移植术后恢复健康,提高存活率和改善生存质量的关键。肺移植的康复护理包括术前康复指导、术后康复护理、出院康复指导 3 个方面。

一、术前康复指导

术前康复指导:①医护人员在护理的过程中,应密切观察患者的心理状态变化情况,若患者出现异常情绪,如:焦虑、紧张等,应及时对其进行适当的心理指导;医护人员应主动、热情地与患者相交流,若患者对手术后果产生担忧或疑虑,医护人员应多与患者讲述一些该手术后成功的病例,并用专业的医学经验消除患者一系列不必要的医学顾虑。除此之外,医护人员可将患者带入手术室中,对先进的手术仪器、设备进行详细的介绍,以此增强患者的手术信心及战胜疾病的勇气。②对患者进行饮食指导,应保证患者每日的营养需求,以此提高患者的免疫能力。③要求患者进行适当的体育锻炼,如慢走等,而在锻炼的同时,医护人员应密切关注患者的病情变化,若发现患者出现气短等不良现象时,应及时采取相对应的医学处理措施。

二、术后康复护理

术后康复护理:①严密监测患者的各项生理指标变化情况,如呼吸系统监测、心率变化等,并对其进行如实的记录。若发现患者出现异常情况,应立即向临床医生报告。②做好术后感染的预防工作,如:对其病房进行定期的消毒处理,严格控制病房的出入人员,对患者的手术创伤口进行定期的检查,并对患者做好隔离工作,以防感染。③要求患者进行早期的适当运动,可进行翻身运动等。④进行术后饮食指导,医护人员应多叮嘱患者多进食清淡和易消化的食物,加强每日食物的蛋白质、纤维素的摄取。此外,医护人员还可帮助患者构建一个良好的饮食环境,鼓励患者少食多餐。

三、出院康复指导

出院康复指导:①对患者及其家属大力普及手术后的护理工作要点,并向其发放健康教育手册。叮嘱患者在家定期服用免疫抑制剂,将每日的体温、血压值进行记录。②医护人员应叮嘱患者注意休息,注重劳逸结合,不应过分劳累,并制订适合自己的运动活动。③对每一位患者制订复查表,并根据患者的自身状况,对患者的药物进行调节。④对患者进行定期的电话随访,如:与患者及其家属预约好每次电话随访的时间点,医护人员在该时间段落进行电话随访。在电话随访的过程中,应充分了解患者的用药情况、是否出现了不适症状、有哪些疑惑内容,并强调遵医用药的重要性,对表现好的患者给予鼓励,对表现不好的患者要耐心地劝导。而医护人员应结合电话随访的内容,对患者这一个月的表现进行评价,并帮助其分析目前主要存在的问题,加强对疾病的健康宣教工作,并适当对患者家属给予心理照顾和健康指导,使患者家属作为一个监督者和支持者,与护士一同为患者给予照顾。

危重症作为一种极强烈的信号冲击着患者及家属的心理,他们的心理活动是复杂多样、时时变化的。恐惧、焦虑、无助、绝望等负面情绪可能加速患者的死亡。因此对患者及家属均给予专业的心理护理对于保证医疗措施的正常实施及改善患者的预后非常重要。重症患者及家属的心理是复杂善变的,医务人员要善于观察,根据具体情况,随机应变,采取有效的方法。此外,医务人员自身也要具备良好的心理素质、行为规范,以良好的情绪,坚强的信念带动患者,使患者尽快脱离不良情绪。

第八节　预　　后

肺移植术后存活率在实体器官移植中最低。根据国际心肺移植协会 2015 年的报道,全球已完成 51 440 例肺移植手术,肺移植术后 3 个月、1 年、3 年、5 年和 10 年的存活率分别为 89%、80%、65%、54% 和 31%。相比国际肺移植水平,我国肺移植受者的术后存活率还有待提高。据统计,我国单肺移植受者术后 1 年及 3 年存活率分别为 69.9%、46.8%,双肺移植受者相应存活率分别为 78.5%、64.5%,与国际心肺协会报到数据相比,仍存在一定差距。

(陈静瑜　梁朝阳　强光亮　苏昆松)

参 考 文 献

[1] YUSEN RD, EDWARDS L B, DIPCHAND A I, et al. The Registry of the International Society for Heart and Lung Transplantation: thirty-third adult lung and heart-lung transplant report-2016; focus theme: primary diagnostic indications for transplant[J]. Journal of Heart and Lung Transplantation, 2016, 35(10): 1170-1184.

[2] ABRAMS D, BRODIE D, ARCASOY S M. Extracorporeal life support in lung transplantation[J]. Clinics in Chest Medicine, 2017, 38(4): 655-666.

[3] HAYANGA J W A, SHIGEMURA N, ABOAGYE J K, et al. ECMO support in lung transplantation: A contemporary analysis of hospital charges in the United States[J]. The Annals of Thoracic Surgery, 2017, 104(3): 1033-1039.

[4] TEMAN N R, XIAO J T, TRIBBLE C G, et al. Median sternotomy for lung transplantation: Techniques and advantages[J]. Heart Surgery Forum, 2017, 20(3): E89-E91.

[5] GUST L, D'JOURNO X B, BRIOUDE G, et al. Single-lung and double-lung transplantation: technique and tips[J]. Journal of Thoracic Disease, 2018, 10(4): 2508-2518.

[6] IUS F, SOMMER W, TUDORACHE I, et al. Five-year experience with intraoperative extracorporeal membrane oxygenation in lung transplantation: Indications and midterm results[J]. Journal of Heart and Lung Transplantation, 2016, 35(1): 49-58.

[7] MULVIHILL M S, YEROKUN B A, DAVIS R P, et al. Extracorporeal membrane oxygenation following lung transplantation: indications and survival[J]. Journal of Heart and Lung Transplantation, 2018, 37(2): 259-267.

[8] YUSEN R D, EDWARDS L B, KUCHERYAVAYA A Y, et al. The registry of the international society for heart and lung transplantation: thirty-second official adult lung and heart-lung transplantation report-2015; focus theme: early graft failure[J]. Journal of Heart and Lung Transplantation, 2015, 34(10): 1264-1277.

[9] HATT K, KINBACK N C, SHAH A, et al. A review of lung transplantation and its implications for the acute inpatient rehabilitation team[J]. PM&R, 2017, 9(3): 294-305.

[10] SPRUIT M A, SINGH S J, GARVEY C, et al. An official American Thoracic Society/European Respiratory Society statement: key concepts and advances in pulmonary rehabilitation[J]. American Journal of Respiratory and Critical Care Medicine, 2013, 188(8): e13-e64.

[11] PICARD C, BOISSEAU M, DE MIRANDA S, et al. The management of lung transplantation candidates. A case series[J]. Revue des Maladies Respiratoires, 2015, 32(1): 1-7.

[12] HOFFMAN M, CHAVES G, RIBEIRO-SAMORA G A, et al. Effects of pulmonary rehabilitation in lung transplant candidates: a systematic review[J]. BMJ Open, 2017, 7(2): e013445.

［13］CROUCH R，KULKARNI H S. Pulmonary exercise training before and after lung transplantation［J］. American Journal of Respiratory and Critical Care Medicine，2016，194（5）：9-10.

［14］ROZENBERG D，WICKERSON L，SINGER L G，et al. Sarcopenia in lung transplantation：a systematic review［J］. Journal of Heart and Lung Transplantation，2014，33（12）：1203-1212.

［15］GLOECKL R，HALLE M，KENN K. Interval versus continuous training in lung transplant candidates：a randomized trial［J］. Journal of Heart and Lung Transplantation，2012，31（9）：934-941.

［16］JASTRZEBSKI D，OCHMAN M，ZIORA D，et al. Pulmonary rehabilitation in patients referred for lung transplantation［J］. Advances in Experimental Medicine and Biology，2013，755：19-25.

［17］LANGER D. Rehabilitation in patients before and after lung transplantation［J］. Respiration，2015，89（5）：353-362.

［18］WICKERSON L，ROZENBERG D，JANAUDIS-FERREIRA T，et al. Physical rehabilitation for lung transplant candidates and recipients：An evidence-informed clinical approach［J］. World Journal of Transplantation，2016，6（3）：517-531.

［19］PANDEY A，GARG S，KHUNGER M，et al. Efficacy and safety of exercise training in chronic pulmonary hypertension：systematic review and meta-analysis［J］. Circulation-Heart Failure，2015，8（6）：1032-1043.

［20］COLMAN R，SINGER L G，BARUA R，et al. Outcomes of lung transplant candidates referred for co-management by palliative care：A retrospective case series［J］. Palliative Medicine，2015，29（5）：429-435.

［21］POLASTRI M，LOFORTE A，DELL'AMORE A，et al. Physiotherapy for patients on awake extracorporeal membrane oxygenation：a systematic review［J］. Physiotherapy Research International，2016，21（4）：203-209.

［22］HODGSON C L，STILLER K，NEEDHAM D M，et al. Expert consensus and recommendations on safety criteria for active mobilization of mechanically ventilated critically ill adults［J］. Critical Care，2014，18（6）：658.

［23］DIERICH M，TECKLENBURG A，FUEHNER T，et al. The influence of clinical course after lung transplantation on rehabilitation success［J］. Transplant International，2013，26（3）：322-330.

［24］KRESS J P，HALLJB. ICU-acquired weakness and recovery from critical illness［J］. New England Journal of Medicine，2014，371（3）：287-288.

［25］WIECZOREK B，BURKE C，AI-HARBI A，et al. Early mobilization in the intensive care unit：a systematic review［J］. Journal of Pediatric Intensive Care，2015（4）：129-170.

［26］WICKERSON L，ROZENBERG D，JANAUDIS-FERREIRA T，et al. Physical rehabilitation for lung transplant candidates and recipients：An evidence-informed clinical approach［J］. World Journal of Transplantation，2016，6（3）：517-531.

［27］WAGECK B，NUNES G S，SILVA F L，et al. Application and effects of neuromuscular electrical stimulation in critically ill patients：systematic review［J］. Medicina Intensiva，2014，38（7）：444-454.

［28］HATT K，KINBACK N C，SHAH A，et al. A review of lung transplantation and its implications for the acute inpatient rehabilitation team［J］. PM&R，2017，9（3）：294-305.

［29］SCHNEEBERGER T，GLOECKL R，WELTE T，et al. Pulmonary rehabilitation outcomes after single or double lung transplantation in patients with chronic obstructive pulmonary disease or interstitial lung disease［J］.

Respiration, 2017, 94 (2): 178-185.

［30］HOFFMAN B M, BLUMENTHAL J A, CARNEY R C, et al. Changes in neurocognitive functioning following lung transplantation［ J ］. American Journal of Transplantation, 2012, 12 (9): 2519-2525.

［31］LUND L H, EDWARDS L B, KUCHERYAVAYA A Y, et al. The registry of the international society for heart and lung transplantation: thirty-second official adult heart transplantation report--2015, focus theme: early graft failure［ J ］. Journal of Heart and Lung Transplantation, 2015, 34 (10): 1244-1254.

第六章

多器官联合移植康复指南

第一节 肝肾联合移植康复指南

一、概述

（一）肝肾联合移植等待者流行病学现状

肝肾联合移植是临床上实施数量仅次于胰肾联合移植的腹部器官联合移植。世界上首例临床肝肾联合移植是于 1983 年 12 月 28 日由 Margreiter 等在奥地利因斯布鲁克大学（University of Innsbruck）开展。Herden 报道了 1998—2009 年实施的 15 例儿童肝肾联合移植，其中受者、移植肾和移植肝的 5 年存活率分别达到 100%、93% 和 80%。Cimsit 报道 2001—2010 年的 93 例肝肾联合移植，平均生存时间达 3.6 年。此后肝、肾衰竭便不再是移植的绝对禁忌证。肝肾联合移植相继在各大移植中心推广应用，大批终末期肝、肾衰竭患者获得新生。

我国人口基数大，肝脏疾病发病率高，据世界卫生组织发布的 2019 年全球肝脏疾病负担数据显示：我国由 HBV 感染导致的肝病患者人数占全球 30%，位居首位。在肝衰竭的患者中，肾功能不全或肾衰竭的发生率很高，特别是乙型病毒性肝炎患者情况更为严重。慢性肾衰竭患者中也有部分伴终末期肝病，还有先天性代谢性疾病，如多囊肝、多囊肾及原发性高草酸尿症等。根据移植受者科学登记处（Scientific Registry of Transplant Recipients，SRTR）的记录，美国肝肾联合移植数量从 2002 年的 100 余例，逐年稳步增长，2014 年达到了 464 例，截至 2018 年 8 月，共施行了 7 823 例。每年肝肾联合移植数量约占肝移植总例数的 10% 左右，即每年 1 000 例左右。2015 年，我国全面开展公民逝世后器官捐献（donation after citizen's death，DCD）工作以来，国内肝脏和肾移植均取得了长足的进展，移植数量均居世界第 2 位。由于我国器官分配政策及各中心技术水平差异，我国开展肝肾联合移植的比率尚未达到国际前列。从 1996 年 7 月中山医科大学附属第一医院率先成功开展亚洲首例肝肾联合移植以来，国内肝肾联合移植已报道过 1 000 例。

随着对肝肾联合移植病理生理学的理解，外科技术的不断成熟，新型免疫抑制剂的应用，移植麻醉学的进步，围手术期快速康复方案的应用，并发症防治水平的提高以及科学规范的长期随访，我国肝肾联合移植受者术后生存率逐步提高。2018 年中国肝移植医疗质量报告显示，肝肾联合移植受者术后 1 周内死亡率由 2015 年的 6.4% 降至 2018 年的 3.5%，3 年累积生存率为 64.7%。我国肝肾联合移植术后生存率已接近国际先进水平。但随着肝肾联合移植术后长期生存受者数量的不断增加，代谢病、慢性肾脏病和心血管疾病等肝肾联合移植术后受者慢性疾病发病率却呈逐年升高趋势，在很大程度上影响受者的生存质量和长期存活，而大多数代谢病可通过早期干预进行预防和治疗。

（二）肝肾联合移植适应证

理论上，任何原因所致的肝、肾两个脏器不可逆的器官功能衰竭是肝肾联合移植的适应证。

1. 先天性或遗传性疾病同时累及肝肾两个脏器

（1）先天性多囊肝和先天性多囊肾（polycystic liver and kidney disease, PCLKD）：是这种疾病的典型代表。可分为常染色体显性遗传性多囊肝病（autosomal dominant polycystic liver disease, ADPLD）和多囊肾疾病（autosomal dominant polycystic kidney disease, ADPKD）以及常染色体隐性遗传多囊肾（autosomal recessive polycystic kidney disease, ARPKD）伴先天性肝纤维化（congenital hepatic fibrosis, CHF）两大类。当 PCLKD 患者因囊肿增大破坏肝细胞和肾单位而导致肝、肾功能不全时，肝肾联合移植是一种有效可行的治疗手段。ARPKD 伴 CHF 通常在儿童时期已出现临床症状，当肝纤维化进展为肝硬化或肾脏巨大囊肿引起顽固性压迫症状，同时并发肾衰竭时，肝肾联合移植是其恰当的指征。

（2）Ⅰ型原发性高草酸尿症（primary hyperoxaluria Ⅰ, PH-Ⅰ）：是一种少见的常染色体隐性遗传性疾病，由于肝脏特异的过氧化物酶中谷丙转氨酶缺陷导致大量草酸盐沉积于肾、骨、心等脏器。肝肾联合移植后通过减低草酸合成和增加清除，组织中的原草酸钙沉积可溶解、排出体外。

（3）糖原贮积症Ⅰa 型（glycogen storage disease type Ⅰa, GSD Ⅰa）：即 von Gierke 病，为常染色体隐性遗传病。GSD Ⅰa 由肝脏的葡萄糖 -6- 磷酸酶活性缺乏所致，当 GSD Ⅰa 患者生长迟缓及代谢障碍通过保守治疗无法解决，或多发性腺瘤不能切除且发生恶变时，须行肝移植，如并发肾衰竭的患者可行肝肾联合移植。

（4）α₁ 抗胰蛋白酶缺乏症（α₁-ATD）：是婴幼儿最常见的遗传性肝病之一，亦是儿童肝硬化最常见的原因。严重的 α₁-ATD 儿童可发生肾小球肾炎并发展至肾衰竭。对晚期肝硬化和肝衰竭的患者合并终末期肾病者，肝肾联合移植不失为合理选择。

（5）家族性溶血性尿毒综合征（familial haemolytic uraemic syndrome, FHUS）：患者肝脏合成的补体 H 因子异常，血清补体 C3 浓度降低，导致凝血功能紊乱和血栓性微血管病变。主要临床特征为微血管性溶血性贫血、尿毒症和血小板减少三联征。肝肾联合移植不但解决了肾衰竭的问题，而且纠正了肝脏合成的因子不足的缺陷，适用于 FHUS 的初发病例及肾移植后肾功能再次衰竭的患者。

（6）家族性淀粉样变性（familial amyloidosis, FA）：为常染色体显性遗传性疾病。最常见的类型就是家族性淀粉样多神经病型，可累及肾脏而产生淀粉样变性。肝肾联合移植可同时解决合成蛋白的缺陷和肾脏的不可逆病变。

（7）其他遗传性疾病：包括巴德 - 基亚里综合征、甲基丙二酸血症、α- 半乳糖苷酶 A 缺乏症、卵磷脂胆固醇酰基转移酶缺乏症等，亦可行肝肾联合移植治疗。

2. 终末期肝病合并肾损害或终末期肾病合并肝损害　终末期肝病合并肾损害或终末期肾病合并肝损害病例占肝肾联合移植病例的大多数，常见的情况如下。

（1）终末期肝病，如各种病毒性肝炎、酒精性或免疫性肝硬化合并终末期肾病，尤其是肾小球肾炎及免疫性肾病。

（2）肾衰竭病因，包括慢性肾小球肾炎、糖尿病肾病、各种免疫性肾病、移植肾慢性失功、间质性肾炎、慢性肾盂肾炎等合并终末期肝病。

3. 在肝、肾两者中出现其中一个器官衰竭，而另一个器官功能仅为受损或不全时，大多数学者仍主张行肝肾联合移植，其主要优势在于：

（1）联合移植只需单次手术和单次使用大剂量免疫抑制剂，术后免疫抑制剂的使用与单纯肝或肾移植术后并无根本性差异，甚至比单独肾移植用药更少，对这些患者进行同期肝肾联合移植更为合理,排斥风险更小。

（2）器官移植术后使用免疫抑制剂,往往会加重另一个功能不全器官的进一步损害。

（3）联合移植容易实现供器官的同源性,大多数研究已证实供者来源一致的移植可以对移植肾起到免疫保护作用;如果首次移植后等到另一个功能不全的器官出现衰竭再行移植则不仅移植风险、费用增加,而且采用第3者供器官,会使供、受者间的免疫排斥反应更加复杂。

4. 肝肾综合征　　肝肾综合征（HRS）是门静脉高压和肝衰竭所致的一过性肾功能损害。随着肝移植术后肝功能逐渐恢复,肾功能多可恢复正常。近年来有研究显示,HRS有时可以在病理学上发现肾脏器质性病变,如免疫复合物的沉积、肾脏间质性改变等,因此对HRS患者选择肝肾联合移植还是肝、肾分次移植存在一定的争议。总之,对肝肾综合征是否行肝肾联合移植,应严格把握其尺度。术前应结合血清学（SCr、血尿素氮等）、影像学（超声、肾图或MRI等）指标,必要时行肾穿刺活检,全面评估患者肾实质病变的进程,预计术后肾功能恢复的可能性和患者的预后,以决定是否行肝肾联合移植。

5. 急性中毒引起的肝、肾衰竭　　如重金属铜、铬或某些药物引起的急性肝、肾衰竭时,可先用分子吸附循环系统,吸附血液中的重金属粒子或毒物,如肝、肾功能仍均无法恢复时,可行肝肾联合移植术,以挽救患者生命。

（三）肝肾联合移植禁忌证

一般认为,肝肾联合移植的禁忌证如下:

1. 全身情况极差,不能耐受手术,如严重的心肺疾病、严重的肝性脑病。

2. 已发生转移或者肝肾以外的恶性肿瘤。

3. 存在难以控制的感染,包括细菌、真菌、病毒感染。

4. 不可逆性疾病,人类免疫缺陷病毒（HIV）感染活动期、活动性结核。

5. 有严重的精神疾病,无法签署知情同意书或者规范参与术后治疗。

二、肝肾联合移植手术

（一）术前准备与评估

一般术前检查参考单纯的肝移植和肾移植,需将两者的项目进行综合的检查。肝肾联合移植受者的术前准备与单纯肝移植大体相同,但又有其特殊性,除全身麻醉及术前常规准备外,下述几点仍需关注。

1. 改善受者凝血功能及肝功能　　终末期肝、肾衰竭者凝血功能均较差,移植前应尽量改善,以免术中及术后大出血。凝血功能的改善主要采用输注血液制品及各种凝血因子等。

2. 改善水、电解质、酸碱平衡紊乱　　终末期肝、肾衰竭者多伴有严重的水、电解质、酸碱平衡紊乱,如高血钾、低血钠、水中毒、心力衰竭,常规的补液、利尿等措施常难以纠正,而血液透析能在短期内迅速改善上述症状。移植手术前24h内应至少做1次充分透析,脱水量视血压、心功能、水肿和残余肾功能等情况而定。脱水过量不仅会造成术中低血压,血管开放后会延迟肾功能恢复。术前不宜行常规血液透析者,可采用连续性肾脏替代治疗（CRRT）。提高血浆白蛋白水平,减轻腹水及组织水肿,以利于术后组织愈合。

3. 防治感染　　终末期肝、肾衰竭者常伴有不同程度的感染,应根据药敏试验选用敏感抗生素,如暂无药敏结果可根据经验用药。感染治疗应包括抗细菌、抗真菌及抗病毒治疗。

4. 交叉配型　在肝肾联合移植中,移植肝对同期移植肾具有免疫保护作用。在临床上,肝肾联合移植的移植肾很少发生急性排斥反应;即使发生了急性排斥反应,临床表现也不剧烈,糖皮质激素冲击治疗常可有效逆转,因此认为肝肾联合移植并不需做供、受者间的交叉配型试验,这样可缩短冷缺血时间,也会增加临床效果,但这在单独的肾移植中是禁忌的。

（二）手术过程

1. 手术顺序　肝肾联合移植手术采用与单纯的肝移植和肾移植相同的技术方法,采取先行肝移植,后行肾移植的手术顺序,待肝脏恢复血液供应后,再将肾移植于髂窝。手术先后顺序的设置原因包括:①肝脏对冷缺血时间更加敏感,冷缺血时间不能过长;②移植肝对移植肾有免疫保护作用;③为避免供肝缺血时间太长,以及肝移植术中出血所致的低血压对移植肾的影响;④移植肾难以耐受肝移植过程中腔静脉阻断所造成的淤血损伤;⑤肝移植后再进行肾移植,可以稳定肝移植后患者的血流动力学和凝血功能,压缩静脉曲张以减少肾移植期间的失血,改善移植肾的效果。

肝肾联合移植受者大多数病情严重、全身情况差,因此较单纯的肝移植和肾移植,手术技术要求高、难度大。在早期曾有人提出,先移植肾脏以解决肝移植过程中的肾功能不全、水电解质紊乱等问题。但是,需要强调的是,联合移植需要格外注意肝脏流出道的建立,一旦出现因腔静脉狭窄导致的肝脏流出道梗阻,则会造成移植肾回流受阻,导致移植肾衰竭。对于异时性肝肾联合移植,如肝移植在肾移植之后进行,尽量采用背驮式肝移植,以减少移植肾的血流动力学紊乱。

2. 手术方法

（1）传统肝肾联合移植:供体肝肾分离,分别手术。病肝切除后,移植肝置于原位,肝移植术式可采用经典式、背驮式或腔静脉成型式,这3种手术方式各有优、缺点。具体手术步骤可参见第三章肝移植手术。移植肾常置于髂窝,具体手术步骤可参见第二章肾移植手术。

（2）原位肝肾联合移植手术:Lee 等于 2019 年报道 17 例原位整块肝肾联合手术,即供肝保留腹腔干开口和脾动脉开口,肝移植时候,供肝腹腔干与受体肝动脉 - 胃十二指肠动脉瓣吻合。开放后,再做肾移植,供肾放在肝下,供肾动脉与供肝脾动脉开口吻合,供肾静脉与受体下腔静脉吻合。供肾输尿管与受体输尿管端端吻合,手术取得成功。与传统肝肾分开移植的肝肾联合移植相比,有更短肾移植缺血时间和手术时间,患者康复更快,随访 5 年,肝肾功能良好。

3. 病肾切除问题　对于大多数肝肾联合移植而言,肝脏采用原位移植,须切除病肝,肾移植采用异位术式,一般保留受者病肾。但对于以下一些特殊类型的疾病,有学者主张切除病肾。

（1）肝肾代谢性疾病:某些肝肾代谢性疾病,如高草酸尿症,在实施肝肾联合移植术时,受累肾脏必须切除,因为留置的病肾会继续释放过量草酸,在移植后继续形成高草酸血症,影响移植肝、肾的存活。

（2）多囊肝、多囊肾:多囊肝、多囊肾患者在肝肾联合移植术后的容易并发各类感染,原因可能在于未去除的多囊肾囊泡里有残余病原体。有时巨大多囊肾的切除也是为移植肾创造空间。

（3）其他：肾肿瘤、大量血尿、多发性或铸型结石合并顽固性感染、严重肾结核。

三、肝肾联合移植术后病理生理特点

（一）肝功能异常

在术后早期，移植肝经历了缺血再灌注损伤，肝细胞处于炎症水肿状态，肝细胞功能需待逐渐恢复。早期肝脏的合成代谢功能的异常表现为氨基转移酶、胆红素、血氨、乳酸水平升高和凝血时间延长、白蛋白水平下降等。另外，部分患者可于术后早期出现急性排斥反应，导致胆管上皮细胞、静脉内皮细胞、肝细胞的免疫炎症损伤，出现肝功能的异常。

（二）肾功能异常

移植肾开放后，肾脏经历缺血再灌注损伤，可能出现急性肾小管损伤，出现少尿、无尿等情况。移植肾功能恢复的多尿期可导致较大的机体体液排出，易引起低血容量导致的肾前性肾损伤。对于高胆红素血症的患者，肾小管中胆红素结晶增加了 AKI 及进一步的移植肾功能障碍的发生风险。

（三）呼吸功能异常

术后早期由于意识障碍、循环功能紊乱、腹压过高、膈肌运动障碍、胸腔积液、肺膨胀不全、疼痛、呼吸肌无力等不良因素，或术前合并肺部炎症，部分患者仍需持续呼吸机辅助通气治疗。由于机械通气的损伤，以及术后全身炎症反应、心功能不全及输血输液等因素的影响，会导致肺水肿。因此术中术后均须适度控制液体输入量及速度，预防肺水肿。术后由于患者长时间机械通气、咳痰能力差，免疫力低下，容易并发肺部感染、肺不张等情况。

（四）心血管功能异常

手术当中，新肝植入，下腔静脉及门静脉血流开放后，回心血量瞬间增加，加之含有高钾的低温灌注液及大量炎症因子和酸性代谢产物的门静脉血流进入心脏，可诱发心律失常、血压下降甚至心搏骤停。肝肾移植术后早期体循环阻力偏低，有时须使用血管活性药物维持血压。此后，随着组织间液回流入体循环，如果患者心肾功能不能代偿，则可能出现中心静脉压持续升高。另外电解质紊乱、血管活性药、心肌缺血和心功能不全都可引发心律失常。部分患者因术前存在基础心脏疾患，或因术中、术后补液过快过量，或因肾功能不全，导致循环负荷过重而出现心功能不全表现。因此，肝肾移植患者术后应适当控制补液速度。

（五）凝血功能、消化功能、运动功能及营养状态、神经精神状态异常

请参见第三章第三节肝移植术后病理生理特点相关内容。

四、术后临床治疗及随访

患者术后常规 ICU 治疗，根据病情需要，一般须有专门的医护人员 24h 监管及护理。肝肾功能恢复顺利，病情稳定的患者术后 3~5d 可转至普通病房治疗。

（一）术后具体的治疗措施

术后具体的治疗措施包括以下几个方面：

1. 严密监测生命体征　包括体温、血压、脉搏、呼吸，必要时还会测定中心静脉压、肺动

脉压等,同时记录引流情况,出入液量。根据患者术后恢复状态,建议尽早拔除气管插管,恢复自主呼吸状态。

2. 监测血常规、生化、凝血功能、乳酸、血氨、感染指标(C反应蛋白、降钙素原等)、免疫抑制剂血药浓度等。

3. 术后超声严密监测肝动脉、门静脉、肝静脉、腔静脉、肾动脉、肾静脉管径大小、流速、阻力指数等。监测肝周、肾周是否有积液、血肿,胆道、移植肾输尿管是否有梗阻等情况,随着患者病情恢复逐渐简化。

4. 免疫诱导及维持治疗　术中常规使用大剂量糖皮质激素(甲泼尼龙10~15mg/kg),术后激素逐日减量。也可选择使用CD25单克隆抗体(巴利昔单抗)或者ATG进行免疫诱导。巴利昔单抗成人标准总剂量为40mg,分2次给予,首次20mg应于术前2h内给予,第2次20mg应于移植术后4d给予。ATG用法为术后连续静脉滴注5~7d(100mg/d)。巴利昔单抗或ATG进行免疫诱导治疗,有效地降低了排斥反应发生率,且并未增加机会性感染的发生率。术后第2天常规开始给予CNI类药物免疫维持,同时联合给予霉酚酸类药物。对于肝癌患者,术后1个月可转换为西罗莫司免疫方案。与类固醇保留使用方案相比,肝肾移植后1年无类固醇方案的受者死亡率和肝移植衰竭率降低,且不增加移植肾衰竭的风险,这支持了该人群中无类固醇方案的安全性和有效性。

5. 预防感染治疗　肝肾联合移植后由于手术留置引流管多、创伤大、免疫抑制强度高于单纯肝移植,导致感染概率增高,常见的感染为肺部、颅内、尿路、腹腔感染及败血症。病原体有细菌、病毒、真菌(包括肺孢子菌)等。术后感染是导致受者死亡的首要风险因素,尤其是肺部感染。术后常规使用广谱抗生素(涵盖革兰氏阳性菌和革兰氏阴性菌)抗细菌、抗真菌及抗病毒治疗。术后保持切口清洁,尽早拔除气管插管、各类导管、引流管。积极排痰,加强腹水、痰液、尿液的细菌感染监测,并根据术后受者血液、痰液、引流液的培养结果,针对性用药。

6. 保肝护肾治疗　术后早期,肝功能未恢复正常者,可给予谷胱甘肽、腺苷蛋氨酸、多烯磷脂酰胆碱、甘草酸苷等保肝药物辅助肝功能恢复。术后2周是血栓形成的高危期,此时恰当的抗凝治疗是防止血栓形成、保证移植成功的重要手段,同时也要注意伤口出血的情况。对于出现血尿的患者,积极查找病因,并对因处理。注意观察尿路梗阻情况,解除梗阻,避免肾损伤的药物,调整用药方案。

7. 出血　肝肾联合移植手术创伤大,血管吻合多,术后抗凝药物使用,因此密切观察有无出血倾向至关重要。注意观察腹部体征、引流液颜色、量。文献报道肝移植术后腹腔出血多发生于术后48h内,术后3周均存在腹腔出血的可能性。肾移植术后远期出血一般在10~14d,对于腹腔出血的判断不能只观察引流管情况,应结合临床表现、实验室及超声检查等综合分析。

8. 营养支持治疗　根据患者恢复情况,进食差的患者可予适当静脉营养支持,适当补充葡萄糖、维生素、氨基酸、白蛋白等。术后患者建议肠内营养为主,经口进食,降低糖盐摄入,避免饮酒,应建议食用营养丰富、易于消化吸收的食物,适量进食含碳水化合物和脂肪丰富的食物,避免脂肪过度积累。须摄入足量的优质蛋白、水果和蔬菜。

9. 补液、维持水电解质及酸碱平衡　治疗"量出为入",早期适当控制入量及输液速度,避免肺水肿。同时根据化验结果适当补充电解质及微量元素。

（二）肝肾移植术后随访

肝肾移植手术与其他外科手术不同,须长期服药并可能存在多种风险,所以肝肾移植术后随访非常重要,直接关系到患者的长期健康生存。肝肾移植受者在术后经过重症监护病房和普通病房护理治疗 2~3 周左右,肝肾功能及身体各项指标恢复正常或接近正常时,即可建议出院。患者出院应遵医嘱按时、规律服用免疫抑制剂及抗病毒、保肝利胆、护肾、抗凝等药物;根据肿瘤负荷及病理分级、MVI 等情况服用抗肿瘤复发药物。出院 1 个月后复查肝功能、生化、肾功能、血常规、尿常规、环孢素和他克莫司血药浓度及有否病毒感染等。若未发现异常,之后每 2 个月复查 1 次。期间出现发热、寒战、腹胀、腹痛、呕吐,移植肝区、肾区、腹部胀痛,皮肤巩膜有黄染或加深,尿少等症状时应及时随诊。

门诊随访内容包括:患者目前心理生理状态,服药情况,近期检查结果和原发病情况。门诊随访频率:术后 3 个月内,每周门诊随访一次,检测免疫抑制剂浓度、血常规、肝肾功能、凝血功能、乙型肝炎抗体、乙型肝炎病毒 DNA 水平等。术后 3~6 个月,每 2 周随访复查一次。术后 6~12 个月,每月随访一次。1 年以后,2~3 个月随访一次,3~5 年以后,情况稳定者,1 年 2~3 次。良性肝病患者术后须定期复查移植肝超声检查(包括肝脏质地、血流、胆管情况等),肝脏恶性肿瘤患者术后须定期复查肿瘤标志物(如甲胎蛋白、异常凝血酶原、CA19-9 等)以及胸部 CT 和肝脏磁共振增强检查。为防治移植术后代谢综合征,受者须定期检测血糖、糖化血红蛋白、血压、心率、血脂、体重指数、尿酸等。当怀疑异常的肝功能是由于肝实质性损伤时,应该进行肝组织学检查。对于Ⅰ型原发性高草酸尿症患者,需要定期监测尿酸水平,注意水分和枸橼酸钾补充。

五、术后康复评定

肝肾联合移植患者移植前涉及多器官功能障碍,并且移植手术难度大,因此术后早期开展全面的康复评估与康复治疗对于促进患者尽早回归正常生活、提高生活质量具有重要的意义。2001 年世界卫生组织批准了国际功能、残疾和健康分类(ICF)的国际通用版本,以一种统一和标准的语言和框架来全面描述人类功能、残疾与健康,为康复医学中的功能分类、评价和干预提供了标准。本部分将基于 ICF 框架对肝肾联合移植患者术后全面的功能评估进行阐述,包括身体结构和功能、活动和参与、环境和心理因素等三方面内容,并给予个性化、针对性的康复治疗。

（一）身体结构与功能

1. 意识与认知　肝肾联合移植患者移植前由于肝、肾衰竭合并有不同程度的肝性脑病(HE)或尿毒症脑病(uremic encephalopathy, UE)。移植术后器官功能尚未完全恢复之前仍然有部分患者存在不同程度脑病,HE 与 UE 临床症状相似,其中以 HE 最为常见。HE 的发生率国内外报道不一,可能是因为临床医生对其诊断标准不统一及认知存在差异。多数肝病终末期患者在病程的某一时期会发生一定程度的脑病,其在整个肝硬化病程中发生率为30%~84%。HE 是一个从认知功能正常、意识完整到昏迷的连续性表现,一般术后一段时间后都可恢复正常。

2. 躯体运动功能

（1）骨骼肌肉系统:肝肾联合移植术后患者由于术前长期卧床或制动,常常会出现肢体水肿、肌肉萎缩、关节挛缩、肢体缺损、压力性损伤、创口、深静脉血栓等情况,建议进行必要的骨骼肌肉系统评估。

（2）肌力及运动功能：衰弱作为肝肾联合移植受者不良结局的预测因子,在临床决策和实施干预上具有指导意义,早期准确识别肝肾联合移植受者衰弱尤为重要。由于缺乏对衰弱的统一定义,采用的评估工具各不相同。而针对肝肾联合移植受者衰弱的评估主要集中于躯体功能状况。Fried 等在衰弱循环模型的基础上,于 2001 年开发了 Fried 衰弱表型（Fried frailty phenotype, FFP）,提出 5 个躯体功能指标来测量衰弱,包括如下内容：

1）体重下降：近 1 年内,非自主性体重下降 >3kg,或者体重至少下降 5%,为阳性结果。

2）疲劳：我觉得做事很累或我感觉开始做一件事很难,根据过去的 1 周内发生的频率,0= 几乎无或很少（<1d）,1= 偶尔（1~2d）,2= 有时（3~4d）,3= 大多数时候（>4d）,受试者回答任何 1 个问题的结果为 2 或 3,即为阳性结果。

3）体力活动：根据 1 周的活动量计算,男性≤1 602.5kJ 或女性≤1 129.7kJ,为阳性结果。

4）步速下降：测定 2 次常速步行 6m 距离的时间,计算步速,取 2 次结果的高值,步速≤1.0m/s 为阳性结果。

5）握力下降：男性 <22.4kg 或女性 <14.3kg 为阳性结果。

上述任一指标阳性记 1 分,0 分为无衰弱,1~2 分为衰弱前期,3~5 分为衰弱期。FFP 客观简便,目前在临床和研究中应用最多,预测效度在老年人、慢性肾脏病及肾移植患者中已得到验证。但 FFP 多用于稳定状态的门诊患者,且仅测量了生理指标,并没有合并症、心理和社会等方面的内容,不能将衰弱与残疾、合并症区分开,评价内容不够全面。

3. 呼吸功能　术后呼吸功能康复评估可参照第三章肝移植康复指南相关内容。

4. 吞咽功能　对于肝肾联合移植术后生命体征稳定、意识清醒且能主动配合的患者,可通过饮水试验进行初步筛查,目的是排除误吸等导致肺部感染的因素,并确定吞咽障碍等级,这均有利于帮助患者术后早期拔除胃管,恢复经口进食,促进胃肠蠕动及恢复。营养是吞咽障碍患者需首先解决的问题,若无禁忌证,推荐使用肠内营养。对于肠内营养不能满足需求或有禁忌证的,可选择部分或全肠道外营养。口腔训练是恢复吞咽功能的基础训练,通过大脑皮质感觉运动的神经调控机制,改善咀嚼、舌的感觉及功能活动,不容忽视。

5. 营养　营养不良是终末期肝病、肾病患者的普遍问题,可显著增加肝肾联合移植手术风险及术后并发症发生率,因此,在肝肾联合移植术后制订完善的营养干预计划尤为重要。营养风险筛查 2002（NR2002）评分被广泛应用于住院患者,重症营养风险（NUTRIC）评分主要为重症患者设计,NRS 2002 评分 >3 分或者 NUTRIC 评分≥5 分被认为存在营养不良,需要进行营养干预。主观全面评定（SGA）联合人体测量学方法依据体重、饮食、肌肉消耗、三头肌皮褶厚度等,有助于进一步评估营养不良状态并进行分级。肝肾联合移植术后排除禁忌证后,血流动力学稳定即可开始早期肠内营养。可依据体重预测方程[25~30kcal/（kg·d）（1cal=4.19J）]决定总能量供给,推荐蛋白质能量为 1.2~2.0kcal/（kg·d）。肝移植术后早期通过鼻胃管进行肠内营养是安全的,有消化道吻合口的患者可以选择通过鼻空肠管进行吻合口远端喂养。

6. 睡眠障碍　术后睡眠障碍评估可参照第三章肝移植康复指南相关内容。

（二）活动与参与

1. 日常生活活动能力　日常生活活动（ADL）能力包括躯体生活自理量表（physiscal self-maintenance scale，PSMS）和工具性日常生活活动（IADL）量表，主要用于评定被试者的日常生活能力。能对肝肾联合移植术后患者是否出现衰弱症状进行早期筛查。ADL 共包括 14 个条目：如厕、进食、穿衣、梳洗、行走、洗澡、打电话、购物、备餐、做家务、洗衣、使用交通工具、服药、自理经济，前 6 个条目属于 PSMS，后 8 个条目属于 IADL，每个条目分别赋值 1~4 分，总分 14~56 分，14 分为完全正常；>14 分有不同程度功能障碍；≥22 分为明显功能障碍。该量表克龙巴赫 α 系数（Cronbach's α coefficient）为 0.966。

2. 社会参与能力　随着传统生物医学模式向生物 - 心理 - 社会医学模式转变，移植患者康复评价指标趋向于生理、心理及社会功能的综合性指标。移植术后工作岗位的参与能促进患者社会功能的恢复。移植术后重返工作岗位带来的收益、社会认同感、成就感能大大改善患者的生理和心理功能，而且有助于患者获得并利用社会支持，有效提高生活质量。术后返回工作岗位的患者生活质量优于未工作的患者，影响移植患者岗位参与的影响因素较多，且相互影响，如：抑郁情绪与服药的依从性差有关，受教育程度高、肾移植术后时间长的患者心理平衡水平较高，受教育程度与焦虑、抑郁呈负相关。移植之后的岗位参与不仅对患者来说越来越重要，对医疗专业人员、用人单位和社会来说也越来越重要，移植不仅可以减少提高生活质量的成本，而且有助于减少疾病津贴和失业保险等间接成本。移植中心应该建立健全移植患者随访制度，医护人员应针对上述因素进行正确的指导，给予系统化的健康教育和延续护理，满足患者生理、心理的健康需求，促进患者回归社会，同时也呼吁社会给予患者更多的机会和包容。移植患者社会参与水平受到的影响因素较多，且不同因素能相互作用、相互影响，均能对患者的社会参与水平产生影响。临床医护人员应对移植患者术前与术后全面评估，制订有效的健康教育方案，提高移植患者的社会参与水平。

（三）环境和心理因素

肝肾联合移植围手术期患者的精神心理疾病发病率很高，主要表现为焦虑症、抑郁症和创伤后应激障碍（PTSD），对术后生活质量有很大影响，识别和管理这些疾病对于改善等待移植和移植后阶段的结果至关重要。

对肝肾联合移植患者进行手术治疗后，最常见的术后并发症就是精神异常。该种病症对患者的手术治疗效果和生活质量都会产生严重的影响，因此，在临床治疗中就需要医护人员引起高度的重视，不仅对其原因进行研究分析，更要采取相关的护理干预措施保证患者的生命健康安全，减少不良事件的发生。通过研究分析发现，移植手术后治疗中出现精神异常因素主要为心理因素、疾病因素等。因此针对以上原因进行护理干预就能够对症下药，通过心理护理提升患者的治疗积极性，通过健康指导提高患者的治疗依从性，减少住院时间，通过环境干预和药物支持，提高患者治疗舒适度，有效缓解患者的精神异常症状。

六、术后康复治疗

（一）呼吸功能康复

肝肾联合移植患者术前因水钠潴留等因素可能已出现肺部感染等呼吸系统并发症，严重的可能出现肺动脉高压、肝肺综合征等继发症状。加上术后保护性机械通气,有研究表明肝移植患者术后早期有较大风险发生肺部并发症,导致住院时间延长、死亡率上升。肝肾联合移植术后的呼吸系统并发症须及时治疗,呼吸功能康复应及早开始进行。

(1)呼吸训练:呼吸功能训练通过增加患者的呼吸肌力量和耐力,缓解呼吸肌的损害和疲劳,进而有效改善肺功能。常见的呼吸功能训练方式包括深呼吸、腹式呼吸、缩唇呼吸、呼吸训练器等。根据患者的具体情况,遵循负荷性、特异性和可逆性的原则。早期肺康复训练未根据移植患者的个体化差异给予针对性指导,可致使部分患者术后不能掌握有效的排痰技巧,引发肺部感染等并发症,严重降低生存率。肝肾联合移植术后康复方案的制订须根据患者情况,注重个体化和特异性。同时,对肝肾联合移植患者高危因素的识别是不容忽视的,可直接影响呼吸康复方案的合理性和有效性。因此,多学科团队需全面评估患者的年龄、生活习惯、合并疾病史、心肺功能、运动耐力、麻醉时间、手术创伤等因素,正确识别高危因素,为个体化制订呼吸康复方案提供依据。

(2)改善胸廓活动度训练:患者呼吸模式改变后常常错误地调动颈部肌肉与肋间肌等辅助呼吸肌,容易导致呼吸肌疲劳、紧张,使胸廓僵硬、活动度减小,大大降低呼吸效率。可采用肩胸关节牵伸、肋间肌牵伸、胸廓松动、辅助呼吸手法、呼吸体操等方式放松胸廓和改善胸廓活动度。

肝肾联合移植术后患者应尽早开始进行以胸部物理治疗和呼吸训练为主要内容的综合呼吸康复方案,减少机械通气时间与 ICU 住院时间,阻止呼吸系统并发症发展,并建议进行胸廓活动度训练加强患者肺部通气。

(二)躯体运动功能

为了避免因卧床制动和镇静而带来的相关肌肉骨骼功能障碍,肝肾联合移植术后患者的躯体运动功能训练需要从重症监护病房开始进行。运动训练是术后康复的基础,在优化移植前功能及改善移植后结局和生活质量方面起到重要作用。运动训练一般在呼吸功能训练的基础上循序渐进,以促进血液循环和心肺功能恢复,提高活动耐力。运动处方和进度可根据美国运动医学会(American College of Sports Medicine, ACSM)指南制订,并遵循特异性、负荷性及渐进性的原则。运动训练主要包括上肢功能训练、下肢功能训练和上下肢联合训练。

1. 上肢功能训练　肝肾联合移植患者呼吸功能相对减弱,而上肢部分肌肉具有辅助呼吸和维持上肢姿势的双重作用,进行上肢功能训练可提高前臂运动能力,增强其用于辅助呼吸的力量的。训练方式主要包括肩部运动、前臂运动、手的被动运动等。国内鲜见针对肝肾联合移植患者上肢功能训练的规范化、系统化措施,不同研究对上肢功能训练的方式、时机及强度存在不同观点。患者上肢肌力为Ⅰ~Ⅱ级时,由康复师进行床上被动运动,严密监测生命体征下遵循从简单至复杂、从近端至远端的原则,逐级训练;上肢肌力为Ⅱ~Ⅲ级时,指导患者行床上主动运动;上肢肌力为Ⅳ级时,协助和鼓励患者做上肢外展和扩胸运动,2 组 /d,30 次 / 组。可在呼吸功能训练休息后 1h 进行上肢功能训练,包括握拳、十指抵抗、双上肢上举,并在后期进行双手负重上举运动训练。术前即可进行上肢功能训练,1~3 次 /d,3~5min/ 次,训练强度根据患者耐受程度逐步增加。尽管目前缺少证据表明何时为最佳训练时机,但物理治疗师和康复师可遵循一定的训练原则,根据患者的运动耐力和肌力情况,综合考虑训练的时间、频率、强度、类型等,给予个体化指导。

2. 下肢功能训练　下肢功能训练主要包括屈膝抬腿、直腿抬高、踩单车、原地踏步及行走训练等。肝肾联合移植患者卧床后易造成血液在静脉腔内异常凝结而产生静脉血栓,应尽早进行下肢功能训练。术后第 2 天即可进行双下肢抬举、蹬腿动作,以增加肌肉收缩的耐力。也可根据患者下肢肌力情况,遵循由近端到远端、由被动到主动、循序渐进的原则,逐渐增强下肢肌肉力量,提高活动耐力。对于危重患者,运动处方指南中无明确定义,但已被证实患者在体外膜氧合支持下早期运动和移动是安全的,床边 20min/d 的被动或主动运动训练可促进短期功能恢复。但下肢功能训练的频率和强度尚无共识,一般基于心肺运动试验了解患者的心肺功能,根据其耐受程度和最大耗氧量的 60%~80% 设定。当患者出现血氧饱和度 <90%、心率≥130 次 /min、修正 Borg 呼吸困难评分 >4 分及出现其他不适症状时应停止运动。

3. 上下肢联合训练　有研究提出以有氧运动联合抗阻运动为肺移植患者制订运动处方,并肯定了联合训练对患者康复的积极作用,对肝肾联合移植患者的康复也有借鉴意义。具体的联合训练方式有步行或慢跑结合功率自行车、助力带等。在有氧运动联合抗阻运动的基础上结合呼吸训练进行伸展运动,3 次 / 周,1.5~2h/ 次,可更好地提高患者平衡力和活动耐力。患者呼吸功能训练休息 1h 后进行上下肢联合训练,包括握拳、十指抵抗、双上肢上举、踢腿、屈膝抬腿、直腿抬高、踏车运动等,以患者的自觉感受、心率和血氧饱和度为依据,制订运动量为 15~20min/ 次,由初始时 2 次 /d 过渡到 3 次 /d,逐步提高活动耐力;运动强度以心率为标准,保持运动时心率低于(静息时心率 +20)次 /min。也可采用波波球手掌抓放、哑铃扩胸、踩单车、床上直腿抬高、登梯试验来提高患者的活动耐力,每项锻炼 3 次 /d,5~10min/ 次,具体实施以患者不感到疲劳和能耐受切口疼痛为标准。一般根据患者自觉感受、心率、血氧饱和度等循序渐进地调整。

肝肾联合移植术后患者建议从早期开始进行综合运动方案,方案包含被动、主动、上下肢训练等。针对意识清醒且能配合的患者可根据患者肌力与疲劳程度进行主动抗阻活动与功能活动,建议加入日常生活活动能力训练。

(三)心功能康复

肝肾联合移植患者大多数伴有肾性心脏病,因此术后需注重心功能康复训练,心功能康复是一个采用多学科方法实施心脑血管疾病综合二级预防的医学专业领域。心脏康复使心脑血管疾病风险降低,提高患者健康生活行为方式的依从性,并减少残疾的发生。心功能康复训练可借助有氧运动训练:心功能下降主要表现为运动耐力与摄氧能力下降,术后心功能康复应以提高运动耐力,增加机体摄氧能力为目的,以有氧运动作为主要运动方式。术后有氧运动已被证实可增强外科手术后患者运动能力,提高患者有氧代谢水平。总体目标是将日常体力活动提高到可以促进健康、改善心肺功能、降低慢性病风险的水平。运动处方中,首要考虑的要素是安全因素。

(四)意识与认知功能

部分肝肾联合移植患者术前由于肝性脑病或尿毒症脑病引起意识认知功能障碍,术后亦存在这种情况,可能迁延至出院。因此需重视意识与认知功能的恢复与训练。

1. 早期训练患者注意力　由于脑病对患者的大脑造成创伤,较多患者记忆力、专注力明显下降。为促进患者注意力的恢复,建议通过朗读、视觉追踪或找一段话中的错别字等方法,帮助患者集中注意力,促进其恢复大脑功能。虽然该方法可以促进患者恢复,但也不建议时间过长,训练内容不宜过于复杂,一般 20min/ 次为宜。

2. **早期训练患者定向力**　可以与患者交流,引导其说出所在地点、今天是什么日期等,或者闭着眼睛讲述房间内物品的摆放情况等,该项训练每日可训练 2~3 次,或与其他训练交替进行。

3. **早期训练患者记忆力**　较多患者发病后记忆力都会受到较大的影响,甚至无法回忆发病前后的事情,为促进其恢复,可向患者读出一串字母或数字,请患者复述出来,或者为患者朗读一篇文章,然后请患者归纳文章中的主要人物和事件,或借助旧物品与老照片引导患者能够进入远期回忆。应用该方法时,要注意度的把握,以免因为患者不能回忆或无法正确表达而产生焦虑、自卑等情绪等。

4. **早期训练语言表达能力**　鼓励患者多阅读并复述阅读内容,并给予患者关心和鼓励,家属的陪伴和交流有利于增强患者语言表达能力,提升患者康复的信心。

5. **其他能力的训练**　如协调力、逻辑思维能力、计算能力、感知能力、适当的运动能力等,通过对这些能力的综合训练,对患者预后康复具有较好的促进作用,每一例患者及家属都应当重视并加以实施。

(五)吞咽功能康复

部分肝肾联合移植术后患者出现的吞咽功能障碍,主要表现为机体虚弱、气管插管后喉部肌肉松弛和咳嗽力量下降而引发的吞咽误吸,吞咽功能训练可改善吞咽困难患者的吞咽功能。吞咽功能训练可加强舌和咀嚼肌的运动功能,提升吞咽相关肌肉的协调性,增强吞咽反射的灵敏性,抑制异常反射,提高神经系统兴奋性,激活不活跃的突触,开辟新的传导通路,对残留部分的功能进行重建,从而促进中枢神经体统的可塑性,提高吞咽能力。肝肾联合移植患者术后建议遵循重症患者拔管后的吞咽功能管理,及早进行吞咽功能障碍筛查与训练。

七、术后康复护理

肝肾联合移植术后的康复护理综合了肝移植和肾移植术后的康复护理要素,主要包括术后管道管理,液体管理,镇静、镇痛与睡眠管理,营养支持,日常生活活动能力,精神心理等多个环节。

(一)管道护理

1. **早期拔除气管插管**　多中心研究显示肝移植术后早期拔管受试者的并发症发生率很低,其中大多数并发症仅为轻微短暂的低氧血症,可通过增加鼻腔氧气流量改善。荟萃分析证实了肝移植术后早期拔管是安全有效的,不会增加再插管、感染发生和死亡风险,且能提高患者的康复率、缩短其 ICU 住院时间及总住院时间。病情稳定的肝肾联合移植受者可尝试早期拔管,但仍需全面考虑,谨慎行之。

2. 肝肾联合移植受者常须在术后留置深静脉导管、尿管、腹腔引流管等,以监测术后液体容量、尿量及引流量。每日评估各种管道留置的必要性,术后早期(24h 内)拔除气管插管,呼吸衰竭及术前Ⅳ期肝性脑病且术后 24h 内神志未能恢复者除外;若患者情况允许,建议尽早拔除尿管及各种引流管,促进其早期活动。

(二)液体管理

肾移植受者术后进入多尿期,需要补充足够的液体,而肝移植受者术后往往需要控制液体的过多摄入,所以肝肾联合移植的受者对于补液需要格外注意。肝肾联合移植后补液的目的是保证循环稳定,维持正常的水电解质平衡。术后早期液体管理应以血流动力学监测数据为参考依据,制订每日液体管理目标,实施目标导向的液体治疗。因为肝移植对于全身状态影响较大,术后容易出现循环不稳定、低血压、感染等并发症,导致移植肾受到影响,因此肝肾联合移植术后移植肾功能不全的发生率要高于单独的肾移植。所以对于肝肾联合移植后的液体管理,既要保证移植肾的灌注,又要防止移植肝水肿。

(三)其他

关于镇静、镇痛与睡眠管理,营养支持,日常生活活动能力,以及精神心理的内容可参见第三章第七节相关内容。

八、预后

(一)预后相关因素

肝肾联合移植术后患者的预后与术前因素,如术前营养状态、肝肾功能、合并脏器功能不全、需要 ICU 治疗以及临床特征有关;与术中因素,如出血量、输血量、手术持续时间、尿量、低血压、血钠水平变化、乳酸水平变化等有关;还与术后是否出现并发症,如移植肝出现肝功能不全甚至无功能、移植肾功能延迟恢复、肺部并发症、心血管系统并发症、神经系统并发症、精神系统并发症、血管并发症、胆道并发症、代谢并发症等有关。此外,围手术期护理管理对肝肾联合移植术后患者的预后具有积极意义,围手术期护理管理包括健康宣教、心理护理、营养支持、疼痛管理、管道管理、日常生活活动指导等。

(二)康复治疗对预后的影响

参见第三章第七节相关内容。

(孙煦勇　蓝柳根　吴基华)

第二节　胰肾联合移植康复指南

一、概述

(一)胰肾联合移植等待者流行病学现状

国际糖尿病联盟(International Diabetes Federation, IDF)2019 年公布的数据显示,全球80 岁以下的成年人中约有 4.63 亿人罹患糖尿病,发病率约 9.3%;而我国糖尿病患者超过1 亿,是全球糖尿病发病的第一大国。糖尿病可分为 1 型、2 型和特殊类型糖尿病,其中绝大部分为 2 型。据统计我国约 21.3% 的糖尿病患者伴有慢性肾脏病,国内一个较大宗的临床研究显示,2 型糖尿病合并慢性肾脏病的患者中糖尿病肾病的发病率为 22.5%,非糖尿病肾病的发病率为 77.5%。面对数量庞大的糖尿病合并终末期肾病的患病人群,各国学者一直在探寻治疗手段,目前得到广泛认可的最佳治疗方式是胰肾联合移植。

自 1966 年美国明尼苏达大学(University of Minnesota)的 Kelly 教授和 Lillehei 教授实施了世界首例胰肾联合移植后,截至 2017 年,全世界已完成胰腺移植超过 42 000 例,主要在美国和欧洲国家,美国报道的受者及移植胰的 5 年存活率分别为 93.0%、73.0%,移植肾

10 年存活率为 66.0%。近几年美国胰肾联合移植呈略微下降的趋势，这可能与糖尿病医疗管理的改善、器官供体重下降（更多的肥胖和老年供体）以及从内分泌科医师处转诊行单独胰腺移植有关。除美国外，其他国家和地区移植数量呈增加趋势，我国近几年再次掀起了开展胰肾联合移植的浪潮，多家单位都在积极开展。

回顾过去，我国胰腺移植也经过了不平凡的历程，1982 年和 1989 年当时的武汉同济医科大学夏穗生和陈实等移植专家不断开拓，分别完成了我国第一例胰腺移植和胰肾联合移植。之后的三十年间，多家移植中心克服困难、不断探索，形成了今天多点开花的局面。据不完全统计，我国 1982—1999 年共施行胰腺移植 69 例，主要在摸索胰腺移植术式、围手术期处理等，在此期间，胰腺移植 / 胰肾联合移植的长期存活率较低。2000—2009 年施行胰肾联合移植近 200 例，伴随移植技术的逐渐成熟、新型免疫抑制剂的不断应用，手术成功率和远期存活率有了显著提高。截至目前，施行胰肾联合移植 10 例以上的单位有华中科技大学同济医学院附属同济医院、中国医科大学附属第一医院、天津市第一中心医院、北京大学第三医院、首都医科大学附属北京朝阳医院、解放军联勤保障部队第九〇〇医院、中山大学附属第一医院、解放军联勤保障部队第九二三医院和广州医科大学附属第二医院等。较大宗的中远期存活率报道包括华中科技大学同济医学院附属同济医院 2012 年报道的受者、移植胰、移植肾 5 年存活率分别为 89.1%、84.8%、82.6%，8 年存活率分别为 80.0%、60.0%、53.3%。天津市第一中心医院 2019 年报道的受者、移植胰、移植肾 3 年存活率分别为 100.0%、97.6%、91.7%（2015 年后病例）。笔者所在的广州医科大学附属第二医院 2019 年报道的受者、移植胰、移植肾 2 年存活率分别为 96.1%、93.8%、95.0%。国内各家医院开展此项工作的时间、积累的经验各不相同，但这些数据的背后体现的是中国移植领域工作者勇于探索的精神，他们在尝试过程中都付出了艰辛的努力，这些接近或超过国际领先水平的治疗效果对我们广大从事胰腺移植工作的医务人员也是一种鼓舞。

（二）胰肾联合移植适应证

对于临床糖尿病肾病患者应积极考虑早期行胰肾联合移植，或在接受肾移植后待肾功能稳定后再行胰腺移植。糖尿病肾病发生率高达 30%，对于糖尿病肾病，美国移植中心建议，当肌酐清除率低于 40ml/min 时实施胰肾联合移植。而在欧洲，基于器官短缺的因素限制，对指征掌握得比较严格，大多数移植中心将肌酐清除率低于 20ml/min 的患者列入胰肾联合移植的等待名单。当然，单一考虑患者肌酐水平是不完全的，患者性别、年龄、身体情况及经济承受能力等多方面因素均需加以综合评估。

1. 国外早期适应证　由 Sollinger 教授于 1999 年提出，包括：①肾衰竭（进展期糖尿病伴终末期肾病或依赖于透析治疗，血清肌酐 >265μmol/L）；②血清 C 肽水平正常；③较低的心血管意外风险（没有或仅轻微的冠心病）；④无糖尿病相关的血管并发症，如坏疽等；⑤对胰肾联合移植术有良好的心理顺应性及对移植术后治疗方案有良好的依从性，能完全理解胰肾联合移植的复杂性和危险性。以往 1 型糖尿病合并终末期肾病是胰肾联合移植的标准手术适应证，约占全部移植病例的 94%，而 2 型糖尿病患者是否需接受胰肾联合移植存在较大争议。

2. 国内现阶段适应证　2020 版中华医学会器官移植学分会发布的胰肾联合移植临床技术规范中指出胰肾联合移植适应证包括：

（1）1 型糖尿病：①糖尿病并发肾衰竭；②合并糖尿病单纯肾移植后移植肾衰竭。

（2）2 型糖尿病：①年龄 <60 岁；②体重指数（body mass index，BMI）<30kg/m^2；③胰岛素治疗有效；④肾衰竭［已透析或 eGFR≤20ml/（min·1.73m^2）］；⑤心脏和血管疾病发生的风险低；⑥医疗和饮食的依从性好。

除了严格把握适应证，在年龄、BMI 和代谢功能等方面，胰肾联合移植的供体评估也比肾移植更为严格。笔者所在移植中心在这方面的体会是胰肾联合移植手术涉及 2 个器官的移植以及功能恢复，相比单纯肾移植手术创伤大、术后恢复慢，更需要全方面评估供体以及供器官的功能，才能在术后获得理想的效果。

二、胰肾联合移植手术方式的演变

Kelly 教授和 Lillehei 教授开创胰肾联合移植以来的 50 多年，手术方式的改变和创新从未间断，可以说，手术方式的演变贯穿整个胰肾联合移植的发展史。1966 年 12 月 17 日首例手术后的第 14 天，Lillehei 教授带领团队完成了第二例胰肾联合移植，之后又陆续实施了 13 例胰肾联合移植及胰腺移植。经过不断改进，他采用的术式是全胰连同十二指肠移植到受者的左髂窝，移植肾置于右髂窝，首例中使用的胰腺节段移植改为全胰腺移植，胰管处理从胰管结扎改为十二指肠外引流，十二指肠近端闭锁成盲端，远端（十二指肠与近段空肠）经皮造瘘外引流；门静脉与受者左侧髂外静脉端侧吻合，腹腔干和肠系膜上动脉的腹主动脉袖片与受者髂外动脉端侧吻合。全胰腺移植、肠道外引流、体循环内引流，这都是我们今天仍然采用的手术方法。Kelly 教授和 Lillehei 教授开创的胰肾联合移植术式在 50 年的不断变迁后，绝大部分又回到最初，证明当年的手术设计十分科学精妙。创新、思考、改进，这不仅是胰腺移植的发展原动力，也是外科手术不断进步的精髓所在。

胰腺移植的术式经历了许多变化，其术式尚未定型并存在争议。胰腺移植术式的主要区分在于以下两个方面：①移植胰腺的内分泌回流方式，即移植胰的血管重建；②移植胰腺的外分泌处理，也就是胰液的引流方式。

外分泌引流最常用的两种技术是将胰液经十二指肠引流到膀胱（膀胱引流）或小肠（肠引流）。膀胱引流的优点是：①技术相对较简单、安全；②术后不易发生腹腔感染；③术后根据测定尿淀粉酶的变化早期诊断排斥反应，方法简便。其缺点是：①大量磷酸盐丢失，代谢性酸中毒，术后须终身口服替代治疗；②极易并发尿道感染；③易引起反流性移植物胰腺炎、出血性膀胱炎等远期并发症。

自从 1988 年 Sollinger 总结膀胱引流的方式后的相当长一段时间内，该术式一度成为主流，甚至部分移植中心沿用至今，但后来由于其远期并发症较多，20 世纪 90 年代后期开始大多数中心再次采用了更符合生理解剖的肠引流术式。肠引流的优点是：①胰液肠引流术式符合正常的消化生理；②泌尿系统远期并发症远低于膀胱引流；③随着外科技术的进步，胰液空肠引流术式术后早期并发症发生率大幅度下降。其缺点是术后并发肠漏、胰漏、严重腹腔感染等并发症一旦发生，处理较为困难。目前的主流是肠引流，据统计，2012 年仅 22% 的胰肾联合 / 胰腺移植患者和 10% 的肾移植后胰腺移植患者采取了膀胱引流。

内分泌回流目前仍存在两种方式的争论，即门静脉回流和体静脉回流。门静脉系统回流理论上其优点是：①可以避免胰岛素直接进入体循环导致的高胰岛素血症、脂质代谢紊乱以及由此引起的动脉硬化；②胰岛素直接进入肝脏，更有利于胰岛素发挥作用；③由于移植胰腺的静脉血直接进入肝脏，抗原或抗原抗体复合物等在肝脏内得到处理，可能有利于减少排斥反应的发生。这些优点在和体静脉回流的对比中并没有得到明确的体现，加之游离门静脉系统的血管相对更为复杂，血管并发症发生率相对较高，目前绝大多数中心采用体静脉回流的吻合方式。

除了外分泌引流和内分泌回流的变化，移植胰腺和移植肾的位置也有不同的选择，由最早期的位于双侧髂窝到之后置于同侧也经历了不断的演变。美国埃默里大学（Emory University）2003年报道的借助供体髂动脉搭桥，供肾供胰置于同一侧的手术方法是一个具有里程碑意义的创新，它使得胰肾联合移植的手术方式更为简化，同时保留了一侧髂窝可供再次移植使用。这种手术方式引入国内后，被天津市第一中心医院、广州医科大学附属第二医院等单位使用并进行部分改进，例如移植肾尿路重建的方式由输尿管膀胱吻合改为移植肾输尿管和受体输尿管端端吻合。这种同侧胰肾联合移植的方式逐渐被国内更多的移植中心接受，并正在多家医院推广。相信随着手术方式的不断进步，手术并发症的不断减少，一定会推动胰肾联合移植的进一步发展。

三、胰肾联合移植术后病理生理特点

胰肾联合移植手术复杂，手术过程烦琐，由于受者为终末期肾病合并糖尿病，术前基础疾病较多，围手术期容易出现各种病理生理改变。

由于糖尿病患者易感性、全身血管病变、手术创伤大和术后应用较强免疫抑制剂等因素，胰肾联合移植术后的外科并发症发生率较高，因此，掌握患者术后病理生理改变的特点，术后早期施行严密的监护和康复治疗，可以有效改善预后、降低并发症和死亡率。缺血再灌注损伤、出凝血功能异常、心律失常、酸碱失衡和电解质紊乱等与肝肾联合移植等其他移植手术有相似之处，这里不做赘述，但是肠道吻合是胰肾联合移植的一个特点，需要特别注意肠道功能紊乱。

胰肾联合移植术后肠道功能的恢复起着决定性的作用，这与手术方式相关。胰腺移植的外分泌系统采用肠内引流的方式，需要将供体十二指肠与受体空肠或回肠进行吻合。移植前肠道准备须使用肠道清洁剂聚乙二醇电解质散作为容积性泻剂，通过大量排空消化液来清洗肠道。因手术时间较长，术中插管全麻所用的肌松药或其他麻醉用药均会对肠道功能恢复造成一定的影响。因术中进行了肠道吻合，术后早期无法进食，需要使用肠外营养进行营养支持。因术后须进行加强抗凝，术后肠道吻合口出血也会导致肠道功能恢复延迟。除此之外，围手术期使用的预防抗生素会增加肠道菌群紊乱的风险。

四、术后临床治疗及随访

胰肾联合移植术后的治疗相对比较烦琐，主要集中在移植肾、移植胰腺和肠道功能恢复3方面。临床药物治疗主要包括以下方面。

（一）免疫抑制方案

笔者单位根据受者PRA情况选择不同的诱导方案，PRA阴性或者PRA阳性（I类或II类抗体<5%）受者采用兔抗人胸腺细胞免疫球蛋白（ATG），每日2mg/kg，共5d，或者选用兔抗人胸腺细胞免疫球蛋白，每日剂量约为1mg/kg，共4d，同时加上2剂巴利昔单抗（每剂

20mg）；PRA 阳性（Ⅰ类或Ⅱ类抗体≥5%）受者采用兔抗人胸腺细胞免疫球蛋白,每日剂量约为 1mg/kg,共 4d,联合使用利妥昔单抗,剂量为每平方米体表面积 375mg,共 2 剂。

手术前静脉滴注甲泼尼龙 250mg,术中开放肾血管前静脉滴注甲泼尼龙 250~500mg,术后第 1~3 天继续使用甲泼尼龙,剂量分别为 500mg/d、250mg/d 和 250mg/d。术后应用他克莫司 + 吗替麦考酚酯（MMF）+ 泼尼松的三联免疫抑制方案,初始他克莫司剂量为按体重每天 0.05~0.1mg/kg,并将他克莫司的谷浓度调整维持在 5~10ng/ml。MMF 的剂量为 1~1.5g/d,泼尼松于术后第 4 天开始口服,剂量为 25mg/d,每 5~7d 减量 5mg,减至 10mg/d 或 5mg/d 维持。

（二）抗感染治疗方案

胰肾联合移植手术时间较长,胰腺修整过程需要对供体十二指肠段进行缝合和包埋,因此,有效的抗生素使用对于预防腹腔感染非常重要。一般选择针对革兰氏阴性菌的亚胺培南或美罗培南,和针对革兰氏阳性菌的万古霉素或利奈唑胺,以及使用针对念珠菌、曲霉菌的卡泊芬净抗真菌治疗药物等。

（三）抗凝药物的使用

术后即接受依诺肝素 2 000AxaIU,皮下注射,1 次 /d,持续 1 周,1 周后续贯改为口服阿司匹林,100mg,1 次 /d;氯吡格雷,75mg,1 次 /d。使用过程中根据患者的大便性状、颜色和引流液的颜色酌情进行减量。

（四）抗酸药和胰酶抑制剂的应用

胰肾联合移植因术中进行了肠道吻合,且移植胰腺术后早期胰腺分泌旺盛,因而,术后需要留置胃管进行胃肠减压,减少消化液对肠道吻合处的侵蚀;同时需要使用质子泵抑制剂抑酸,奥曲肽或生长抑素持续微泵抑制胰液分泌。

（五）营养支持治疗

术后患者因暂时不能进食,需予以营养支持治疗,保证患者每日热量和蛋白所需,监测并维持体内水、电解质血浆渗透压和酸碱平衡;临床需根据生化、血气分析等结果及时对症处理。

五、术后康复评定

加速康复外科（ERAS）于 1997 年由丹麦 Kehlet 教授首先提出,其核心是减少手术患者围手术期的创伤应激、减少并发症,缩短住院时间,加快患者的康复速度。众多临床研究结果表明 ERAS 可降低并发症发作风险,降低患者再入院风险,减轻手术应激反应,缩短了住院时间。

胰肾联合移植手术发展迅猛,手术技术对外科医师而言已经不再是难题,而做好围手术期管理使受者早期康复,已成为移植团队新的挑战。目前国内逐渐接受该 ERAS 理念,并广泛应用于多个外科专业。胰肾联合移植患者术后除了药物治疗之外,后续都需要对患者进行综合性的康复治疗。康复治疗的基本目的就是要改善患者的日常生活活动能力,促进患者早日康复,故积极开展术后康复评定对了解患者的功能状况意义重大。

（一）移植肾功能和胰腺康复的评定

尿毒症患者普遍心功能较差,术中的补液容易造成水钠潴留从而导致术后肠麻痹、心功能不全等并发症的发生。因此,胰肾联合移植术后患者肾功能的恢复是整个治疗过程的核心。血清肌酐稳定下降和尿量的恢复是术后补液、体外营养支持的基础。同时,移植术后糖皮质激素和免疫抑制剂的应用,使移植后新发糖尿病发病率明显升高。血糖恢复到正常水平是评估移植胰腺功能最直接的指标。血尿淀粉酶和脂肪酶在术后早期因为缺血再灌注损伤的影响会出现不同程度的升高,但是随着损伤修复,这些指标也会逐渐恢复到正常或接近正常水平。

（二）肠道功能康复的评定

肠道功能恢复是胰肾联合移植术后康复至关重要的一部分。笔者单位外引流方式采用更加符合人体生理结构的肠道引流方式,摒弃了较多并发症的膀胱引流方式。但若肠道功能恢复不佳,容易出现肠道吻合口出血、肠瘘等严重并发症,因此导致患者移植胰腺丢失。肠道功能恢复与早期快速康复密切相关,早期下床活动可明显加快肠道排气、排便的出现,促进肠道功能恢复。从全流饮食逐渐过渡到正常饮食标志着肠道功能恢复,肠功能恢复后可循序渐进给予半流食、普食,并加强移植术后饮食指导,监测营养状况,避免因营养状况不良而影响患者术后康复。

（三）日常生活活动能力评定

胰肾联合移植患者术前基础疾病较多,身体常年饱受尿毒症、糖尿病、高血压的侵袭,身体基础条件较一般受者要差。而且,少数患者在治疗过程中出现并发症,或因病情反复、加重等因素,容易导致患者情感脆弱、情绪易波动、对日常生活能力的认知不足,从而引起自我康复管理能力下降。如果出现此类情况而不加以重视,最终导致患者丧失生活自理能力,甚至死亡等恶性后果。因此,加强对胰肾联合移植术后患者日常生活活动能力的康复治疗极为重要。

研究表明,日常生活活动能力评定是康复护理程序中不可或缺的组成部分之一,同时也是制订康复护理计划及指导功能训练、康复治疗的重要基础。Barthel 指数主要评估患者的日常生活能力,是目前评估日常生活能力的最为公认、最常用的量表。它不仅可以用来评定患者治疗前后的功能状况,还可以预测治疗结果及预后效果,在康复医学中被广泛使用。

Barthel 指数主要评定进食、洗澡、修饰、穿衣、控制大便、控制小便、如厕、床椅转移、平地行走 45cm、上下楼梯共 10 项内容,评分分值为 2~4 个等级,总分为 100 分,得分越高意味着独立性越好,依赖性越小。根据其总得分值将日常生活能力分为以下几个等级:100 分表示日常生活能力正常;60 分及上为良,生活基本自理;40~59 分为中度功能障碍,需要帮助;20~39 分重度功能障碍,生活依赖明显;20 分以下为完全残疾,生活完全依赖。

（四）参与能力评定

主要进行生活质量、劳动力和职业评定,常用 SF-36。SF-36 是目前应用最广的健康调查表,拥有多达 9 个不同维度,对生活质量进行全方位评估,可较好地反映各种人群不同方面的生命质量状况,为系统评价疾病对生命质量的影响及生命质量水平提供了充足的数据。

SF-36 包括两个方面,躯体功能评分与心理功能评分,共有 8 个项目,包括生理功能、生理职能、躯体疼痛、一般健康状况、活力、社会功能、情感职能以及精神健康。

（五）器官结构的评定

胰肾联合移植术后血栓形成是移植胰腺丢失和患者死亡的主要原因之一,研究报道血栓发生率约为 10%~20%。胰腺内一旦形成血栓,很有可能导致移植物丢失,因此预防其发生是临床治疗的重中之重。胰肾联合移植术后须严密观察移植肾和移植胰腺的血流情况,CT平扫评估移植肾和移植胰腺在腹腔的位置和形态。监测移植肾和移植胰腺血流,如有异常情况,如脾静脉血栓或移植胰腺肠系膜上动静脉血栓形成,必要时行电子计算机断层扫描血管成像(computed tomography angiography,CTA)和电子计算机断层扫描静脉成像(computed tomography venography,CTV)评估移植肾和移植胰腺血流情况。

(六)心理评定

心理健康对术后康复也有着至关重要的作用。患者常常在术前术后不可避免出现一些焦虑或紧张的情绪,适度的焦虑是一种正常的心理现象,过度焦虑才是一种疾病。焦虑和忧郁是最常见的负性情绪。目前的心理问题判断主要依靠人相对客观/主观的判断,它们的评定或衡量在医学心理学及精神医学中具重要意义。心理量表可对焦虑、抑郁患者的症状予以量化评估,常用的焦虑及抑郁评估量表分为自评和他评量表,包括针对焦虑或抑郁的专项问卷和综合评估。需要注意的是,心理量表只能作为评估症状是否存在及其严重程度的工具,并不能用作疾病诊断的唯一标准,需结合临床表现对评定结果进行合理解释。

六、术后康复治疗

长期以来,很多人都认为康复可有可无,并不会影响最终的治疗效果。临床医生不重视术后康复治疗,“重治疗,轻康复”的观念仍根深蒂固。但随着越来越多的临床证据表明,以恢复功能、改善功能和代偿功能为治疗核心目标的康复治疗可以明显改善患者术后恢复和预后。

笔者单位经验认为胰肾联合移植术后康复治疗应进行如下考虑:首先,需因人而异,康复治疗方案的制订需要根据病情和目标差异、年龄和性别、文化和兴趣和环境选择。其次,应遵循循序渐进的原则,积累训练效应,学习治疗方法,建立运动安全性。再次,需要持之以恒坚持锻炼,1次足够强度的运动训练的效应可以维持 2~3d,运动训练的效应明显显现一般需要 2 周训练的积累。运动治疗积累的效应在停止训练后会逐渐消退。患者主动参与可促进运动条件反射的形成,从而提高运动控制的效率,相对降低定量运动的能耗,是运动单位募集的前提,同时反映患者的心理状态。最后,胰肾联合移植术后患者不仅要考虑肌骨异常,还有心肺和心理等方面的异常。康复治疗需要考虑多种方式综合应用,利于提高训练效果。

手术不是结束,康复才是开始。随着康复医学的迅速发展,康复条件越来越完善,患者可以选择更加合理、先进的康复手段,尽早康复并回归社会,减少术后并发症。摒弃“养病”的想法,树立“早期康复”正确观念。根据患者的病情,患者的性格以及患者对疾病的认识,来制订适合患者的康复治疗方案。对每个患者进行因人施教,因病施教,给患者一个人性化的训练方式。

(一)心理治疗

手术后患者容易出现心理精神变化的原因是多方面的,主要包括:①术前患者长期受慢性肾脏病困扰,大多接受过长期的透析治疗,心理处于持续应激或焦虑状态;②手术创伤及术后对恢复的担心;③术后长期服用免疫抑制剂,对身体和治疗费用担心等。众多因素促成一些共同的心理特征,如:敏感多虑、自尊心增强、依赖猜疑心加重、感情脆弱和情绪不稳等。

心理治疗一般采用心理支持、疏导的治疗方法，移植者需要心理、生理、医疗、药物和家庭支持贯穿整个治疗过程，多鼓励患者，减轻患者的压力。医护人员必须及早与患者沟通，让其了解治疗的重要意义，及时解释治疗的必要性，解除其疑虑。尽量与患者多沟通，感受亲属及医护人员对其的关心、支持，对治疗给予理解和配合，建立起战胜病魔的信心，减少患者的恐惧感。

（二）运动治疗

患者生命体征相对稳定情况下进行以下治疗，治疗过程循序渐进。根据病情增加四肢、抗阻训练强度，增加步行距离，可请康复师指导训练。

术后第 1 天：解除患者心理顾虑，给患者宣教康复锻炼的益处，鼓励患者积极锻炼，比如踝泵 20 次，3~4 次 /d。

术后第 2 天：卧位做上肢活动，每一动作 5~10 次，2 次 /d；双下肢做直腿抬高训练，移植侧肢体抬高的范围以不引起明显伤口疼痛为度，3~4 次 /d；双下肢屈膝屈髋训练 20 次，3~4 次 /d；桥式运动 10 次，3~4 次 /d。

术后第 3 天：桥式运动 15 次，3~4 次 /d；体力恢复良好者可下床站立做深呼吸练习；双下肢控制较好者可进行短距离步行；半卧位双手持适当重量的哑铃，进行上肢训练，双下肢直腿抬高持续时间延长，移植侧肢体抬高度数增大，双下肢抗阻屈膝屈髋、伸膝伸髋练习；手部握力训练，2 次 /d，体力恢复良好者可下床站立做深呼吸练习。

术后第 4 天：继续前 2d 练习，下床静坐 15~30min，2 次 /d；坐位下进行四肢抗阻练习，短距离步行。

（三）咳嗽训练与呼吸训练

呼吸功能锻炼可以通过有效的呼吸，加强膈肌运动，提高通气量，改善呼吸功能，减轻呼吸困难，增加活动耐力，提高机体活动能力。患者可在康复师指导下进行呼吸功能锻炼。

1. 缩唇呼吸训练　患者坐位或半卧位，闭嘴，用鼻子将气吸满，屏气 2~3s，然后将胸部前倾，口唇缩小呈口哨状，气体从口中缓慢呼出，吸气与呼气时间比 1∶（2~3），保持深吸慢呼，7~8 次 /min，每次训练 10~20min。

2. 腹式深呼吸训练　患者平卧或半坐卧位，双手放在前胸和上腹部，鼻子缓慢吸气，使腹部鼓起，置于腹部的手有向上抬起的感觉，吸气后屏气 1~2s，使肺充气扩张，然后缓慢呼气，呼气深而慢，腹部内陷，置于腹部的手有下降的感觉。

3. 咳嗽训练　患者深吸气，屏气，使膈肌抬高以增加胸膜腔内压，肋间肌收缩，然后咳嗽，打开声门，使气体或痰液冲出，反复训练数次。

（四）有氧训练

目前关于术后康复有氧训练中运动强度的确定仍存在争议，应该根据患者的性别、年龄、病情、心脏功能、体力和兴趣的具体情况，嘱其选择较适合自己运动的训练，比如步行、慢跑、太极拳、气功等训练项目。开始锻炼时须时刻监测运动的心率变化，以免运动过量。训练的禁忌证主要包括各种心脑血管疾病急性发作期或进展期、心功能不稳定、急性肺动脉栓塞或梗死、精神疾病发作期间或严重精神类疾病等。

高强度间歇训练被认为是较为有效的运动训练方法，其特点是运动强度较大，持续时间较短,患者不良反应较小,易于耐受。胰肾联合移植患者合并慢性肾脏病、糖尿病,多体弱,术后体能基本较差,不建议高强度训练,选择低强度、简单的训练开始,根据患者心肺功能情况逐渐过渡到中低强度训练,情况良好者再选择中等强度训练。术前有健身习惯,体能较好的患者可以尝试较高强度训练。采用低强度训练可以使患者很好适应,非常适合高龄老年人,但由于持续训练时间长,患者在训练中途容易因肌肉酸痛、呼吸困难而终止训练。因此,需要因人而异制订合理的训练方案。

(五)肠道功能康复干预措施

胰肾联合移植术后患者肠道功能恢复是重中之重,肠道功能的恢复与术后进食、肠道并发症如粘连性肠梗阻或肠瘘密切相关。术后患者由于身体状况、手术刺激、疼痛程度及医护配合等多种因素影响,对早期下床活动存在恐惧心理,术后大部分时间仍处于卧床状态,导致胃肠道功能障碍、运动能力下降、肺不张等多种危害。基于快速康复外科理念的术后康复干预可使患者缩短术后恢复时间,缓解疼痛,减少并发症,提高生活质量。笔者单位常用的干预措施如下:

1. 咀嚼口香糖 咀嚼食物是一种刺激人类肠道运动的假饲行为。腹部手术术后胃肠动力受到抑制,自主神经功能障碍、胃动素和胃泌素分泌降低,为促进胃肠道功能的恢复,咀嚼口香糖被认为通过头迷走神经刺激肠道运动,进而导致胃肠激素的释放。

2. 营养管理 早期经口进食可以通过神经对胃肠道的刺激,促进胃肠平滑肌的活跃,达到恢复胃肠激素分泌的目的。因为胰肾联合移植手术术中需进行供受体肠道吻合,术后常规需留置胃管一周时间,此段时间以肠外营养为主,保证患者每日热量需求。目前笔者单位这一时间逐渐缩短至术后第5天,即开始进食流质食物。快速康复外科理念下患者尽早进食、提高了胃肠道的血流量,促进胃肠道蠕动,加速愈合,促进功能恢复。科学合理的饮食管理不但可以为患者的康复保证足够的营养,还能改善患者的胃肠功能。

3. 早期活动 早期活动是快速康复外科的关键组成部分,在临床康复实践中起极大作用。主要包括术后前2d的床上活动和下床活动,术后前2d主要以活动四肢、翻身运动和呼吸运动锻炼等为主要内容。术后第3天开始,已经暂停心电监测,鼓励患者积极下床活动,提升患者胃肠道的活动度,避免术后肠梗阻的发生等。

(六)功能训练

功能训练主要包括肢体功能训练和日常生活功能训练。肢体功能活动包括床上转移训练,上下肢、头颈部、腰背部关节活动、肌力和耐力的训练,平衡功能训练等。日常生活活动包括基础性日常生活活动和工具性日常生活活动。基础性日常生活活动包括进食、洗澡、修饰(洗脸、梳头、刷牙、刮脸)、穿脱衣服(包括系纽扣、鞋带等)、大小便控制,使用厕所(包括擦拭、穿衣、冲洗等),床椅转移、平地步行和上下楼梯等;工具性日常生活活动主要包括乘坐或使用交通工具、烹饪食物,维持家务、外出购物等。

较好的肢体功能活动是完成日常生活活动的关键。因此手术后,在生命体征稳定情况下,应尽早进行肢体功能训练,加强日常生活活动所需的肌力、耐力以及控制能力的训练。出院前后根据患者功能活动状况指导进行协调训练和柔韧性训练,结合兴趣爱好制订相应运动处方。有利于患者提高日常生活质量,更好地回归家庭和社会。

(七)物理因子治疗

1. 超短波电疗 电疗仪的作用机制是将中频电、低频电、直流电分别调制于高频载波上,并以低内阻、脉冲自耦方式作用于体表的电疗仪。超短波为高频电疗的一种,采用无热量、短时间超短波治疗可刺激巨噬细胞释放趋化因子和生长因子,促进损伤部位新生结缔组织生长和缺血肌肉内毛细血管生成,减少渗出,使炎症局限化,加速局部组织修复,有助于术后伤口愈合。注意有心脏起搏器、治疗部位有金属物或正处于活动性出血者禁止使用。

2. 电刺激疗法　神经肌肉电刺激(neuromuscular electrical stimulation, NMES)是目前比较常用的电刺激疗法,NMES通过低频电流刺激皮肤及特定肌群神经纤维,可根据个体耐受程度产生舒适的肌肉收缩,可作为一种被动治疗手段。NMES直接作用于肌纤维时,能使肌纤维变粗,体积增大,重量增加,增强肌肉力量;还可增强肌纤维氧代谢能力和耐力;同时NMES可改善局部淋巴和血液循环,加快肌肉功能恢复。治疗时,将电极片分别置于特定肌肉肌腹的近段和远端,利用低频电流刺激该肌肉产生节律性收缩,从而起到预防肌肉萎缩和增强肌力的作用,有利于患者神经反馈恢复和感觉运动功能的恢复。

七、术后康复护理

(一)合理膳食

饮食对于移植受者来说不仅仅是维持正常的生理需求,合理的饮食结构还是长期存活的重要保证。因为移植术后为了使您尽快康复,一些营养的补充应该增加。另外,我们日常所见的一些食物并不一定适合移植术后的患者食用,因为有可能增加免疫力或影响免疫抑制剂的浓度,因此这些食物应尽量避免食用。

移植术后的饮食要点主要包括:①一定要注意饮食卫生,不生吃蔬菜,水果要洗、烫、削皮,尽量不要吃冷拌菜,以期将感染的风险减少到最低。②大剂量激素的应用可使骨质丢失大约10%,因此应注意补钙。③应食用富含铁、硒、锌、硅等微量元素的食物。④应积极补充蛋白质,蛋白质每日摄入量1.2~1.3g/kg。(计算方法:300ml牛奶或2个鸡蛋或50g瘦肉可以供给9g优质蛋白)。⑤所摄入的碳水化合物应控制在总热量的50%之内,有利于降低血糖,脂肪摄入量应控制在总热量的30%之内。⑥慎食豆类和面制品,以控制非必需氨基酸的摄入。⑦少食易致过敏的虾、蟹等贝壳类食物,避免饮酒,避免一些对肝脏有毒性的具有清凉解毒功效的食物。

糖尿病患者的膳食中,应限用高糖、高脂肪、高热量的食物,建议以高维生素、低热量、低脂肪、适量优质蛋白食物为主。多吃新鲜蔬菜,血糖高时水果也要控制好摄入量。很多糖尿病患者会经常有饥饿感,但必须严格定时定量进食,在有饥饿感时可进食蔬菜如黄瓜等。

高血压患者的首要关键是控盐,在术后康复过程中,应将食盐的每天摄入量控制在3~5g/d,如果出现严重高血压可控制每天盐摄入在2g以下。尽量不要饮酒。限制摄入过多的动物脂肪,少食动物内脏及含胆固醇高的食物,脂肪摄入总量控制在50g/d以下。

高脂血症患者少吃油腻及脂类含量高的食物,如猪油、肥肉等;胆固醇摄入量200~300mg/d。适当减少碳水化合物的摄入量,不要过多吃糖和甜食,多吃粗粮,如小米、燕麦、豆类等食品中纤维素含量高,具有降血脂的作用。多吃富含维生素、无机盐和纤维素的食物,如水果和蔬菜。

(二)运动锻炼

移植术后早期由于身体功能尚未完全康复,加上贫血及移植前疾病对身体造成的影响,常常很容易感到疲劳和虚弱,甚至可能伴有睡眠紊乱。适宜的营养和运动锻炼可以加快术后恢复,并可以帮助患者心态放松和精力充沛。尤其对于并发肥胖和骨质疏松的患者,运动锻炼是很好的防治手段。

对于大多数患者而言,在术后 2~3 个月就可以开始规律的锻炼了,但运动方式不要过于激烈。骑车速度不要超过 15km/h。跑步速度小于 8km/h。力量型运动建议一周做 2 次,例如推举 8~15 次,以不要出现疲劳感为度。阻力型运动一般是指通过抵抗阻力达到肌肉锻炼效果,例如使用跑步机或者动感单车等器械。伸展型运动可提高骨骼和肌肉的柔韧性,减少拉伤或骨折的发生,最常见有瑜伽和普拉提。在锻炼之初,建议以温和的方式为主,运动之后能够微微感到出汗,但不至于气喘吁吁,不要感觉太累而难以恢复。建议综合多种运动形式来达到全面的锻炼效果,有氧运动的形式是最佳的选择,可以帮助患者预防心血管疾病。

八、预后

近十年来,随着手术技术和围手术期管理的提高以及免疫抑制剂的发展,胰肾联合移植手术得以广泛开展,现已逐渐成为治疗终末期糖尿病肾病的最佳治疗手段。众多临床研究已证实,胰肾联合移植可以提高终末期糖尿病肾病患者的生活质量,延长其存活时间,可以阻止和逆转糖尿病的并发症。

胰肾联合移植患者一般来说基础疾病较多,除了尿毒症和糖尿病之外,往往合并高血压、肾性贫血,不少患者可能存在冠心病等疾病,因而众多病理因素影响下患者生存期和生活质量极差。而这类受者接受胰肾联合移植手术后,不管是围手术期还是术后的管理均较肾移植更为烦琐,恢复时间更久。对于此类患者术后的康复尤为重要,不管是胰肾功能恢复,或是心肺功能的恢复,还是肠道功能的恢复。经过笔者单位对手术方案探索及技术总结,胰肾联合移植预后情况得到明显改善,3 年受者、肾、胰腺生存率均分别为 92.5%、91.5%、89.0%,与国外情况相比,笔者中心与国外受者术后生存率及移植物生存率相比相差不大。

（陈　正　张　磊　刘路浩）

参 考 文 献

［1］中华医学会器官移植学分会.肝肾联合移植技术操作规范（2019 版）［J］.器官移植,2020（1）:30-40.

［2］BERNABEU J Q, JUAMPEREZ J, MUOZ M, et al. Successful long-term outcome of pediatric liver-kidney transplantation: a single-center study［J］. Pediatric nephrology, 2018, 33（2）: 351-358.

［3］KATHY M, NILLES K M, JOSH LEVITSKY J, et al. Current and evolving indications for simultaneous liver kidney transplantation［J］. Seminars in Liver Disease, 2021, 41（3）: 308-320.

［4］王贵强,段钟平,王福生,等.慢性乙型肝炎防治指南（2019 年版）［J］.临床肝胆病杂志,2019,35（12）: 2648-2669.

［5］EKSER B, CONTRERAS A G, ANDRAUS W, et al. Current status of combined liver-kidney transplantation［J］. International Journal of Surgery. 2020, 20（3）: 1103-1121.

［6］中华医学会器官移植学分会.中国公民逝世后器官捐献流程和规范（2019 版）［J］.器官移植,2019

（2）：122-127.

［7］XIANG J, CHEN Z, XU F, et al. Outcomes of liver-kidney transplantation in patients with primary hyperoxaluria：an analysis of the scientific registry of transplant recipients database［J］. BMC Gastroenterol, 2020, 20（1）：208.

［8］ELISABETH L, METRY E L, SANDER F, et al. Long-term transplantation outcomes in patients with primary hyperoxaluria type 1 included in the European Hyperoxaluria Consortium（Oxal Europe）Registry［J］. Kidney International Reports, 2022, 7（2）：210-220.

［9］DILAUDO M, RAVAIOLI M, LA MANNA G, et al. Combined liver-dual kidney transplant：role in expanded donors［J］. Liver Transplantation, 2017, 23（1）：28-34.

［10］EKSER B, MANGUS RS, FRIDELL W, et al. A novel approach in combined liver and kidney transplantation with long-term outcomes［J］. Annals of Surgery, 2017, 265（5）：1000-1008.

［11］LEE T C, CORTEZ A R, KASSAM A F, et al. Outcomes of en bloc simultaneous liver-kidney transplantation compared to the traditional technique［J］. American Journal of Transplantation, 2020, 20（4）：1181-1187.

［12］EKSER B, MANGUS R S, KUBAL C A, et al. Excellent outcomes in combined liver-kidney transplantation：Impact of kidney donor profile index and delayed kidney transplantation［J］. Liver Transplantation. 2018, 24（2）：222-232.

［13］EKSER B, CHEN A M, KUBAL C A, et al. Delayed kidney transplantation after 83 hours of cold ischemia time in combined liver-kidney transplant［J］. Transplantation, 2019, 103（11）：e382-e383.

［14］WEEKS S R, LUO X, TOMAN L, et al. Steroid-sparing maintenance immunosuppression is safe and effective after simultaneous liver-kidney transplantation［J］. Clinical Transplantation, 2020, 34（10）：e14036.

［15］TANDOI F, CUSSA D, PERUZZI L, et al. Combined liver kidney transplantation for primary hyperoxaluria type 1：Will there still be a future? Current transplantation strategies and monocentric experience［J］. Pediatr Transplant, 2021, 25（4）：e14003.

［16］WANG A J, PENG A P, LI B M, et al. Natural history of covert hepatic encephalopathy：an observational study of 366 cirrhotic patients［J］. World Journal of Gastroenterology, 2017, 23（34）：6321-6329.

［17］WUENSCH T, RUETHER D F, ZOLLNER C, et al. Performance characterization of a novel electronic number connection test to detect minimal hepatic encephalopathy in cirrhotic patients［J］. European Journal of Gastroenterology & Hepatology, 2017, 29（4）：456-463.

［18］中华医学会器官移植学分会. 中国肝肾联合移植麻醉技术操作规范（2019版）［J］. 中华移植杂志（电子版）, 2020, 14（1）：21-23.

［19］卓金凤, 吕海金, 易慧敏, 等. 肝移植术后加速康复护理的标准化操作流程［J］. 器官移植, 2020, 11（1）：121-125.

［20］RODRÍGUEZ-LAIZ G P, MELGAR-REQUENA P, ALCÁZAR-LÓPEZ C F, et al. Fast-track liver transplantation：six-year prospective cohort study with an enhanced recovery after surgery（ERAS）protocol［J］. World Journal of Surgery, 2021, 45（5）：1262-1271.

［21］国家老年医学中心, 中华医学会老年医学分会, 中国老年保健协会糖尿病专业委员会. 中国老年糖尿病诊疗指南（2021年版）［J］. 中华糖尿病杂志, 2021, 13（1）：14-46.

［22］中华医学会器官移植学分会. 胰肾联合移植临床技术规范（2020版）［J］. 器官移植, 2020, 11（3）：332-343.

［23］朱凤娟,罗姣,陈晓琼,等 . 507 例 2 型糖尿病合并慢性肾脏病患者肾活检的临床病理特点［J］. 中华
　　　肾脏病杂志, 2020, 36（3）: 207-213.

［24］DEAN P G, KUKLA A, STEGALL M D, et al. Pancreas transplantation［J］. BMJ, 2017, 357: j1321.

［25］CAO G, JING W, LIU J, et al. Countdown on hepatitis B elimination by 2030: the global burden of liver
　　　disease related to hepatitis B and association with socioeconomic status［J］. Hepatology international, 2022,
　　　16（6）: 1282-1296.

第一节　概　述

一、胰岛移植受者流行病学现状

2017 年的临床数据显示,中国成年人糖尿病患病者数量已高达 1.12 亿,更有 4 亿多成年人处于糖尿病前期。血糖长期控制不佳会引起心脑血管病变、失明、终末期肾病等严重并发症,甚至威胁生命。据统计,我国 20%~40% 的糖尿病患者合并糖尿病肾病,糖尿病肾病是引起终末期肾病(end stage renal disease, ESRD)的主要原因。2019 年发布的《中国肾脏疾病年度科学报告》指出:若不在特定人群范围内给予干预,未来 10~20 年,中国会迎来糖尿病肾病导致尿毒症的高峰。虽然采用胰岛素强化治疗方案或胰岛素泵在一定程度上有助于调控血糖,但对于 1 型糖尿病以及胰岛功能受损严重的 2 型糖尿病患者(脆性糖尿病),这些干预手段的效果很有限,并不能有效阻止并发症的发生发展。尤其是器官移植后因为服用免疫抑制剂,导致血糖更难以控制,移植肾常在术后 5~8 年再次出现衰竭。影响移植疗效的同时,也导致了患者遭受再次磨难以及捐献器官的浪费。因此,寻找疗效更好的治疗手段,一直是糖尿病尤其是器官移植后糖尿病(post-transplant diabetes mellitus, PTDM)的治疗前沿热点。

国际联合胰岛移植注册中心(Collaborative Islet Transplant Registry, CITR)在 2012 年报道的数据显示,1999—2010 年共计进行了 2 000 余次分离,并为 677 位患者实施了胰岛移植手术。胰岛移植 3 年后,脱离胰岛素的比例由早期阶段(1999—2002 年, $n=214$)的 27%,分别提高到中期阶段(2003—2006 年, $n=255$)的 37%,以及更近期(2007—2010 年, $n=208$)的 44%;糖化血红蛋白、C 肽、葡萄糖耐量试验等指标明显改善,需接受二次移植的比例降低,低血糖发生率也显著降低,其他不良事件发生率也减少。这说明胰岛移植技术经历了数十年的不断改良,已进入了全新的发展阶段,成为经过临床实践证明的治疗糖尿病的有效方法。2015 年以来的临床数据进一步证实,目前国际上主要胰岛移植中心的术后 5 年胰岛素脱离率已超过 50%,部分中心甚至达到 60% 以上,与胰腺移植的长期疗效相近。

我国胰岛移植的临床开展一直紧跟国际步伐,但早期因为技术难度大、设备及符合《药品生产质量管理规范》(Good Manufacturing Practice of Medical Products, GMP)的胰岛分离实验室建设昂贵、团队培养周期长等诸多因素,发展道路颇为曲折。早在 1982 年,上海市第一人民医院胡远峰即实施了中国首例人胚胎胰岛组织移植。此后国内多家医院也尝试开展,2000 年,谭建明团队联合美国迈阿密大学(University of Miami)成功完成了我国首例成人胰岛移植治疗 1 型糖尿病。2009 年,娄晋宁团队率先使用美国 Ricordi 人胰岛分离技术,开展胰岛移植联合肾移植治疗了 22 例糖尿病肾病患者,3 年随访期间的功能和安全性评价显示了较好疗效。2011 年,刘永锋等为 3 位 2 型糖尿病合并肾衰竭的患者共进行了 4 次胰岛移植,临床疗效良好。对于胰岛素依赖性的 2 型糖尿病患者,如出现肌酐升高、蛋白尿等肾功能损伤表现,给予胰岛移植可获得显著的治疗价值。2016 年至今,海军军医大学第二附属医院(上海长征医院)殷浩团队率先开展上海市首例 DCD 胰岛移植、亚洲首例全胰腺切除及自体胰岛移植等,至今已完成 100 余例胰岛移植,临床疗效达到欧美一流移植中心的水平。随访超过 3 年的患者中,单次移植后 60% 完全脱离胰岛素,二次移植后 80% 完全脱离。空腹血糖从移植手术前的(8.3 ± 15.4)mmol/L 降至(6.3 ± 3.1)mmol/L;糖化血红蛋白从 8.64% ± 4.3% 降至 5.81% ± 1.2%;平均 C 肽增量为 0.96nmol/L;并证实胰岛移植可通过稳定血糖,对移植肾脏有显著保护作用,有效延长移植肾存活时间。

二、胰岛移植的适应证及禁忌证

(一)胰岛移植适应证

1. 单独胰岛移植的适应证　①疗效欠佳的 1 型糖尿病:1 型糖尿病发病超过 5 年,患者接受胰岛素强化治疗后,血糖仍不稳定,包括频发低血糖或前 12 个月至少发生过 1 次严重低血糖事件;②伴有胰岛功能衰竭的 2 型糖尿病;③接受全胰切除的慢性胰腺炎、胰腺良性肿瘤等良性病变。

2. 其他器官移植后胰岛移植的适应证　①已经接受肝、肾、心脏、肺移植后 1 型糖尿病。②接受肝、肾、心脏、肺移植后的 2 型糖尿病,依赖胰岛素治疗;接受肝、肾、心脏、肺移植后新发糖尿病,依赖胰岛素治疗。

(二)胰岛移植的禁忌证

1. 绝对禁忌证　①难以控制的全身性感染(包括结核病、活动性肝炎等);②合并严重的心、肺、脑等重要器官的器质性病变;③近期(<6 个月)心肌梗死史;④恶性肿瘤未治疗或治愈后未满 1 年;⑤未治愈的溃疡病;⑥获得性免疫缺陷综合征(AIDS)活动期;⑦严重胃肠功能紊乱、胃肠免疫疾病、不能服用免疫抑制剂;⑧有嗜烟、酗酒、药物滥用史;⑨有精神心理疾病;⑩经多学科干预仍无法控制的高度不依从性;⑪各种进展期代谢性疾病(如高草酸尿症等)。

2. 相对禁忌证　①近期视网膜出血未经积极治疗;②体重指数(BMI)>30kg/m² 不适宜接受胰岛移植,但患者经过积极减重并且 BMI 下降至 30kg/m² 以下时,可以重新纳入胰岛移植的等待名单;③乙型肝炎表面抗原阳性或丙型肝炎病毒抗体阳性而肝功能正常者;④癌前病变。

(殷　浩　季峻松)

第二节　供体胰腺评估及获取

一、供体胰腺评估

(一)供者胰腺的选择标准

供体胰腺的选择标准、排除标准、胰腺获取标准遵循国家器官获取管理规定。在评估供体胰腺时应结合年龄、心脏复苏、外周血糖等情况进行综合评估:①供者年龄应在 20~60 岁之间;②无糖尿病史;③无胰腺外伤史;④BMI>20kg/m²;⑤糖化血红蛋白 <6%。

临床研究证实,器官捐献者BMI越大越有利于胰岛制备的成功率,甚至一些胰岛移植中心基本选用 BMI>27kg/m² 的捐献者。但在我国器官捐献者如果 BMI 水平越高,可能会有潜在的 2 型糖尿病或胰岛素分泌功能缺陷的风险,在评估供者时应结合血糖、空腹 C 肽以及糖化血红蛋白水平进行综合评估。

(二)供者胰腺的排除标准

1. 恶性肿瘤(未转移的皮肤基底细胞癌、脑胶质瘤者除外)。

2. AIDS、乙型病毒性肝炎、丙型病毒性肝炎或具有感染以上疾病的危险因素以及全身性感染。

3. 有明确糖尿病史或葡萄糖耐量试验异常。

4. 既往胰腺手术史。

5. 慢性胰腺炎。

二、供体胰腺的获取

胰岛移植供体胰腺的获取原则与胰腺移植相同,但不要求保留胰腺供血的血管。供者胰腺的获取过程必须确保胰腺腺体的完整,但也应尽量缩短获取时间,尽量在主动脉夹闭前保留更多的含氧血量。经过威斯康星大学保存液(University of Wisconsin solution,UW 液)灌注胰腺后,整条胰腺与部分十二指肠需整块切取,置于 4℃ 无菌 UW 液中,尽快运输至胰岛制备中心进行胰岛制备。

供体胰腺到达 GMP 实验室后,再次确认该供体胰腺是否适合进行胰岛细胞分离(胰腺是否完整、有无纤维化等)。

(殷 浩 郭 猛)

第三节 临床胰岛细胞制备及质量评估

临床胰岛细胞制备需整个过程要在 GMP 实验室中完成。当供者胰腺到达 GMP 实验室后,首先检查胰腺是否完整,灌注是否充分,是否存在水肿、纤维化等。确认供者胰腺适合进行胰岛细胞分离后,应将胰腺周围脂肪组织、淋巴结尽可能去除。但在此过程中应完整保留胰腺外膜,以利于灌注消化液时达到良好的效果。

一、胰岛制备

(一)胰腺灌注胶原酶

将胶原酶溶液通过主胰管灌注到胰腺内部,整个灌注过程保持一定的灌注压力(前 5min 保持压力在 60~80mmHg,然后保持压力在 160~180mmHg,继续灌注 4~6min),使得胰腺膨胀良好、胶原酶充分灌注至胰岛周围。

(二)胰腺消化

充分灌注后将胰腺组织切成 3cm×3cm 大小的组织块后,连同胶原酶溶液一并转入 Ricordi 消化罐中进行消化。消化胰腺的整个过程维持温度在 37℃ 左右,以发挥胶原酶的最大活性,同时以一定的力度、频率摇晃 Ricordi 消化罐,当样本中组织量增多,胰腺腺泡变小,大多数胰岛细胞与胰腺腺泡分离时,即可停止消化。然后应用冷却的细胞培养液稀释消化罐中的胶原酶浓度,降低胶原酶活性。同时保持一定的力度、频率继续摇晃 Ricordi 消化罐。将消化产物收集到含 10% 人白蛋白的冷却细胞培养液中,反复离心,收集沉淀物,清洗后悬浮于冷却的 UW 液中,30min 后进行纯化。

（三）胰岛纯化

胰岛纯化方法采用连续密度梯度离心法。利用细胞分离机纯化胰腺的消化产物,介质一般采用聚蔗糖（ficoll）或碘克沙醇（iodixanol）,离心后将纯化产物根据密度不同分别收集到 12 个离心管中,再分别提取每个离心管中的样品做纯化鉴定,根据每管中胰岛细胞的纯度可以将纯化产物分为高纯度（≥70%）、中等纯度（40%~69%）和低纯度产物（30%~39%）。胰岛细胞分离后可以立即移植或培养一定时间后移植。

（四）胰岛培养

如果胰岛需要体外培养后再行移植,胰岛制备后应用含有 10%~15% 人血清白蛋白的 CMRL 1066 培养液（糖浓度为 5.5mmol/L）,将胰岛细胞悬浮培养于 37℃含 5% CO_2 培养箱中培养,最长培养时间不应超过 72h。

二、胰岛质量评估

胰岛移植前应进行胰岛质量评估:①首次胰岛移植时胰岛数量应 >5 000 胰岛当量（islet equivalent quantity, IEQ）/kg,再次移植时胰岛数量应 >4 000IEQ/kg;②胰岛纯度 >30%;③胰岛活性 >70%;④胰岛培养液细菌、真菌镜检为阴性;⑤胰岛培养液中内毒素含量 5EU/（kg·h）。

（郭　猛　赵渊宇）

第四节　胰岛移植受者的术前检查和准备

一、术前检查

（一）病史采集

1. 糖尿病类型、病程、并发症情况及治疗情况。
2. 既往心、脑血管疾病、肾脏疾病、肝脏疾病、免疫性疾病、遗传性疾病以及肿瘤病史。
3. 既往器官移植史。
4. 既往接受肾上腺皮质激素及其他免疫抑制剂治疗史。
5. 女性患者孕产史、月经史。
6. 输血史。
7. 是否吸烟、饮酒,有否药物成瘾和吸毒史。
8. 是否有肿瘤病史。
9. 是否有传染病史。
10. 是否有相关疾病的家族史。

（二）体格检查

1. 视力、眼底检查。
2. 肢体温觉、痛觉、末梢循环。

（三）实验室检查

1. 一般检查 ①血、尿、大便常规；②肝、肾功能及电解质；③凝血功能；④输血全项；⑤血脂、血糖。

2. 糖尿病检查 ①葡萄糖耐量试验；②胰岛素释放试验；③C肽释放试验；④糖化血红蛋白；⑤糖尿病自身抗体。

3. 免疫学检查 ①血型；②人类白细胞抗原（HLA）组织配型（A、B、DR位点）；③群体反应性抗体（PRA）检测；④补体依赖的细胞毒性（complement dependent cytotoxicity，CDC）试验。

（四）病毒学检测

巨细胞病毒、EB病毒检测。

（五）辅助检查

常规检查包括心电图、X线胸片、腹部CT、纤维胃镜、眼底、肢体外周神经传导速度检查等。必要时行心脏彩色多普勒超声、运动心电图等检查。

二、术前准备

（一）心理准备

术前患者对于胰岛移植疗效及终身服用免疫抑制剂感到焦虑，须向患者介绍移植的目的和意义，给予患者心理支持，建立医患间相互信任，使患者主动配合治疗。

（二）控制血糖

移植前应食用糖尿病饮食，严格控制血糖，胰岛素的需要量根据血糖值进一步调整，血糖控制的目标值是空腹血糖<7.0mmol/L，餐后血糖<11.1mmol/L。

（三）移植当日完成检测项目

完成患者血常规、血生化、凝血指标以及输血全套检测，常规进行心电图、X线胸片检查。

（季峻松　牟小宇）

第五节　胰岛移植手术

一、胰岛移植手术方式

临床上胰岛细胞移植最常使用的方式是通过经肝门静脉注射胰岛细胞，让其顺着门静脉血流流入肝窦内，并血管化而发挥功能，这主要得益于肝脏较大的血管床及其免疫特惠性。

（一）传统介入手术方式

所有患者均在超声引导下利用经皮肝穿刺胆道引流术（percutaneous transhepatic cholangial drainage，PTCD）穿刺套件，行肝门静脉右支穿刺。超声确认穿刺至门静脉分支后，回抽见门静脉血，同时在数字减影血管造影（digital subtraction angiography，DSA）透视下推注对比剂，确认其针尖位于门静脉内后，将0.018in（1in=25.4mm）导丝，送入门静脉主干内。常规介入手术组通过导管和导丝交换，引入0.035in导丝后，沿该导丝将

6F（1F=0.333mm）动脉长鞘前端置于门静脉内,4F 单弯导管配合导丝,经动脉长鞘将导管尖端放置于门静脉左右分叉处,造影确认门静脉血流情况。经 4F 单弯导管行胰岛细胞悬浊液缓慢滴注,同时利用 6F 动脉长鞘自带三通阀行持续门静脉压力检测,并记录压力变化。滴注完毕后再次造影,观察门静脉血流变化情况,而后采用 6mm 钢圈 2~3 枚配合明胶海绵行穿刺道封堵。

（二）上海长征医院改良介入手术方式

采用 PTCD 穿刺引导导管的内芯,经导丝引导至门静脉主干,造影确认导管尖端位于门静脉主干内,再次引入导丝,退出内芯,并将内芯前端锥形部位手动修剪掉,而后再次经导丝引入内芯至门静脉左右分叉处,造影确认门静脉血流并测压后,行胰岛细胞悬浊液滴注,滴注时每间隔 10min 行一次压力检测。滴注完毕后再次造影,观察门静脉血流变化情况,而后以明胶海绵颗粒 700~1 000μm 行穿刺道封堵,直至明胶海绵和对比剂的混合糊状物较长时间滞留于穿刺道内,时间大于 5min。上海长征医院改良介入手术方式见图 7-5-1。

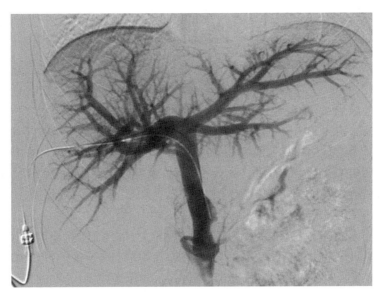

图 7-5-1　上海长征医院改良介入手术方式

采用上海长征医院改良介入手术方式行胰岛细胞注射,可经修剪过的穿刺内芯行胰岛细胞滴注,图示经内芯造影,见门静脉血流通畅。

两种手术方式术后均立刻行超声检查,判断穿刺道和腹腔出血情况,并做好记录。

二、移植术后导致的病理生理改变

经皮肝穿刺门静脉胰岛细胞移植术的手术操作一般分为 3 个部分,包括:门静脉通道的建立,胰岛细胞的注射和压力检测以及门静脉穿刺道封堵。

对于建立门静脉通道,理论上门静脉的穿刺点,应位于门静脉的二、三级分支,一方面穿刺点不应该过分靠近肝门,以免损伤大的动脉和胆道;另一方面也不应该过分靠近肝脏周边,为门静脉封堵提供足够的操作距离。上海长征医院所有的病例中均采用超声下引导穿刺,配合 DSA 下导入的方式建立门静脉通道,这样不仅可以减少穿刺肝脏的次数,也可以尽量避免胆道和血管的损伤。

　　胰岛细胞悬液注射时,为了避免移植过程中导管的剪切力或者外部压力对胰岛细胞造成损伤,注射用导管的管腔应大于 700μm。一般我们认为正常胰岛细胞的大小在 150μm左右,而实际工作中,500μm 左右的胰岛细胞仍然会被包括在内。因此,无论是上海长征医院选用的 4F 常规动脉造影导管(内径为 0.038in),还是经过修剪过的穿刺内芯(内径为0.035in),其内径均符合要求。导管尖端的位置应放置于左右门静脉分叉的位置,以方便胰岛细胞均匀分布于肝门静脉内。文献认为,如门静脉直接压力大于 20mmHg,应视为移植手术的禁忌证,如果注射过程中,门静脉压力大于原来基础压力的 2 倍,或者绝对数值为22mmHg,应该暂停注射,如果该压力变化持续大于 10min,应该停止手术。该变化考虑和胰岛细胞导致的门静脉微栓塞有关,研究认为增高的门静脉压力会导致穿刺道封堵的困难,并增加术后出血的风险。常规介入手术组中采用了压力实时检测的技术,可在注射胰岛细胞的同时连续检测门静脉压力的变化,特别是在开展该技术初期,因胰岛细胞直径相对较大,会出现明显的压力变化的情况,注射过程中患者往往会主诉腹胀,腹痛等症状,该方法通过监测,实时了解门静脉压力变化情况,保证了初期开展该手术的安全性。随着后期胰岛分离技术改进,胰岛纯度逐渐增加,采用改良介入方式时,即使是间断监测压力,压力平均变化仍然小于 3mmHg,能满足注射要求。

　　注射后的穿刺道封堵是关系手术安全的重要一步。常用的封堵方式是包括单纯明胶海绵封堵,钢圈加明胶海绵封堵以及组织胶封堵。无论何种封堵方式,其主要目的均是保证穿刺道无门静脉出血,术者应该根据自己的经验,选择适合有效的封堵技术。常规介入手术组采用传统的钢圈加明胶海绵的方式进行封堵,且并无因封堵不确实而导致门静脉出血的并发症。但无论是钢圈加明胶海绵,又或是组织胶在行 CT 或者 MRI 肝脏检查时均会在肝内留下高密度异物影像,而改良介入手术组,术后肝内明胶海绵吸收,无任何异物残留,不影响后期影像学检查,且在出血发生的比例上和常规介入手术组相比无明显统计学差异。

　　总之,上海长征医院改良介入手术方式和常规介入方式相比,行经皮肝穿刺门静脉胰岛细胞移植术在短期安全性和有效性上无明显差别,且均是安全有效的,但改良介入手术方式可减少肝内钢圈或胶的使用,而常规介入方式可行实时压力检测,长期的疗效还要进一步随访和验证。

(孟小茜　季峻松)

第六节　手术并发症的预防和处理

　　经皮肝穿刺门静脉胰岛细胞移植术术后早期并发症包括出血、门静脉栓塞和气胸等。

一、术后出血

　　一般将术后血红蛋白下降 25g/L 以上,作为胰岛移植术后出血的指标。出血的部位可以是肝内,也可以是腹腔甚至是胸腔,因此术后监护,血液检查以及影像学复查尤为重要。一组 67 例患者的 132 例次手术中的单因素分析发现,同一患者由于穿刺道无效封堵导致的第 2 次和第 3 次移植术后出血的 *OR* 分别 9.5 和 20.9,血小板小于 150×10^9/L 的 *OR* 为4.4,门静脉压力升高的 *OR* 为 1.1,肝素用量超过 45U/kg 的 *OR* 为 9.8,移植前阿司匹林大于

81mg 的 *OR* 为 2.6。多因素分析发现,即便是栓塞钢圈和组织胶有效封堵穿刺道的情况下,穿刺的次数以及肝素大于 45U/kg,仍然是出血的独立因素。上海长征医院病例组中,发生胸腔出血 1 例,肝内出血 1 例,总体发生率为 3.8%,低于文献报道的 11%,而且均在前 30 例次手术内发生。其中常规介入组为胸腔出血,是二次移植的患者,也再次验证了多次移植是术后出血的高危因素这一现象。

二、门静脉栓塞

门静脉栓塞为该手术的第二大并发症,报道其发生率为 3%,一般认为减少门静脉的穿刺损伤,降低门静脉内凝血功能激活的机会,同时适量的使用肝素,并且控制门静脉压力的升高是减少该并发症发生的关键。为了平衡术后出血风险以及降低门静脉栓塞的机会,注射时总体肝素的用量为 40U/kg,与文献推荐的一致。立即经血液介导炎症反应(instant-blood mediated inflammatory reaction,IBMIR)也被认为是发生门静脉血栓的因素之一,免疫抑制剂的应用可降低其发生率。

三、术后气胸

是常见的经皮肝穿刺的并发症,主要是穿刺路径通过了胸膜腔潜在的间隙所致。

(殷　浩　季俊松)

第七节　胰岛移植的术后用药

一、胰岛移植术后特殊治疗

(一)抗凝治疗

患者在接受胰岛移植后常规给予短期抗凝治疗,通常在 48h 内给予肝素钠泵入,维持活化部分凝血活酶时间(activated partial thromboplastin time,APTT)在 50~60s,而后在 1 周内给予低分子量肝素钠抗凝治疗。术后长期每日服用 100mg 阿司匹林抗凝。

(二)立即经血液介导炎症反应治疗

经门静脉胰岛移植前,给予依那西普(50mg,静脉滴注),移植后 3d、7d、10d 分别给予依那西普(25mg,皮下注射)。

1. 预防感染治疗　胰岛移植后常规给予抗细菌、抗真菌以及抗病毒治疗。

2. 胰岛素治疗　胰岛移植后,由于患者的病情差异和胰岛移植物功能的不同,患者在移植后一定时间内血糖波动幅度可能较大。通常认为胰岛移植物血管化需要 2~4 周完成,从而发挥正常的生理学功能。所以接受胰岛移植治疗的患者术后须继续使用胰岛素控制血糖,避免胰岛移植物因血糖过高而影响其恢复生理学功能。

(1)胰岛移植后尽可能利用动态血糖监测设备密切观察患者的血糖水平,同时给予患者静脉泵入胰岛素控制患者血糖在 6~8mmol/L 之间,如果血糖水平下降,可以适当减少胰岛素的用量。

(2)移植 2d 后改为皮下注射胰岛素或应用胰岛素泵继续稳定患者血糖水平在 6~8mmol/L 之间。

（3）如果患者在不使用胰岛素治疗的情况下，连续 3d 餐后 2h 血糖均低于 10mmol/L，则达到脱离胰岛素治疗的标准。

二、胰岛移植的免疫抑制方案

采用免疫诱导联合免疫维持，原则上不使用激素类药物；器官移植后的胰岛移植，延续原免疫抑制方案。

（一）首次胰岛移植

1. 诱导治疗　①ATG 诱导：在移植前，移植后 1d、2d、3d 分别给予 ATG（总剂量为 6mg/kg，静脉滴注）。②巴利昔单抗诱导：移植前、移植后第 4 天分别给予 20mg，静脉滴注。

2. 维持治疗　给予口服低剂量他克莫司（血药浓度 4~6ng/ml）联合西罗莫司（血药浓度 8~12ng/ml）或吗替麦考酚酯（750mg，2 次 /d）。

（二）再次胰岛移植

1. 诱导治疗　应用巴利昔单抗（移植前、移植后第 4 天分别给予 20mg，静脉滴注），如果第 3 次胰岛移植在第 2 次移植后 30~70d 内，则不额外给予巴利昔单抗治疗，如果第 3 次移植在第 2 次移植后 70d 以后，则给予双倍剂量巴利昔单抗治疗。

2. 维持治疗　给予口服低剂量他克莫司（血药浓度 4~6ng/ml）联合西罗莫司（血药浓度 8~12ng/ml）或吗替麦考酚酯（750mg，2 次 /d）。

（张　明　季峻松）

第八节　胰岛移植术后监测及长期随访

一、移植术后监测

1. 患者须卧床 8h，监测脉搏、呼吸及体温。术后 24h 内复查超声，并与术毕时比较，实验室记录血常规，肝功能，血糖以及 C 肽的变化，以判断出血等并发症的可能以及胰岛功能的情况。

2. 超声检查　术后第 2 天常规接受超声检查以确定肝脏内无血肿或门静脉血栓发生。

3. 肝功能监测　胰岛移植后常规监测肝功能，根据患者肝功能情况酌情给予护肝治疗。

4. 免疫状态监测　与其他器官移植不同的是，胰岛移植后如果发生排斥反应，胰岛移植物将在很短时间内被免疫系统所摧毁，基本很难有机会进行挽救性抗排斥反应治疗，因此胰岛移植后对于患者的免疫状态监测尤为重要。胰岛移植后常用的监测指标包括 T 细胞亚群、PRA 等。另外，如果接受胰岛移植的患者原发病为 1 型糖尿病，则要考虑自身免疫病的因素，在胰岛移植后常规检测胰岛素自身抗体（insulin autoantibody, IAA）、胰岛细胞抗体（islet cell antibody, ICA）和谷氨酸脱羧酶抗体（glutamic acid decarboxylase antibody, GAD-Ab）等糖尿病自身抗体指标。

二、长期随访

（一）胰岛功能的术后改变及功能评估

移植后胰岛移植物需要 2~4 周完成血管化，发挥稳定的生理功能。移植后患者的随访非常重要，需要定期监测患者血糖、胰岛素用量等情况，用于指导患者移植后治疗方案的制订和调整。

胰岛功能监测是评判胰岛移植疗效的重要指标，虽然胰岛功能监测无法预知早期排斥反应，但如果胰岛功能快速下降甚至消失可以作为排斥反应是否发生的依据。通过监测血糖、糖化血红蛋白水平、C 肽水平以及胰岛素用量可以有效评估胰岛移植后疗效。

符合下列条件之一同种胰岛移植术后患者，可认为移植后有效：①糖化血红蛋白 <7.0%；②严重低血糖（血糖浓度低于 3.9mmol/l）；③血清 C 肽水平≥0.3ng/ml；④胰岛素用量较术前减少超过 30%。

（二）胰岛移植后随访

胰岛移植后随访如下：①监测血糖情况；②每 3 个月检测糖化血红蛋白水平；③移植后 6 个月内每个月进行肝脏超声检查，监测门静脉及分支血流情况，6 个月至 1 年期间每 3 个月行肝脏超声检查，1 年后每 6 个月行肝脏超声检查；④监测免疫抑制剂血药浓度；⑤定期进行肢体外周神经传导速度测定；⑥由于患者移植后需长期服用阿司匹林，应监测凝血情况；⑦定期进行眼底检查。

（殷 浩 周 雪）

第九节 术前及术后康复护理

一、术前护理

（一）心理指导

术前多与患者沟通交流，让患者了解胰岛移植相关知识、手术目的及围手术期注意事项，增加患者对疾病及手术的了解，减少其焦虑及恐惧情绪，增强战胜疾病的信心，取得有效配合。

（二）完善术前检查

行三大常规、葡萄糖耐量试验、糖化血红蛋白、糖化血清蛋白、C 肽等检查，掌握其术前指标以作为术后对照，观察其效果。

（三）术前对血糖和胰岛素的监测

监测患者 7 个时段的血糖，根据血糖结果调整胰岛素的用量，使血糖控制在正常范围。

（四）术前用药的观察

术前患者用兔抗人胸腺细胞免疫球蛋白诱导免疫抑制，密切观察用药后不良反应，备相应的抗过敏及抗休克药物。

二、术中护理

术中经皮经肝门静脉内注入胰岛细胞，此部位血供丰富，胰岛素分泌释放入门静脉系统,注意无菌操作,密切观察的患者生命体征和血氧变化。记录手术中液体的入量和胰岛素的用量。

三、术后护理及康复

（一）观察患者的病情和护理

术后给予心电监测,严密观察患者的生命体征的变化,如有心率增快、血压下降、心律失常等情况要注意介入并发症的发生。患者采用的是经门静脉穿刺的胰岛移植,但门静脉胰岛移植可能出现术后出血、血管栓塞、门静脉高压、门静脉周围脂肪变性等并发症。因此,术后需要监测肝功能,以便监测是否对肝有损伤,另外排除可能引起的微血管损伤。为排除介入操作过程可能导致外源性感染和胰岛细胞入肝是否引起内源性感染,需要监测血常规、C反应蛋白等感染指标。为监测胰岛细胞在肝内种植情况和存活情况,需要定期监测C肽、胰岛素释放等相关指标。

（二）加强饮食指导和血糖监测

监测7个时段的血糖变化,注意观察患者的精神状态、饮食情况及血糖变化,根据当天的血糖结果调整第2天胰岛素的用量,防止低血糖的发生。

（三）观察排斥反应和免疫抑制剂的不良反应

指导患者按时按量服用免疫抑制剂,从患者服药开始,责任护士要指导患者正确服用免疫抑制剂,避免多服或漏服,以防止药物毒副作用或发生排斥反应。术后1周内易发生排斥反应,应密切观察患者的情绪、体温、肝区和全身情况等。患者术后服用他克莫司、麦考酚钠等免疫抑制剂后,注意观察用药的不良反应。

（四）加强随访指导

患者术后10d病情平稳、血糖控制可,予以出院。出院前指导患者按时按量正确服药,让患者可以掌握独立正确服药,避免发生错服或漏服情况。教会患者使用血糖仪自我监测血糖,掌握其使用方法和维护。出院后1个月内每周复查一次血常规、肝肾功能、空腹血糖、C肽、药物浓度、肝胆B超等,出院后1~2个月每两周复查一次,根据情况调整随访时间间隔。如有不适,随时电话随访,以便遇到血糖波动及各种并发症时能得到及时的指导。

胰岛移植的术后护理及康复,主要涉及DSA介入手术和血糖调整这两个方面。其中DSA介入手术的注意事项在上文已做了介绍,血糖调整部分可详见第十一章实体器官移植术后内分泌代谢疾病康复指南。整体来看,胰岛移植是一项安全性很高的微创手术,并且可给糖尿病患者带来极大获益,改善生活质量,避免各类相关并发症,尤其是可显著延长肾移植后合并糖尿病患者的移植肾存活时间,已在临床上获得了广泛认可和应用。

（陈　瑶　白玉春）

第十节　预　　后

对于血糖明显升高的糖尿病患者,胰岛移植成功后血糖以及糖化血红蛋白的控制显著改善,大多数受者可达到正常的葡萄糖耐量,生活质量提高。虽然随着时间的推移,胰岛细胞的功能会出现下降,但研究表明术后5年具有正常功能的胰岛细胞比例也高达60%。且胰岛移植后1年,糖化血红蛋白改善程度即优于皮下胰岛素输注治疗。尽管在胰岛移植受者中会观察到短暂的谷草转氨酶／谷丙转氨酶升高。但术后长期观察发现,胰岛移植受者与皮下胰岛素输注治疗患者相比,谷草转氨酶／谷丙转氨酶间没有显著差异,且严重低血糖发生率更低。此外,相较于皮下胰岛素输注治疗,胰岛移植还可减缓微血管并发症的进展。胰岛移植后,受者肾小球滤过率的下降速度及视网膜病变进展明显减缓,神经传导也有改善趋势。移植后 5~10 年,糖尿病肾病受者相应的组织学变化会有所改善。

（殷　浩　季峻松）

参 考 文 献

［1］殷浩.胰岛移植最新进展及前景展望［J］.器官移植杂志,2019,10（6）:678-684.

［2］中华医学会糖尿病学分会微血管并发症学组.中国糖尿病肾脏病防治指南（2021年版）［J］.中华糖尿病杂志,2021,13（08）:762-784.

［3］赵明辉.中国肾脏疾病科学报告［M］.北京:科学出版社,2019.

［4］季峻松,殷浩,傅志仁,等.胰岛移植的历史、现状与挑战［J］.外科理论与实践,2019,24（01）:88-92.

［5］程颖,王树森.胰岛移植临床技术操作规范（2019版）［J］.器官移植,2019,10（6）:621-627.

［6］WANG L, GAO P, ZHANG M, et al. Prevalence and ethnic pattern of diabetes and prediabetes in China in 2013［J］. JAMA, 2017, 317（24）: 2515-2523.

［7］KARGES B, BINDER E, ROSENBAUER J. Complications with insulin pump therapy vs insulin injection therapy-reply［J］. JAMA, 2018, 319（5）: 503-504.

［8］KELLY W D, LILLEHEI R C, MERKEL F K, et al. Allotransplantation of the pancreas and duodenum along with the kidney in diabetic nephropathy［J］. Surgery, 1967, 61（6）: 827-837.

［9］LARGAIDER F, KOLB E. Clinic islet transplantation［J］. Transplantation Proceedings, 1980, 12（4）: 205-207.

［10］The. CITR Coordinating Center and Investigators. The collaborative islet transplant registry 2009 annual report［EB/OL］.［2018-03-16］. http://www.citregistry.org/reports/reports.htm.

［11］QI. M, KINZER K, DANIELSON K K, et al. Five-year follow up of patients with type 1 diabetes transplanted with allogeneic islet: the UIC experience［J］. Acta Diabetologica, 2014, 51（5）: 833-843.

［12］胡远峰,张洪,张洪德,等.11例胰岛素依赖型糖尿病患者胰岛移植临床研究简报［J］.上海医学,1982,5（8）:485-486.

［13］谭建明,蔡锦全,杨顺良,等.肾移植联合成人胰岛细胞移植治疗糖尿病肾病七例报告［J］.中华泌尿外科杂志,2009,30（3）:168-171.

［14］刘永锋,程颖,孟一曼,等.成人胰岛移植治疗 2 型糖尿病三例［J］.中华器官移植杂志,2011,32（3）:156-158.

［15］STEGALL M D, DEAN P G, SUNG R, et al. The rationale for the new deceased donor pancreas allocation schema［J］. Transplantation, 2007, 83（9）: 1156-1161.

［16］ISRANI A K, ZAUN D, ROSENDALE J D, et al. OPTN/SRTR 2012 Annual Data Report: deceased organ donation［J］. American Journal of Transplantation, 2014, 14 Suppl 1: 167-183.

［17］ISRANI A K, SKEANS M A, GUSTAFSON S K, et al. OPTN/SRTR 2012 Annual Data Report: pancreas［J］. American Journal of Transplantation, 2014, 14 Suppl 1: 45-68.

［18］CARLSSON P O, SCHWARCZ E, KORSGREN O, et al. Preserved beta-cell function in type 1 diabetes by mesenchymal stromal cells［J］. Diabetes，2015，64（2）：587-592.

［19］WITKOWSKI P，LIU Z，CERNEA S，et al. Validation of the scoring system for standardization of the pancreatic donor for islet isolation as used in a new islet isolation center［J］. Transplantation Proceedings，2006，38（9）：3039-3040.

［20］RICORDI C，GOLDSTEIN J S，BALAMURUGAN A N，et al. National Institutes of Health-sponsored clinical islet transplantation consortium phase 3 trial：manufacture of a complex cellular product at eight processing facilities［J］. Diabetes，2016，65（11）：3418-3428.

［21］BRENNAN D C，KOPETSKIE H A，SAYRE P H，et al. Long-term follow-up of the Edmonton protocol of islet transplantation in the United States［J］. American Journal of Transplantation，2016，16（2）：509-517.

［22］YOSHIMATSU G，KUNNATHODI F，SARAVANAN P B，et al. Pancreatic β-cell-derived IP-10/CXCL10 isletokine mediates early loss of graft function in islet cell transplantation［J］. Diabetes，2017，66（11）：2857-2867.

［23］SAMY K P，DAVIS R P，GAO Q，et al.（2017）Early barriers to neonatal porcine islet engraftment in a dual transplant model［J］. American Journal of Transplantation，2018，18（4）：998-1006.

［24］CHENG Y，WANG B，LI H，et al. Mechanism for the instant blood-mediated inflammatory reaction in rat islet transplantation［J］. Transplantation Proceedings，2017，49（6）：1440-1443.

［25］KLOSTER-JENSEN K，SAHRAOUI A，VETHE N T，et al. Treatment with tacrolimus and sirolimus reveals no additional adverse effects on human islets in vitro compared to each drug alone but they are reduced by adding glucocorticoids［J］. Journal of Diabetes Research，2016，2016：4196460.

［26］谭建明，杨顺良，蔡锦全，等. 成人胰岛细胞移植 25 例次临床研究［J］. 中华细胞与干细胞杂志（电子版），2011，1（2）：37-41.

［27］CABRIC S，SANCHEZ J，LUNDGREN T，et al. Islet surface heparinization prevents the instant blood-mediated inflammatory reaction in islet transplantation［J］. Diabetes，2007，56（8）：2008-2015.

［28］HERING B J，CLARKE W R，BRIDGES N D，et al. Phase 3 Trial of Transplantation of Human Islets in Type 1 Diabetes Complicated by Severe Hypoglycemia［J］. Diabetes Care，2016，39（7）：1230-1240.

［29］NAKAMURA T，FUJIKURA J，ANAZAWA T，et al. Long-term outcome of islet transplantation on insulin-dependent diabetes mellitus：An observational cohort study［J］. Journal of Diabetes Investigation，2020，11（2）：363-372.

第八章　儿童器官移植康复指南

第一节　概　述

实体器官移植是儿童终末期器官衰竭的标准治疗方案。在过去 20 年中,全球每年进行的儿童实体器官移植总数稳步增长,这使得越来越少的儿童器官衰竭患者因器官短缺而死亡。儿童实体器官移植受者 5 年生存率在 75%~90%(其中儿童肝移植受者 5 年生存率可达 88%,心脏移植人群 5 年生存率超过 75%,儿童肾移植人群 5 年生存率超过 90%),80%的儿童实体器官移植受者可以存活到青年期。

一、儿童肝移植

世界肝移植之父 Starzl 教授于 1963 年完成了全球首例临床肝移植手术,患者为一位 3岁的先天性胆道闭锁的患儿,但患儿最终因出血过多而死亡。在 1970 年 Starzl 教授为另一位胆道闭锁的儿童实施了肝移植,这位患者至今存活超过 50 年,成为世界上肝移植术后生存时间最长的受者。目前肝移植已经成为儿童终末期肝病及遗传代谢性肝病最有效的治疗手段。

据美国器官获取和移植网络(Organ Procurement and Transplantation Network,OPTN)以及移植受者科学登记处(SRTR)的 2019 年度报道,儿童肝移植受者总体 5 年生存率为89.3%,急性肝衰竭和胆道闭锁患者的 5 年生存率为 93%,而肝母细胞瘤患者的 5 年生存率为 81%。据欧洲肝移植注册系统(European Liver Transplant Registry,ELTR)统计,截至2020 年 6 月,欧洲已完成 18 044 例儿童肝移植,2~18 岁的先天性胆道疾病和遗传代谢性疾病患儿的 10 年生存率可达到 83%~84%。

我国儿童肝移植近年迅速发展,从 2001—2011 年期间全国每年的儿童肝移植例数仅为个位数至十位数之间,2012 年后突破了年度百例的例数,自 2018 年后已经增长至每年超过1 000 例的儿童肝移植。据中国肝移植注册中心(CLTR)统计,2015—2020 年我国儿童肝移植术后 1 年、3 年、5 年的生存率分别为 91.39%,89.00%,88.47%。

儿童肝移植的原发病大部分为良性疾病,主要为胆汁淤积性疾病、暴发性肝衰竭以及遗传代谢缺陷性肝脏疾病,而肝恶性肿瘤则相对较少见,在胆汁淤积性肝病中胆道闭锁的儿童占绝大部分,在我国的儿童肝移植中也占据全部原发病的 70% 左右。常见的儿童肝移植原发病种类包括:①胆汁淤积性疾病,如胆道闭锁、原发性硬化性胆管炎;②发育异常,如特发性门静脉高压、先天性肝纤维化、Caroli 病;③肝脏恶性肿瘤,如肝母细胞瘤、肝细胞癌;④暴发性肝衰竭;⑤遗传代谢性疾病,此类疾病种类较多,详见表 8-1-1。

儿童肝移植的手术方式根据供肝的来源包括活体肝移植、尸体肝移植、劈裂式肝移植、多米诺肝移植。针对儿童遗传代谢性肝脏疾病的肝移植治疗还有交叉辅助式肝移植的创新术式。正如前面所讲,由于儿童肝移植受者的原发病多为良性肝病,因此其长期生存率优于成人,活体肝移植的受体和移植物的生存率优于尸体肝移植。

表 8-1-1　儿童肝移植中遗传代谢性疾病的种类

氨基酸代谢异常

    酪氨酸血症

    枫糖尿病

    高同型半胱氨酸血症

    尿素循环障碍

    鸟氨酸氨甲酰基转移酶缺乏症

    氨甲酰磷酸合成酶Ⅰ缺乏症

    瓜氨酸血症Ⅰ型

    精氨酰琥珀酸尿症

    精氨酸血症

    高鸟氨酸血症

    鸟氨酸转位酶缺陷症（又称高氨血症 - 高鸟氨酸血症 - 同型瓜氨酸尿综合征，HHH 综合征）

    N- 乙酰谷氨酸合成酶缺陷症

有机酸代谢异常

    甲基丙二酸尿症

    丙酸血症

    乙基丙二酸脑病

糖代谢异常

    半乳糖血症和果糖血症

    糖原贮积病（Ⅰ、Ⅲ、Ⅳ、Ⅵ、Ⅸa 型）

脂类代谢障碍

    家族性高胆固醇血症

其他代谢性疾病

    肝豆状核变性

    家族性淀粉样多发性神经病

    高草酸尿症

    进行性家族性肝内胆汁淤积

    先天性肝内胆管发育不良征（又称 Alagille 综合征）

    Crigler-Najjar 综合征

（孙丽莹）

二、儿童肾移植

儿童肾移植系指受者年龄在 18 岁以下的肾移植。全球终末期肾病发病率呈缓慢上升的趋势，儿童发病率为 15/100 万。随着 20 世纪 80 年代移植医学的飞跃发展，当今儿童肾移植在欧美已经非常普遍，而且移植效果日益提高，接受亲属供肾的儿童移植 1 年肾生存率已提高到 93%，接受尸体肾移植的 1 年肾生存率也已提高到 90%，肾移植已成为儿童终末期肾病的首选治疗措施。我国开展儿童肾移植较晚，移植病例数也较少。

儿童终末期肾病（ESRD）的病因与成人不同。其主要的病因是先天性肾脏和尿路畸形（congenital anomalies of the kidney and urinary tract，CAKUT），占儿童 ESRD 病因的 39%，包括梗阻性肾病、肾发育不良/不全和反流性肾病。随着年龄增长,CAKUT所占的比例有所下降,而获得性肾脏疾病所占比例有所上升。局灶性节段性肾小球肾炎(FSGS)是获得性肾脏疾病中最为常见的(占11.7%)。

目前,儿童肾移植的目标是使患儿能够彻底摆脱长期透析的痛苦与精神负担,最终使他们回到健康的生理状态与正常的生理发育阶段。由于生理、解剖的特点以及外科技术的困难等原因,儿童肾移植还远不如成人肾移植那样普及。而事实上,泌尿道先天性畸形、先天性肾发育不全及慢性肾炎等导致肾衰竭的儿童均迫切需要接受肾移植。由于透析技术及护理上的困难,儿童很难忍受长时间的透析治疗。长期透析也常常造成儿童营养不良症,最终必然影响儿童的身心健康与发育成长。因此,临床移植工作者要十分重视儿童肾移植。

儿童肾移植的禁忌证很少,主要包括未得到控制的肾外恶性肿瘤、脓毒症、即使肾移植也无法逆转的严重的多脏器功能衰竭;严重的心肺功能衰竭以及循环抗肾小球基底膜抗体水平升高。除此之外,原则上各种原因导致的终末期肾衰竭均可行移植。常见儿童肾移植的适应证如下:

1. 先天性肾畸形如多囊肾、肾发育不全等。

2. 遗传性肾病(Alport综合征为最常见)、I型原发性高草酸尿症和溶血性尿毒症综合征(HUS)等。

3. 继发性肾病,如药物性肾病和糖尿病肾病等。

4. 慢性肾小球肾炎、慢性肾盂肾炎、血管性肾病。

5. 合并有肝脏异常的遗传性肾病,如原发性高草酸尿症、遗传性囊性肾疾病、常染色体隐性遗传多囊肾病等,需根据术前状况和复发风险选择肝肾同期联合移植、肝肾序贯移植。

儿童肾脏接受者的评估过程包括医学评估、手术评估和社会心理评估。理想情况下,在进行肾移植之前,儿童受体体重应至少达到10kg和/或年龄满1岁,但紧急情况下的抢先移植例外。如果该儿童的体重不足10kg,移植中心将采取措施,例如放置鼻胃管或胃造口管以提供补充营养和给予免疫抑制剂药物。除患者体重和年龄外,还需要考虑患者是否在移植前需要进行原肾切除、膀胱的大小和输尿管重建的选择,以及腹腔内与腹膜后移植的手术方式的选择。如果患者患有多尿症,具有大量蛋白尿,严重膀胱输尿管反流的慢性肾脏病,复发性肾脏感染,或腹腔大小有限,则需要在移植时或移植前考虑进行原肾切除。移植前还需要解决的医学问题包括心脏评估,以确保有足够的心排血量灌注新肾,以及避免同种异体肾原发性疾病复发的风险。从社会心理角度对患者及家属进行评估,以确保其在术后可以充分理解并能管理服用的药物、预约随访以及具备适当的院外自我管理知识。

随着新型免疫抑制剂和生物制剂的应用,儿童肾移植也获得了与成人肾移植类似的长期存活。美国器官获取与移植网络(Organ Procurement and Transplantation Network,OPTN)和移植受体科学注册机构(Scientific Registry of Transplant Recipients,SRTR)在2018年的年报数据显示,儿童活体肾移植10年移植肾存活率为70.3%,死亡捐献移植肾10年存活率为60.6%。自2016年起,我国儿童肾移植的数量超过200例/年,2018年总例数273例,仅次于美国的746例,位居世界第二位。

(朱有华　尚文俊　郑　晓)

第二节　儿童器官移植手术

一、儿童肝移植手术

（一）病肝切除

儿童肝移植受者手术需要外科医生更仔细操作辨清肝门及解剖结构，以减轻术中组织损伤和术中失血，避免误伤。对于胆道闭锁的儿童可能存在既往手术史［以肝门肠吻合术（portoenterostomy, Kasai 手术）为最常见］，导致肝移植手术过程中病肝的切除步骤的难度增加。

1. 肝门结构的解剖分离　无手术史的患儿，进入腹腔后，将肠管向下方推移，即能够清晰辨认肝门部各管道结构，解剖分离较为简单，将受体侧胆管完整保留直至左右分支处，不必将肝动脉右支与胆管分离。对于接受 Kasai 手术史的患儿，病肝的脏面可能与下方包含肠襻的网膜组织存在不同程度的粘连，粘连网膜内可能存在较多和较粗大曲张静脉，解剖分离时需小心谨慎，注意分清解剖层次，防止出血，防止肠管损伤。

可以根据术中情况首先分离肝左叶或者肝右叶脏面的粘连，分离左侧需要注意防止胃小弯内结构损伤。分离肝右叶前方的粘连时，在粘连的组织内部可能包裹有结肠、小肠和胆肠吻合的 Roux 肠襻。注意仔细鉴别上述结构，避免损伤十二指肠和结肠，并保护 Roux 肠襻良好的血供和足够的长度。

处理 Roux 肠襻之后，肝门结构仅剩余肝动脉和门静脉。小儿肝移植手术时，门静脉的辨认与成人存在差异，成人门静脉为肝门管道结构后部直径最为粗大者，辨认容易。而在小儿肝门部管道结构中，门静脉有时并非最粗大者，在婴儿患者有时其口径甚至小于肝动脉，外观酷似一根曲张静脉。如果有术前增强 CT 检查一定要仔细阅片，并观察门脉位置及走行。儿童肝移植受者门静脉最常用的吻合部位是门静脉左右分支经过成型后的膨大部。

2. 病肝的游离以及肝短静脉和下腔静脉的处理　病肝的游离和松解与成人肝移植并无不同，结扎切断肝周韧带将整肝游离。如果应用全肝移植物，采用经典术式，下腔静脉无须自病肝游离；若应用活体部分肝脏作为移植物（以肝左叶或左外叶为常见），部分移植物需要用供肝肝静脉与受者腔静脉进行吻合重建流出道，因此病肝切除时，自肝后回流入下腔静脉的肝短静脉需要逐一结扎切断，保留受者下腔静脉。病肝切除时，术者和助手对肝脏搬动牵拉务必轻柔，防止细小血管撕裂损伤。

当供肝准备好后，离断门静脉左右支、肝右静脉、肝左静脉和肝中静脉共干，完成全肝切除，开始供肝植入手术。

（二）供肝植入

1. 肝静脉重建　应用部分肝脏作为移植物（以左外叶最为常见），受体的下腔静脉必须保留，肝静脉重建采用肝静脉 - 肝静脉的端端吻合或肝静脉 - 下腔静脉的端侧吻合方式。

肝静脉吻合口应足够大，并且肝静脉的血管蒂避免过大，这样可以防止肝静脉扭曲而影响血液回流。当移植物肝静脉存在多个出口时，应整形成单一吻合口，即使是左侧移植物也要求将受者左、中、右肝静脉打开成一个共干，如果过大可以关闭左侧多余部分，有利于术后左侧移植物向右侧肝窝生长、旋转，而不出现流出道梗阻和下腔静脉扭转，使肝静脉吻合简单、安全,缩短供肝热缺血时间。

肝静脉吻合完毕后,可以血管夹夹闭肝静脉汇入下腔静脉侧,分别移去肝上及肝下腔静脉阻断钳,尽早开放下腔静脉,有利于血流动力学稳定。

2. 门静脉重建 门静脉重建是手术成功与否的关键因素之一。受体侧吻合平面一般选择在门静脉左右分支汇合处,利用血管分叉将吻合口修整成形,扩大吻合口直径,此处门静脉口径与供肝门静脉左支基本相当,但要注意门静脉过长可导致扭转和血栓形成。

3. 肝动脉重建 应采用显微血管外科技术吻合肝动脉,可减少肝动脉血栓形成的发生率。对于儿童肝移植而言,移植物通常较大而影响手术视野,可将移植物轻柔地移向左侧以充分暴露手术区域,此过程中必须注意避免长时间压迫或过度牵拉门静脉,否则可能导致门静脉血栓形成。

4. 胆管重建 如果是胆道闭锁的患儿,胆管重建需采用胆管空肠 Roux-en-Y 吻合,一般应采用显微外科技术。将移植物的胆管吻合到先前 Kasai 手术建立的 Roux 肠袢或是重新建立的 Roux 肠袢。注意旷置的肠袢长度要超过 40cm,以避免术后反流性胆管炎。如先前建立的 Roux 肠袢长度不足应重新建立肠袢。

(朱志军)

二、儿童肾移植手术

肾移植手术的步骤主要分为以下 4 部分。

(一)手术切口与血管选择

1. 切口准备 切口上端于脐下 1~2cm 处沿右侧腹直肌外缘向下切开皮肤,至髂前上棘水平可转向内,弧形切开至耻骨联合上 1~2cm 近中线处。电刀(电凝模式)沿腹直肌外侧缘向上和向下充分切开腹外斜肌腱膜、腹内斜肌与前后鞘膜交界处,注意避免损伤肌肉。结扎腹壁下动静脉,暴露腹膜外髂窝。游离精索或圆韧带,将腹膜向内向上推移,暴露髂血管。使用腹壁拉钩牵开腹直肌和右侧侧腹壁,暴露手术视野。

2. 血管选择 尽管各移植中心首先选择吻合的动脉(髂内动脉或髂外动脉)不同,但无论选择髂内或髂外动脉,首先明确需要吻合的受体的动脉内径是否与供肾动脉匹配。若动脉内径明显小于供肾动脉内径,则需要考虑髂总动脉或腹主动脉。分离髂外静脉时,仔细结扎髂外静脉表面淋巴管,防治淋巴漏或淋巴囊肿。游离适当长度,纵行剪开的吻合口长度与供肾静脉吻合口径相当即可,一般 2~3cm 可满足手术需求。

(二)血管重建

供肾动脉瓣与受体髂内血管远端吻合口需相匹配,同时注意吻合角度、供肾静脉长度、排列位置和理想的吻合口位置。吻合口对称两角用 6-0 或 7-0 无损伤血管缝线打结固定并当牵引线。供肾动脉与受体髂内动脉远端进行端端吻合,或与髂外动脉端侧吻合,可用连续缝合,亦可采用间断缝合。静脉应用心耳钳阻断,供肾下腔静脉与受体髂外静脉用 5-0 或 6-0 无损伤血管缝线端侧吻合。为防止动脉开放前痉挛影响移植肾的血供,动脉吻合口闭合前可以注入罂粟碱或开放前静脉注入罂粟碱,抑或在动脉吻合口周围用利多卡因浸湿后的纱布包绕。此外,开放前给予白蛋白 10g,静脉静推呋塞米 40~60mg。

(三)输尿管重建

输尿管吻合采用经典的 Lich-Gregoir 法。为了方便术中找到受体膀胱,笔者所在中心根据受体是否有尿,术前给予膀胱内灌注 100~200ml 庆大霉素生理盐水,待膀胱吻合口位置确定后再放出。于耻骨联合上方游离侧腹膜,暴露膀胱前壁。助手用组织钳分别钳住膀胱壁左右侧以及前壁,分别向左右侧和头侧牵引固定,暴露吻合区域。逐层打开膀胱前壁肌层,可见膀胱黏膜。将输尿管穿过精索(圆韧带),剪去多余输尿管,注意避免输尿管扭曲,结扎末端周围组织,然后植入 3# 或 4.7# 双 J 管。为防止输尿管膀胱吻合口狭窄,本中心常将供肾输尿管末端纵行剪开 0.5~1.0cm,扩大吻合口面积,用 5-0 可吸收缝线吻合输尿管与受体膀胱黏膜,吻合方式可间断可连续,亦可一侧间断一侧连续。将受体膀胱肌层与外膜用 5-0 可吸收线间断缝合,以隧道包埋输尿管和膀胱吻合口,隧道长度 1.5~2cm,一般 3~5 针即可。

(四)切口关闭与引流

1. 关口　逐层关闭肌层、皮下组织和皮肤层。注意止血,尤其肌肉出血,肌肉出血也是术后紧急探查的原因之一。随着新型缝线的出现,目前传统的慕丝线缝合应用越来越少。前者不仅缝合速度快,并且术后能够完全吸收,特别是皮肤应用可吸收缝线皮内缝合,术后切口不用拆线,愈合更加美观。

2. 引流　一般来说,肾移植术后需要放置引流管。引流有利于将渗出的血液、组织液、淋巴液以及尿漏时的尿液等引流到体外,预防液体留置肾周,造成肾周感染。对于引流较多,也可在移植肾上极放置一根引流管。伤口引流一般于术后 2~5d 引流液减少后逐步去除。

(尚文俊　郑　晓)

第三节　术后病理生理共同特点及独特性

一、儿童肝移植

(一)术后病理生理的共同特点

1. 容量的特点　儿童肝移植手术前长时间的禁食、禁饮与肠道准备可能导致患儿脱水和电解质紊乱。肝移植手术中创伤较大,为了稳定循环、组织灌注与内环境,参考患儿手术中的尿量与失血量,麻醉医师会给患儿应用胶体液为主的液体治疗。但因此手术中可能出现液体入量过多的情况,造成术后出现肺水肿或急性肺损伤、肺部弥散功能障碍等并发症。儿童肝移植术后的容量管理需在保证移植物和重要脏器灌注的前提下,纠正术中及术前的液体失衡、酸碱紊乱、电解质紊乱等,避免导致进一步严重的并发症。临床医师需根据患儿心率、血压、中心静脉压和每小时尿量等评估血管容量,补液总量限制在需要量的 60%~80%,尿量不少于 $1~2ml/(kg·h)$。如液体入量过多,需尽量达到负平衡;如液体明显积聚于第三间隙,则需要增加输液量;如血压、血容量及灌注良好,尿量仍然不足,可加用利尿剂防止容量负荷过重。

2. 凝血与抗凝的平衡　肝移植手术围手术期常合并凝血功能障碍与紊乱,成人肝移植受者术后早期通常呈现低凝状态,但因为儿童患者体重小、肝脏血管管径纤细、吻合难度大、解剖变异多,获得性蛋白 S、蛋白 C 及抗凝血酶缺乏和手术过程中应用冷冻血浆、血小板等血制品引起的术后高凝状态等因素,儿童肝移植术后血栓形成的发生率较成人高。儿童肝移植术后须常规进行预防性抗血栓形成。对存在血栓形成高危因素的患儿,在排除出血风险的情况下,应尽早开始抗凝治疗。术后早期抗凝方案首选普通肝素,起始剂量10U/(kg·h),最大剂量20U/(kg·h),同时须监测相关指标评估出血风险。肝素抗凝可持续至术后5~7d,后期可调整为口服抗凝药物治疗。一般建议口服抗凝3个月,若复查无血管相关并发症可予停药。若患者出现门静脉血栓形成的表现,须立即行超声检查并给予相关治疗。

(二)术后病理生理的独特性

1. 药物代谢　肝脏本身是药物代谢的重要场所,如他克莫司主要依赖细胞色素P450酶系统代谢。儿童肝移植绝大部分采用部分移植物,与全肝移植物相比体积较小,同时肝内酶系统活性减低,药物清除率下降,因此术后达到理想血药浓度时间较短。与成人相比,儿童药物代谢同样具有年龄依赖性。在相同种类药物的暴露条件下,如按体表面积计算给药剂量,婴幼儿应是青少年患者的两倍。西罗莫司的代谢物产物在成人患者中主要表现为29-O-去甲基西罗莫司,而在儿童肝移植患者中主要为羟化代谢产物。这种差异也可以解释免疫抑制剂在儿童患者中表现出与成人患者不同的副作用。因此,针对不同年龄的儿童药物代谢特点和药代动力学特点,免疫抑制剂药物的应用需要作出调整。

2. 免疫的特点　相比肾脏,肝脏作为免疫特惠器官移植后更容易实现自发性免疫耐受。肝脏具有两套血液供应系统,门静脉和肝动脉系统,两个系统供应的血液混合在肝窦中。肝窦中血流缓慢,进入血液的循环抗原和免疫细胞有充足的时间和机会与肝细胞、内皮细胞、库普弗细胞等相互作用。与其他器官和外周血相比,肝脏的淋巴细胞比例特殊,自然杀伤细胞(简称NK细胞)和NK T细胞占据肝脏内淋巴细胞的60%,而在外周血中仅为15%,并且更富有$CD8^+$ T细胞。当受到病原体攻击时,肝脏具有产生保护性免疫反应的能力。同时由于门静脉血流主要由肠系膜上静脉和脾静脉血流汇合,肝脏多暴露于非致病性外来抗原,如食品衍生物、环境毒素和细菌产物,因此肝脏也具有抑制免疫激活的有效机制。通过门静脉系统的抗原呈递长期以来被认为比通过全身静脉系统的抗原呈递更可能导致耐受反应。而儿童肝移植受者因为免疫系统尚未成熟、原发病通常不会复发,以及生长过程中持续维持最低的免疫抑制剂药物浓度,可能使儿童相比成人更易形成自发性免疫耐受这一结果。

(孙丽莹)

二、儿童肾移植

(一)术后病理生理的共同特点

1. 水电解质酸碱平衡　由于婴儿及小年龄患儿术前均采用腹膜透析,水钠潴留易致容量负荷过载,因此,肾移植术后液体管理对移植肾功能恢复非常重要。水电解质紊乱较为常见,需要密切监测。

(1)水钠潴留:表现为全身水肿,血压升高,肺水肿、脑水肿及心力衰竭常危及患儿生命,为其主要死因之一。在早期由于移植肾功能尚未完全恢复,术后未能严格限制入量及"量出为入"的原则,而致水钠潴留。

(2)低钠血症:因水钠潴留引起稀释性低钠血症,其特点为血压正常或偏低,呼吸增快,体重增加,血液稀释,重者可发生惊厥和昏迷。

(3)高钾血症:肾移植术后少尿期时钾排出减少致使血钾升高,如合并感染、溶血及手术组织破坏,均可使钾由细胞内释放到细胞外液,引起高钾血症。此外酸中毒、输入含钾液体或陈旧血亦可引起高钾血症。此为肾移植少尿期的首位死因。

(4)高磷和低钙血症:患儿在肾移植之前都存在不同程度的高磷和低钙血症,而且经肾产生的活性维生素 D 下降,导致低血钙而造成异常骨化,如未能得到纠正,最终可引起肾性骨病。

(5)代谢性酸中毒:移植术后肾功能尚未恢复时,酸性代谢产物在体内积蓄引起酸中毒,感染及组织破坏又会使酸中毒加重。酸中毒表现为恶心、呕吐、嗜睡、呼吸深大。此外酸中毒时,心肌及周围血管对儿茶酚胺的反应性降低,故常出现低血压。综上所述,对于儿童肾移植后应优化移植围手术期管理,加强预测和防止上述异常发生。同时对大多数患儿术后需要补充镁和钙离子。

2. 贫血与凝血

(1)肾移植术后围手术期贫血:除手术中失血外,其主要为营养不良、缺乏铁质或叶酸引起,以及肾脏产生促红细胞生成素减少所致。此外,在儿童肾移植围手术期易感染人类细小病毒 B19,可导致纯红细胞再生障碍性贫血,伴有网织红细胞计数显著减少。对以上不同原因的贫血应给予相应处理,然而,针对人类细小病毒 B19 感染治疗则有所不同,其核心治疗方案应为静脉注射免疫球蛋白(intravenous immunoglobulin, IVIg),同时联合其他辅助治疗,具体包括:①大剂量 IVIg(总剂量 1.5~2g/kg);②调整免疫抑制方案[他克莫司更换为环孢素;霉酚酸(mycophenolic acid, MPA)类药物更换为咪唑立宾;他克莫司或 MPA 类药物减量];③输血、吸氧等对症支持治疗。

(2)儿童肾移植手术围手术期常常合并高凝血功能紊乱:这与儿童肝移植具有相同之处。由于儿童患者体重轻、肾脏血管管径纤细且解剖变异多,血管吻合难度大,血小板等血制品引起的术后高凝状态,以及血管易痉挛等因素,儿童肾移植术后血栓形成的发生率较成人移植高。因此,儿童肾移植术后须常规进行预防性抗凝治疗,尤其是整块双肾移植,尤其应注意防止血栓形成。对存在血栓形成高危因素的患儿,在排除出血风险的情况下,应尽早开始抗凝治疗。术后早期抗凝方案首选普通肝素,起始剂量 3~5U/(kg·h),同时须监测相关指标,评估出血风险及观察引流液色泽。肝素抗凝可持续至术后 5~7d,后期可调整为口服抗凝药物治疗。一般建议口服抗凝 1 个月。

(二)儿童免疫抑制治疗的独特性

在制订免疫抑制治疗方案时,应考虑儿童生理与代谢的独特性。

1. 儿童免疫防御能力强,年龄越小,免疫反应性越强,因此,儿童移植肾比成人易发生排斥,接受尸体肾移植的儿童急性排斥率 >50%,而成人排斥率 <40%。另外儿童因免疫抑制剂而发生并发症的概率较高,特别是 PTLD 这种高危的并发症。

2. 儿童对免疫抑制剂的代谢速度明显高于成人,通常的目标血药浓度难以达到,且年龄越小,代谢速度越快,且儿童对环孢素吸收差,按照每千克体重计算,儿童肾移植受者服药量比成人要大得多。

3. 免疫抑制剂的选择及用量须考虑儿童的生长与发育,同时限制某些药物(如激素)的使用。

4. 儿童对免疫抑制剂的耐受性不强,须同时兼顾移植肾排斥反应和药物的肾毒性,因此,应特别注意环孢素或他克莫司血药浓度和移植肾 B 超的监测。目前,对儿童免疫抑制剂推荐血药浓度见表 8-3-1。

表 8-3-1 儿童肾移植环孢素 / 他克莫司血药浓度范围

术后时间 / 月	环孢素 /（ng·ml⁻¹）	他克莫司 /（ng·ml⁻¹）
1	250~300	12~15
3	200~250	10~12
6	150~200	8~10
>12	100~150	5~8

（朱有华）

第四节　儿童器官移植术后临床治疗

一、儿童肝移植

（一）术后早期的监测和液体的管理

术后早期一般几小时内即可拔除气管插管。儿童肝移植术后由于腹水、较大体积的移植、肠腔水肿等使患儿有一定程度的腹胀,这些因素使有效的肺顺应性降低,潮气量波动较大,会对术后脱机拔管造成一定困难。

肝移植术后早期,液体的管理非常重要。因此要求移植医生要了解小儿的生理特点,儿童与成人相比,机体体液所占的比例要大一些,年龄越小,体液所占体重的比例则越大,见表 8-4-1。

表 8-4-1 不同年龄的体液分布（占体重的 %）

	体液总量	细胞内液	细胞外液	间质液	血浆
新生儿	80	35	45	40	5
1 岁	70	40	30	25	5
2~14 岁	65	40	25	20	5
>14 岁	55~65	40~45	15~20	10~15	5

其术后早期每日输液量的计算,需根据不同年龄、体重的患儿生理需要量,与补充丢失水分的输液量相结合。一般体重 <10kg 的患儿、每天液体的基本需要量为 100ml/kg、再加上丢失量,即每天补液量。

（二）营养的支持

患儿在术中置鼻胃管,术后应尽早开放肠道,适量给予肠内营养,同时注意观察腹部体征、避免腹胀的发生。肝移植术后早期需密切观察腹部体征和腹部引流管的液体的性状和量,注意胆肠吻合口漏的发生。

（三）移植物功能的监测

患者自手术室转至 ICU 后即刻实验室检测,并自 12h 后的动态实验室数据的检测可以反映移植物功能的变化,包括氨基转移酶、胆红素、凝血酶原时间、血糖等数据。

移植术后 1 周之内需要每天监测肝脏超声,监测肝动脉、门静脉血流及腹水的情况。

(四)小儿肝移植术后抗感染治疗

小儿肝移植术后常规的抗细菌治疗采用广谱抗生素,使用 3d 左右,预防细菌感染,抗生素应覆盖革兰氏阴性菌和革兰氏阳性菌。对术前存在细菌感染、伤口延迟愈合、术中出现肠道损伤的患者应适当延长抗生素的使用。术后抗病毒治疗包括更昔洛韦抗巨细胞病毒(CMV)治疗,在 D⁺/R⁻ 或术前即有 CMV 感染的患者,术后即刻可以开始使用。在高危患者或供肝来源于公民逝世后器官捐献的供者,存在真菌感染的潜在风险的,可使用预防性抗真菌治疗。

(五)术后抗凝治疗

不同于成人肝移植术后往往不给予常规的抗凝治疗,在小儿肝移植术后较为常规地使用抗凝,一般术后可在 ICU 期间给予静脉肝素抗凝,转出 ICU 后则改用口服华法林或阿司匹林抗凝。

(六)肝移植术后免疫抑制剂的使用

儿童肝移植免疫抑制剂的使用剂量与成人相比,单位千克体重的剂量要稍大于成人。免疫抑制方案主要为术中应用巴利昔单抗 + 糖皮质激素诱导,或仅给予单剂量甲泼尼龙(10~15mg/kg),术中应用糖皮质激素,术后应用糖皮质激素 +CNI 类药物(包括他克莫司或环孢素),伴或不伴有霉酚酸类药物。糖皮质激素非特异性地抑制免疫,巴利昔单抗、CNI 类药物主要通过阻断 T 细胞信息的传导通路影响细胞免疫。霉酚酸类药物通过抑制淋巴细胞的增殖发挥作用。他克莫司的剂量初始计算按照 0.1~0.15mg/kg,口服,每 12 小时一次;血药浓度在术后半年内维持在 7~12ng/ml,加用或不加用霉酚酸类药物;糖皮质激素和霉酚酸类药物在术后 3 个月 ~1 年停用。小儿移植物多为部分肝脏,药物的代谢以及自身的病理生理均具有特殊性,使其术后免疫抑制剂的用量个体差异很大。

(七)原发病的监测与管理

对于原发病为特殊代谢性肝脏疾病的患儿,除以上临床治疗以外还需要注意原发病相关的代谢指标的监测和其他脏器功能的影响,例如甲基丙二酸血症的儿童术后仍需要监测甲基丙二酸的水平、神经系统症状的变化、肾脏功能的改变等。

(孙丽莹)

二、儿童肾移植

(一)诱导治疗

常规给予诱导药物治疗,可选用淋巴细胞清除性抗体或 IL-2 受体拮抗剂,根据患儿的体重对诱导药物剂量进行调整。对于高风险患者建议应用淋巴细胞清除性抗体。此外,术中和术后根据患儿体重给予甲泼尼龙静脉滴注。

(二)免疫抑制剂治疗

术后给予免疫抑制剂维持治疗,包括 CNI、抗增殖药物、激素、哺乳动物雷帕霉素靶蛋白(mTOR)抑制剂以及新型免疫抑制剂如贝拉西普等。CNI+ 抗增殖药物 + 激素仍被推荐为一线用药。对于低免疫风险且接受过诱导治疗的患者,可在治疗过程中逐渐撤除激素。若患者须使用 mTOR 抑制剂,则可减少 CNI 剂量但不建议撤除,并应在患者切口愈合之后联合使用。对 CNI 药物吸收差或禁食的患儿,可以给予 CNI 静脉制剂,维持临床需要的血药浓度。

（三）维持水电解质及酸碱平衡

术后维持水电解质及酸碱平衡是儿童肾移植术后管理中的关键治疗措施,高钾血症、低钾血症、低钙血症和难以纠正的酸中毒等电解质和酸碱平衡紊乱常造成严重后果,必须给予纠正。若因纠正水电解质和酸碱平衡紊乱而输入过多液体,常造成患者容量超负荷,而后者又为术后透析常见的原因之一。

（四）透析治疗

低龄、低体重的婴幼儿供肾或供/受体体重不匹配,出现移植肾功能延迟恢复(DGF)风险较高。术后出现血管栓塞等并发症造成的移植肾失功、DGF、高钾血症、严重并且难以纠正的酸中毒、容量超负荷等均是透析治疗的指征。

（五）血浆置换

对于有高复发风险的患儿(如FSGS),术前或术后可行血浆置换进行预防,对于术后早期即复发的患者行血浆置换进行治疗。

（六）营养和对症支持治疗

术后患儿早期禁食,需要给予白蛋白、葡萄糖、氨基酸等必要的营养支持。同时给予抗生素、抗酸药、改善微循环药物辅助治疗。

（七）抗凝治疗

详见本章第三节"凝血与抗凝的平衡"部分。

（尚文俊　郑　晓）

第五节　康　复　评　定

一、共性方面

（一）运动功能障碍评定

在儿童器官衰竭患者当中,运动功能障碍是常见的致残原因之一。导致运动功能障碍的原因包括长期卧床、缺少活动、应用免疫抑制剂以及长期肌营养不良导致的功能退化等,器官功能恢复不佳及围手术期医源性因素也可能是原因之一。

进行实体器官移植后,患者获得了改善运动障碍的机会,但是评估不充分或者治疗延迟仍会严重影响儿童的身心发育,甚至造成患儿终身残疾,这无疑给家庭和社会带来沉重负担。实体器官移植术后,对儿童进行系统的康复评定是解决这一问题的关键,也是进一步康复治疗和效果评估的基础,是影响实体器官移植远期预后的重要因素之一。

1. 一般状况评定　一般状况评定包括病史、营养状态、心肺腹部的检查、头围、身长和体重的测量。高危病史有助于诊断和功能评定。及时发现运动功能障碍对于儿童日后康复治疗有重要意义。通过对患儿的一般状况评定可以判断患儿与同年龄儿发育差别的程度和发育滞后的时间,明确是否有畸形、挛缩等情况。

2. 原始反射评定　原始反射的评定可判断神经发育水平与动作能力,常用的有紧张性迷路反射、紧张性颈反射、握持反射、交叉伸展反射、翻正反应、平衡反应等,是指导康复训练的依据。

3. 运动发育评定　运动发育的评定是儿童运动功能康复评定的重要内容。正常儿童的运动发育有一定时间和顺序,如 2~3 个月时卧位能抬头,4~5 个月能主动伸手触物,6~7 个月能单手或两手支撑坐起,8~10 个月能爬行,1 岁能站立,1~1.5 岁能行走,2 岁会跑,4 岁能爬梯子等。器官衰竭儿童在以上年龄阶段和移植术后早期,均达不到正常小儿水平。常用的运动发育评定量表有运动年龄评定(motor age test,MAT)等,包括上肢运动年龄评定及躯干和下肢运动年龄的评定。

4. 肌张力评定 人体肌肉和肌群一直存在着持续的肌张力活动。正常情况下,肌张力的变化是有限度的。患儿可表现出肌张力过高或过低的状态,肌张力的异常又对关节活动度发生影响,可通过检查关节活动度,间接了解肌张力的情况。

5. 肌力评定 对不同年龄阶段的儿童,肌力评定的要求不尽相同。发育前期,患儿主动运动较少,对其进行肌力评定,其治疗意义不大。但当患儿会坐、爬,甚至会站、走路后对其进行肌力评定则有重要的实用价值。由于小孩较难取得合作,姿势、体位较难保持固定,特别是肌张力较高患者,徒手肌力测定(MMT)难以准确判定肌力,故肌张力异常时肌力评定意义不大。对于年龄相对较大、能取得合作者可采用 Lovett 肌力分级进行肌力评估。

6. 协调功能评定 通过对患儿协调功能及精细动作的评定可了解四肢的共济活动、协调能力及手指基本功能状况,较常用的方法有指鼻试验、对指试验、轮替动作等。

7. 步态分析 对有行走能力但异常步态者必须进行步态分析,通过步态分析显示异常的性质和程度,为进行行走功能评估和矫正提供必要的依据。

8. 综合活动能力评定。

(二)日常生活活动能力评定

日常生活活动(ADL)能力反映被评估儿童回归社会、适应环境的能力,对日常生活活动能力的评定应涵盖运动障碍、能力障碍及社会障碍等各方面,应客观反映被评估儿童的整体功能障碍程度。国内外目前常用 ADL 量表简介请见本书附表。

推荐使用 WHO 建议的国际功能、残疾和健康分类(ICF)临床检查表评估儿童实体器官移植受者 ADL。ICF 将疾病后果分为 3 个水平,即身体功能和结构、日常生活活动及社会参与水平,每个水平均对被测试者积极方面和消极方面进行评定,其中消极方面采用"损伤或残损、活动限制及参与局限"进行评定。积极方面采用"功能水平"进行评定。量表中使用活动表现限定值和能力限定值,分别描述个体在现实环境中执行某项任务或行动的实际活动表现,以及执行某项任务或行动的能力。

Barthel 指数是另一常用的评估方法。其优点包括:①适用于多种疾病,可借此明确影响 ADL 能力的各种相关素;②适用于在不同条件下进行研究;③便于资料的采集与管理。缺点包括:①患者通常伴有不同程度的认知、语言功能和心理障碍,这将不同程度地干扰评测结果,如果排除该类患者,则将会失去大部分测试对象;②个别量表会出现地板效应(floor effect)或天花板效应(ceiling effect),影响评定的准确性。

(三)意识障碍及程度评定

慢性疾病显著影响认知发展,儿童实体器官移植受者有更高的神经认知缺陷风险。这可能与原发疾病影响大脑发育有关,例如胆道闭锁、枫糖尿病、慢性肾衰竭或先天性心脏病,也可能与手术中较长的体外循环时间、手术后感染、脑卒中或器官排斥有关。儿童实体移植受者常因慢性疾病导致学业延迟,也是导致认知障碍的原因之一。儿童实体器官移植受者认知能力明显低于健康的同龄人或测试标准,通常处于平均范围的较低水平。取决于器官移植的类型,儿童实体器官移植受者中意识障碍及程度存在差异。

正确判断儿童实体器官移植受者意识水平并对其意识障碍程度做出正确的评定,对于制订康复目标、调整治疗方案、改善预后至关重要。常用评定量表包括格拉斯哥昏迷量表(GCS)、儿童脑功能分类量表(pediatric cerebral performance category scale, PCPC)、AVPU 反应评级(alert, responsive to verbal stimulation, responsive to painful stimulation, unresponsive)等。

GCS 通过检查患者的睁眼反射(E)、言语反射(V)和动作反射(M)等对其意识障碍程度做出综合评估。GCS 操作简单,可快速判定昏迷程度,观察指标统一,是连续评估意识状态的首选方法。儿童改良 GCS 评分(表 8-5-1)基于不同年龄儿童的发育特点,对其肢体运动、语言及睁眼等反应进行评分,动态观察更有利于准确评估患儿脑功能,并提示预后。须注意,对未经过专门训练的护士或医疗辅助人员而言,GCS 评分难度较大,且 3 岁以下婴幼儿合作困难,评估准确性有待商榷。因此,推荐使用一种以上评定方法用于评定儿童实体器官移植受者意识障碍,不同的评定方法可互为补充。

表 8-5-1　儿童改良 GCS 评分表

功能测定(最佳语言反应)				睁眼			最佳运动反应		
0~23 个月	2~5 岁	>5 岁	评分	<1 岁	≥1 岁	评分	<1 岁	≥1 岁	评分
微笑,发声	适当的单词,短语	能定向说话	5	自发	自发	4	自发	服从命令而动	6
哭闹,可安慰	词语不当	不能定向说话	4	声音刺激时	语言刺激时	3	因局部疼痛而动	因局部疼痛而动	5
持续哭闹,尖叫	持续哭闹,尖叫	语言不当	3	疼痛刺激时	疼痛刺激时	2	因疼痛而屈曲回缩	因疼痛而屈曲回缩	4
呻吟,不安	呻吟	语言难于理解	2	刺激后无反应	刺激后无反应	1	因疼痛而呈屈曲反应	因疼痛而呈屈曲反应	3
无反应	无反应	无反应	1				因疼痛呈伸展反应	因疼痛呈伸展反应	2
							无运动反应	无运动反应	1

AVPU 反应评级是临床应用广泛的一种简易意识状态评估方法,多用于急诊患者的初次评估。AVPU 4 个字母分别代表 4 种不同的意识水平:A,清醒/警醒;V,对声音刺激有反应;P,对疼痛刺激有反应;U,无任何反应。医护人员均可据此标准对患者的神志做出判断,且无须严格培训,操作简单,费时短。

AVPU 和 GCS 是评估儿童意识障碍的 2 种最常用方法,可常规用于评估儿童实体器官移植受者的意识水平,AVPU 适用于初次评估,GCS 可用于动态监测后续意识状态改变。

(田　川)

二、儿童肝移植

儿童与成人患者相比,康复评定的差异常常体现在疾病与功能缺陷的特殊性,以及功能缺陷与生长发育的交互作用方面。肝移植最初被用于终末期肝病的治疗,肝损害疾病为最主要的适应证。然而儿童肝脏疾病可能并不表现为肝脏功能受损,遗传代谢性疾病可能在肝脏的主要功能指标正常的前提下,导致多种器官受累和生长发育障碍。这些问题导致的躯体功能障碍涉及多个领域,许多疾病的临床表现不具有特征性,受累器官功能病变程度不明确,临床评价指标缺乏,移植后器官功能的恢复情况更是少有报道。而且儿童患者的主观配合能力不佳,婴幼儿无法通过语言交流获知患儿自身感受。这些均使得对于肝移植术后多种器官功能问题的康复评定存在很大困难。

(一)肝脏功能的评定

肝移植后临床评定中,肝功能的评价常常是核心内容,无论患者肝移植术前是否存在肝脏损害,肝移植术后移植肝的功能均可能存在一定程度的损伤,需要恢复的过程,由于免疫损伤、感染、药物因素和血供的影响,继发损伤可能再次出现,因此肝功能的评价是一个持续的过程,即使在肝脏功能完全恢复正常后仍然不能停止。在评价指标方面,单纯依赖肝脏生化指标难以迅速捕捉肝移植术后早期肝脏功能的变化。乳酸、血氨、凝血功能的恢复是重要的补充的指标,随着移植术后时间延长动态观察肝脏生化指标变为主流的观察方法。在肝移植的后期肝脏病理检查可以作为上述检查的补充。

(二)生长发育的评定

虽然多种器官移植都涉及儿童受者,然而由于疾病种类的差异,肝移植面向低龄婴幼儿的比例更高,据《2018年中国肝脏移植医疗质量报告》数据,中国儿童肝移植受者中80%为小于3岁的婴幼儿。该年龄段处于生长发育的重要阶段,儿童身高、体重、脏器功能、智力、心理等诸多方面的变化显著。肝移植前的慢性疾病,肝移植后的免疫抑制治疗,以及感染、营养等诸多影响对儿童的生长发育产生影响。关于儿童在这些领域的恢复和变化情况的评价,仍然缺乏专用评价工具。参照世界卫生组织(WHO)推荐使用的标准差评分法可以粗略评估儿童身高、体重的追赶情况。头围、BMI、骨龄等指标可增加评价的可靠性。

(三)特殊疾病相关问题的评定

在儿童术前一般状况评估时,需要对儿童的营养情况、身高、体重、活跃程度、顺应性、喂养困难程度进行特殊的关注。在病史回顾中注意患儿肝外的主要问题,比如尿素循环障碍患儿的认识、精神表现和肢体功能表现;胆道闭锁患儿的贫血、维生素D缺乏等问题;肝硬化患儿伴随的营养不良、生长发育迟滞等问题进行分析。确定肝移植术后短期内可能迅速恢复的问题和存在长期的影响的问题。肝移植术后恢复缓慢的并发症和肝移植不能完全纠正的问题需要在康复评定中特别注意。根据不同种类原发疾病累及的系统、器官和功能,采用对应性的评价方法进行评定。急性肝衰竭伴有严重肝性脑病的患儿脑功能康复情况,肝豆状核变性、尿素循环障碍的患儿也可能存在脑功能和肢体功能障碍,这些可参考儿童颅脑损伤康复的评定。临床评定中需要注意脑功能损伤相关病史和体征,完善头部CT和MRI检查,采用格拉斯哥昏迷量表、盖尔维斯顿定向遗忘试验(Galveston orientation and amnesia test, GOAT)确定脑损伤的严重程度。韦氏儿童智力量表(Wechsler intelligence scale for children, WISC)可用于年龄较大的儿童智力检测,因此只能用于肝移植术后远期的儿童智力评价。一些损害累及脊神经和外周神经系统的患儿,还需要进行肌肉体积、力量、电生理等客观指标进行评价。伴有肢体功能障碍的患儿,可参考偏瘫患者的运动评定方法,如:Brunnstrom评定法、Fugl-Meyer评定法、Carr-Shepherd评定法等。低龄儿童在实施这些评价时可能非常困难。虽然许多评价可以借鉴脑损伤的方法,但肝脏疾病导致的脑和肢体功能障碍并非同步出现,而且严重程度不一致,这与颅脑外伤存在明显的区别。

肝硬化患儿可合并肝肺综合征和门脉性肺动脉高压,也可能在移植术后早期存在肺水肿、感染等问题。因此对于一些患儿肺部功能的康复评定也可能需要进行。由于婴幼儿无法配合完成肺功能评估,因此有创血流动力学监测的方法可能适用于特殊的患儿。肺动脉导管监测法,能够准确地动态评估患儿的肺动脉压力变化,但过小的儿童肺动脉导管的监测很难实施。外周血氧饱和度监测、超声心动等无创监测更适用于相对稳定患者,和普通病房患者的观察,也可以作为随访患者康复评定的方法。

（张海明　孙丽莹）

三、儿童肾移植

儿童肾移植康复的评定通常体现在原发疾病与功能缺陷的特殊性,以及肾脏功能恢复与生长发育等方面。儿童肾移植前常规对受者行全面检查以确定各重要器官的结构和功能、内环境稳定状态、病原体携带情况;控制感染、加强营养,对于难治性肾性高血压及先天性肾病综合征,应行双肾切除;并组织配型及充分透析等术前准备后进行肾移植术。术后评定儿童患者康复状态,在不同的年龄段,其康复评定均存在一定的困难。由于儿童主观配合能力、婴幼儿无法通过语言交流获知患儿自身感受,这些均使得对于肾移植术后多种器官功能问题的康复评定存在一定局限性。

（一）肾脏功能的评定

在临床儿童肾移植术后评定中,肾脏功能的评价是核心。和其他器官移植相似,肾脏功能的评估是一个动态变化的持续过程,因此,术后受者需要积极进行评估,以避免出现免疫损伤、感染、药物因素和血供因素导致的肾功能损伤。在所有评估指标中,最为重要的就是血清肌酐（SCr）以及基于SCr、体重、性别进行估算的肾小球滤过率（eGFR）。尤其需要重视的是移植肾早期损伤可能存在一定的代偿,因此,SCr可能不会出现明显波动,需要结合临床表现、其他实验室结果和检查的结果来综合评估,比如尿常规（尤其是尿蛋白）、移植肾彩色多普勒超声以及一些新型生物标志物,如循环游离DNA（circulating free DNA, cfDNA）等。如果以上手段均难以判定,移植肾穿刺病理可以作为重要的评估肾功能的补充手段。

然而,临床上最常使用SCr浓度,这是因为机体每天产生的肌酐量较为恒定,且肾脏是肌酐排泄的主要器官,其排泄途径也是相对单一的,从肾小球滤过后不受肾小管的影响,影响SCr水平的只有肾小球的滤过能力。也就是说,SCr水平能基本反映肾小球滤过率（GFR）,所以,临床上用SCr值来评价肾功能。儿童SCr参考值范围为30~60μmol/L。值得注意的是若肾功能轻度受损后,对SCr的排泄没有影响,SCr水平仍然是正常的。只有当肾小球的滤过能力下降大约一半的时候,SCr才升高。所以,SCr水平正常,也未必肾脏无损伤,应采用综合评估方法。

（二）生长发育的评定

慢性肾功能不全是儿童生长迟缓的常见问题,其因素众多,主要包括:能量摄入不足、水电解质及酸碱平衡紊乱、贫血、矿物质和骨代谢紊乱、相对性生长激素（growth hormone, GH）不足以及胰岛素样生长因子和结合蛋白的轴向干扰。尽管移植后肾功能满意,但自发生长往往是不够理想的。

成功的肾移植可以改善尿毒症症状,并在理论上可使GH正常分泌并发挥作用,从而改善移植后的身高增长。最新数据表明,在移植后的最初2~3年内,1~5岁年龄组的身高变化按标准差评分评估出现了"追赶性生长"之后出现平台期。6~12 岁和≥13 岁的年龄组在移植后的身高标准差评分中无显著变化。因此，以下 3 个因素对移植成功后的患儿身高产生潜在的不利影响：①受者移植时的年龄；②移植肾功能状态；③糖皮质激素治疗方案。

然而，若早期停止或者完全避免使用糖皮质激素可以显著提高患儿移植后身高增长。如果隔天应用糖皮质激素疗法的情况下没有出现追赶性生长，且移植肾功能不稳定无法停药者，可使用重组人生长激素（recombinant human growth hormone，rhGH）。

（三）依从性评定

不依从治疗方案和医疗建议是儿童肾移植患者的主要问题之一，尤其是青少年及由青少年成长为成人的不依从风险因素在增加。近年来，随着我国儿童移植数不断攀升，迟发型移植肾失功也在上升，其主要原因与不依从治疗有关，不依从治疗导致供者特异性抗体（DSA）介导的抗体介导性排斥反应（AMR）。据文献报道，5.7% 的儿童肾移植失败主要是由于未规律继续服药导致。

为了评估和改善儿童肾移植的预后，特别应重视移植前和后对患儿及家长的宣教工作。建立最优化治疗模式，使用非常规工具，如智能手机、各种应用程序等，使患儿配合服药治疗，提高移植儿童依从性，从而提高儿童移植肾的长期存活率。

（朱有华）

第六节 康复治疗

一、共性部分

（一）康复原则

早期介入、循序渐进、个体化治疗、持之以恒、全面康复的原则。

（二）康复目标制订

儿童实体器官移植受者的康复目标是在保证移植器官功能康复的基础上，促使患儿的感觉运动功能、日常生活活动能力以及认知和言语交流功能最大程度恢复，促进其回归家庭，回归社会，提高患儿的生活质量。

（三）康复形式与方法选择

除了针对移植器官功能恢复的康复外，可供选择的康复形式还包括：早期运动方案、阶段性康复训练、呼吸训练、膀胱训练、排便训练、肌力增强及关节活动度训练等。

早期运动方案应根据患者意识是否清醒及运动反应情况分级进行管理。在围手术期，无意识、生命体征不稳定患者的早期运动方案适宜 0 级运动方式：翻身 1 次 /2h。意识清醒患者的早期运动方案适宜一至五级运动方式。一、二级运动方式除翻身外，应保持患者关节活动，防止肌肉萎缩，摆放好体位，要求患者维持坐姿至少 20min，3 次 /d。当患者的上臂能够抵抗重力运动时进入三级运动方式，三级运动方式除按二级的运动方式外，要求患者坐于床沿，当双腿能够抵抗重力运动时进入四级运动方式。四级运动方式除按三级的运动方式外，要求患者站立或坐在轮椅上，每日保持坐位至少 20min。五级运动方式应逐渐达到主动下床行走。原则上气管插管患者进行一、二级的运动，气管切开患者进行三、四、五级的运动。

在早期运动及物理治疗循序渐进过程中如出现下列情况应暂时停止治疗。①平均动脉压（mean arterial pressure，MAP）<65mmHg 或 >120mmHg，原有肾脏疾病患者收缩压或舒张压较治疗前下降 10mmHg；②心率（HR）<50 次 /min 或 >140 次 /min；③出现新的心律失常或需用去甲肾上腺素（norepinephrine，NE）维持血压，剂量 >1μg/（kg·min）；④吸入气氧浓度（FiO_2）为 60%，伴随 PaO_2<70mmHg；⑤呼气末正压（PEEP）>8cmH$_2$O；⑥经皮动脉血氧饱和度（SpO_2）下降 10% 或 <85%；⑦呼吸频率 >35 次 /min；⑧体温 >38℃；⑨在运动及物理治疗后病情恶化，出现新的脓毒血症、再次昏迷、消化道出血、胸痛等，上述情况发生后应在第 2 天重新评估。

心功能不全的患者可采用阶段性康复训练，一般分为 3 个阶段。

第 1 阶段为主动助力训练阶段：该阶段康复训练是从被动四肢、肩关节、膝关节运动过渡到患者主动做各关节屈伸运动，同时增加腹式呼吸，各项运动每次 5~10 遍，上、下午各 1 次，活动过程中观察患者心率（HR）及节律变化。除此之外，锻炼患者日常生活能力：患者从有依托的床上坐起 10~15min，他人协助进餐过渡到患者从无依托床上坐起 15~30min，自行完成洗手、擦脸、进食等自理活动并可以适量阅读。当患者做以上运动后 HR 低于靶 HR，主观评估运动过程用力轻，训练轻松完成，进入下一阶段训练。

第 2 阶段为有氧运动阶段：该阶段是在第 1 阶段基础上，患者在床上模拟骑单车运动，运动中监测 HR，使运动 HR 达到靶心率并坚持 20min，上、下午各 1 次，逐渐过渡到患者下床室内行走。日常生活训练包括锻炼患者从下床在床旁桌进餐，过渡到患者自行去洗手间洗漱、如厕等。第 2 阶段康复训练达到训练强度并顺利完成后，进入第 3 阶段。

第 3 阶段为大肌群参与训练：该阶段以步行运动为主，在病区走廊进行，运动前进行热身运动，包括踏步 10~15 次，踏脚尖 10~15 次，然后开始步行。步行距离以 30m 为限，运动结束后做整理运动，上、下午各 1 次。若 30m 步行结束时患者 HR 低于靶 HR 或患者主诉运动用力轻，未达到 Borg 分级 12~16 级，说明运动强度不能达到有效心血管训练，则下次步行距离增加到 50m。以此类推，步行距离每次增加幅度为 50m，直至 200m。每次运动前、中、后均询问患者自觉症状，记录患者 HR、心律、呼吸、血压。如果患者运动中出现胸闷、气短、眩晕、出汗、劳累或运动吃力，HR 高于靶 HR 应立即停止，休息并给予心电监测。若患者病情较轻，对训练每一步骤都反应良好，每一步骤只需要重复 1~2d 即可进入下一步骤；而病情较重，对训练的某一步骤有异常反应时，应退回上一步骤并延长时间，直至不再出现异常反应时，再进行下一步骤的运动。抗阻运动可作为有氧运动的有效补充，抗阻运动训练不加重左心室重构，可改善肌肉收缩力，可更好地提高心力衰竭患者的亚极量运动耐力。并且，抗阻运动训练可直接改善心力衰竭患者骨骼肌超声结构的异常和神经 - 肌肉功能。建议分 3 阶段对慢性心力衰竭患者进行抗阻训练：第 1 阶段为指导阶段，主要是掌握正确方法，提高肌肉间协调性；第 2 阶段为抗阻 / 耐力训练阶段，提高局部有氧耐力和肌肉间的协调性；第 3 阶段为力量训练阶段，提高肌肉的体积和肌肉间的协调性。

呼吸训练（RMT）：呼吸锻炼先从腹式呼吸开始，逐渐过渡到对足部肌肉进行抗阻训练；同时训练残存的胸锁乳突肌、斜方肌，补偿胸式呼吸。通过深呼吸锻炼、助咳、被动的手法牵引、间歇正压通气等，可以维持或改善胸壁的运动幅度。胸部物理治疗可用一定的手法振动和叩击患者胸背部，通过振动和叩击将分泌物从小的支气管内移动到大的支气管内，然后被咳出体外。

原发疾病可能导致患儿存在膀胱功能障碍及排便功能障碍等，应在术后早期即开始膀胱训练或排便训练。

（四）康复方案实施

儿童实体器官移植受者康复方案的实施涉及运动、感知、认知、情感、语言沟通等多个方面，因此该方案的实施应该由多学科人员协同完成，包括医学专家、护士、理疗师、职业治疗师、言语治疗师、矫形学家、心理学家、神经心理学家和社会工作者等，具体涉及哪些人员因实体器官移植种类而异。

方案实施时间可以在术前、围手术期、术后恢复期至术后多年。术前康复治疗可以提高患儿的身体功能和一般健康状况，提高对手术的耐受性，从而影响术后康复效果。

（五）家庭干预

家庭干预在康复治疗中的作用应该得到重视。父母和家庭的功能欠缺会导致父母压力增加、父母与患儿之间的沟通障碍和儿童行为异常等，可进一步导致患儿依从性不佳，从而对康复治疗效果产生不利影响。对于移植医生来说，监测患儿父母和家庭的功能是否完善和是否能够提供足够的家庭干预，可以成为移植随访的一部分，因为家庭干预可能会影响患儿的长期生存。

（田 川）

二、儿童肝移植

（一）康复原则

维持功能稳定，回避危险因素，逐步恢复社会活动，坚持随访和指导。

（二）康复目标和特殊问题

肝移植是一个复杂的治疗过程，虽然最终目标是使得患者获得长期生存，然而很多治疗是存在利弊两个方面的。供体肝脏植入使得患者的肝脏功能迅速恢复正常，移植前的肝脏功能不良和门静脉高压的问题得到了彻底的纠正。然而移植肝脏的损伤和恢复成为新的问题，患者在承受长期疾病、手术创伤和大量免疫抑制剂的背景下也可能出现新的问题，这使得肝移植术后的康复治疗目标变得复杂。保持移植肝功能稳定、逐步加强身体功能、恢复日常活动、保持心理健康和发挥社会角色是儿童肝移植康复的目标，儿童肝移植术后还要考虑身体和智力发育的问题。

（三）特殊问题的康复治疗方案

1. 血栓的控制 为了保持肝脏功能稳定，儿童受者同样需要接受复杂手术操作，儿童受者腹腔空间小，多接受左外叶供肝，血管纤细，胆道多采用胆肠吻合。因此术后预防肝动脉和门静脉血栓的形成是一个重要内容。这与成人预防下肢静脉血栓形成的目的不同，但治疗方法接近。持续静脉肝素泵入多为术后早期措施，后期可选用华法林或者抗血小板药。《中国肝移植围手术期加速康复管理专家共识（2018 版）》推荐的方法是手术后 2~12h 开始预防性抗血栓治疗，并持续用药至出院或术后 14d，同样适用于儿童肝移植的早期治疗。儿童的容量较小，需要精细地调整液体量，避免术中大量输入液体和血液制品，减轻患儿心肺负担，有利于术后早期恢复。

2. 术后早期的饮食和活动 低龄幼儿对手术的风险无认知，因此术后早期哭闹、频繁活动，一般无须特殊的措施促进运动功能的恢复。生命体征稳定的患儿及时转出 ICU，由家人看护对患者情绪和身体恢复可能有帮助。如患儿接受胆肠吻合，进食的时间点尚无共识，根据肠道手术情况应该进行分级管理。对于胆道闭锁 Kasai 手术后的患儿，如供肝胆道与既往 Kasai 手术中建立的胆管空肠 Roux-en-Y 吻合,则排气后可开始进食流食。对于营养情况不佳且重新进行胆肠重建的患儿,需要延迟进食时间,但在排气后少量饮水仍可尝试,术后 7d 内可逐渐恢复进食。由于患儿静脉输液更为困难,护理难度大,感染风险高,应尽快经口进食,停止静脉液体和药物对患儿的恢复意义较大。婴幼儿患者对营养物质的需要相对特殊,除保障大量糖、蛋白质、脂肪摄入外,维生素 D、铁、钙的补充也非常重要,肝脏中维生素 D 转化为 25- 羟维生素 D 的途径受损是其维生素 D 缺乏的主要机制,因此术后早期阶段可补充骨化三醇。

3. 特殊并发症的康复　肝功能不全特殊的并发症,如肝肺综合征、门静脉性肺动脉高压,可导致患儿存在较长时间的低氧血症或肺动脉高压。随着术后时间的延长,这些问题可以逐步恢复。但在移植术后早期仍然需要给予必要的医疗支持,如吸氧、血管活性药物。在稳定患者情况的基础上,逐步系统性地增加活动量,避免出现其他并发症。遗传代谢性疾病种类繁多,肝移植术后部分疾病不能被完全代偿,甲基丙二酸血症等疾病仍可能间断出现症状,避免医源性刺激导致的疾病加重,继续给予药物对抗代谢缺陷,长期的饮食和生活指导非常必要。

（四）康复后的维持药物方案与实施

儿童受者通常采用钙调神经蛋白抑制剂和糖皮质激素作为主要的免疫抑制剂,抗增殖药物可能对术后恢复和生长发育存在更加直接的影响,因此通常不被用于低龄儿童。许多患儿在肝移植术后合并 EB 病毒感染,当病毒载量过高时,医生被迫减少钙调神经蛋白抑制剂的剂量,部分患儿可能增加糖皮质激素的用量。长期使用糖皮质激素对患儿的身高存在明确的影响。因此在术后远期患儿情况稳定的背景下应该减停。

肝移植术后儿童受者的免疫抑制剂同样采用阶梯式递减的方式,随着手术时间的延长逐步减少免疫抑制剂的种类和剂量。这也使得儿童的感染风险逐步减少。儿童术后早期应该减少人际接触,需要在卫生条件较好的环境中进行户外活动,尚无法恢复正常的社会生活。移植术后 6 个月以上的儿童可以考虑逐步恢复免疫接种。通常肝移植术后 1 年以上的儿童,免疫抑制剂顺利减量后可逐步开始增加社会活动,如入学。然而接受免疫抑制治疗的儿童始终存在特殊感染的风险,应该主动回避真菌、结核等病原微生物感染风险高的环境。

儿童在发育至青春期后,排斥反应的风险增加,患儿和家长由于其情况稳定,常常低估排斥反应的危害,儿童心理的叛逆期也减少了药物依从性。这些因素导致后期排斥反应的风险增加,由于发病隐匿,患者处于院外难以及时发现,可能成为远期移植物纤维化和失功的重要原因。因此连续医疗指导,宣教强化特定人群的风险意识非常重要。

（张海明　孙丽莹）

三、儿童肾移植

（一）康复原则

促进肾移植患儿在免疫抑制状态下快速康复。

（二）康复目标

减轻心理、生理创伤应激反应;减少术后并发症;缩短住院时间;降低住院费用;提高移植术后生存率;促进儿童生长发育;提高生活质量;促进社会回归。

（三）康复形式与方法选择

1. 心理治疗　通过面对面谈话、填写量表(包括焦虑自评量表、抑郁自评量表等)等方式进行心理状态评估和疏导,必要时请精神卫生专科医师参与评估和治疗。

2. 营养支持治疗 营养师根据营养评估结果,结合患儿的营养需求,制订并优化相应的营养治疗计划。肾移植早期,由于手术应激,分解代谢增加、大剂量使用糖皮质激素,能量需要增加。肾移植后期,提供足量的营养,维持正常的营养状态,防止感染,并控制远期并发症,防止高脂血症、肥胖等并发症。

3. 运动锻炼 长期卧床不仅增加下肢静脉血栓形成的风险,还会产生胰岛素抵抗、肌蛋白丢失致肌肉萎缩、肺功能损害及组织氧合不全等。鼓励肾移植患儿术后第 2 天或更早开始下床活动并完成每天制订的活动目标,如术后第 2 天下床活动 1~2h;若不能耐受下床,可嘱其坐在床边,双腿下垂并晃动,至出院时每天下床活动 8~10h。患儿可参加轻体力劳动、适度的体育活动,如散步、慢跑、打太极拳、瑜伽等,运动量和运动时间要根据患儿术后时长、移植肾恢复情况、年龄和体力等情况而定,以不引起心慌、血压明显升高为宜。

4. 家庭干预 尽早进行积极、正确的康复训练,并需要患儿家属及主要照顾者共同参与。由康复医师、康复治疗师进行专门培训,对家属及主要照顾者进行康复训练方法的培训,要求其平日里帮助儿童完成指定的部分简单康复训练项目。

(尚文俊 郑 晓)

第七节 康 复 护 理

一、共性部分

(一)改善饮食结构、习惯

实体器官移植不只使患儿在术后恢复正常的活动能力,也使患儿可以摆脱术前严格的饮食和饮水控制状态。大多数患儿术后会出现体重增加等生长恢复表现。但是,在移植后,儿童实体器官移植受者仍需要调整饮食以解决营养相关问题,这包括营养储备的建立和纠正营养不良等。

在移植术后早期,饮食和饮水需根据血压和电解质异常等状况做出调整,这种延续至移植术后饮食/饮水控制与患儿恢复正常饮食/饮水的预期存在矛盾,这是移植术后早期护理人员需要面对的问题。

部分儿童在移植术前或围手术期需要留置肠内营养管,以维持生长必需的营养供给,在移植后回归口服喂养是必需的,这往往需要额外、长期的护理支持。儿童肠内营养饲喂会延迟口腔运动功能发育,并影响儿童的口味及进食的习惯。在康复护理中,患儿家庭及护理人员都应意识到这些不利因素都对移植后成功过渡到口服喂养有影响。即使是口服喂养的器官衰竭儿童,移植前严格的饮食/饮水控制以及生长发育停滞带来的压力,均会导致不良喂养行为出现,诸如极端的挑食、进食干呕或进食时间紊乱等。康复护理中必须关注这些问题,并做出相应调整。

在移植后,儿童实体器官移植受者体重及身高的增长是普遍现象,患儿家庭及康复护理人员应该意识到这种改变不仅来自内分泌水平及生长发育功能的恢复、食欲的改善、整体健康状况的改善等,也可能来自免疫抑制剂(诸如皮质激素)的影响。因此,制订合理的营养摄入计划是康复护理中必须面对的问题。

（二）避免发生意外

康复过程中要避免发生意外和损伤。应鼓励儿童实体器官移植受者进行有规律的体力活动，但是这些活动必须在移植医生的评估和准许下进行。心脏移植受者心率增加和运动后心率降低均慢于常人，所以应重视运动前的热身和运动后的放松。儿童及青少年肺移植受者可以接受成人肺康复计划。但是，儿童肝和肾移植受者必须得到医生的准确评估和相关的保护设备才能参与接触性运动，因为这类运动造成意外损伤的风险较大。

（三）培养生活、运动能力

生活运动能力的康复是发生在术后过渡时期的重要事件。儿童实体器官移植受者及其家庭均预期患儿的体力和生活运动能力在术后立即增加。然而，长时间卧床、缺乏身体活动、使用免疫抑制剂和长期慢性病导致的肌肉营养不良等，都可导致儿童受者出现运动耐力降低和肌肉无力。

此外，围手术期过度的活动限制以及恢复期父母、医护人员对康复运动的不重视也是造成运动不耐受的原因之一。

因此，术后早期干预是必要的，这包括活动范围、活动强度以及旨在最大限度恢复肌肉活力的运动设计。

儿童实体器官移植受者在出院后应开始正式的康复和运动训练，如有特殊需求，可住院完成康复和运动训练，以确保康复的速度和质量。家庭需要了解功能锻炼对于移植后康复的重要性，来自父母和医护人员的过度保护可能成为患儿恢复正常生活运动能力的额外障碍。需要进一步的研究来确定儿童移植术后定期体育活动与心血管风险之间的关系。

（四）培养社会交往能力

儿童器官衰竭患者的原发疾病能影响大脑发育，这常导致患儿伴有认知能力缺陷；此外，移植术前长期的慢性病过程也会导致患儿学业中断、与社会脱节等。虽然器官移植可以矫正急性疾病，但它会导致类似于其他慢性疾病的心理社会问题。器官移植是一种挽救生命的方法，但它也标志着慢性疾病的开始。因此，儿童实体器官移植受者可能会经历与患有其他慢性疾病的儿童相似的社会适应问题；另外，移植本身带来的排斥、药物副作用等也会使这一问题更加复杂化。因此，术后应重视培养患儿社会交往能力。

患儿术后体力、精力以及认知能力的改善使其能够耐受更大强度的学习及社交活动，例如阅读、对话、体育运动等，这些均有助于恢复其社会交往能力。"复学"也有助于培养儿童实体器官移植受者社会交往能力，重返校园能够让患儿获得老师和同龄人的支持，恢复"正常"的社交活动，从而获得社会交往能力的提高。在培养社会交往能力的过程中，患儿及其家庭都会面临压力，这包括患儿重返"正常"社交的舒适程度、家庭对这一过程的准备程度以及健康同龄人对患儿的接受程度等，家庭及移植医生需要及时发现这些压力并作出应对。

（田　川）

二、儿童肝移植

（一）呼吸道护理

儿童肝移植术后早期严密监测生命体征。术后除监测肝功能及超声血流外，患儿呼吸道的管理也很重要，应加强雾化吸入、改变体位、拍背排痰，家长也应注意观察患儿呼吸的深度、节律和频率。

（二）管道护理

患儿术后一周内身体的管道较多,包括深静脉、胃管和各种引流管,应防止脱落和折叠扭曲,记录和观察引流量和性状,避免感染。

（三）预防感染

患儿术中和术后需要应用免疫抑制剂,且术后早期免疫抑制剂用量较大,术后容易出现细菌、真菌、病毒等病原体感染,也是移植术后患儿围手术期死亡的主要原因之一。术后应尽早拔除气管插管,同时保持各引流管通畅,以减少细菌感染来源;术后早期预防性应用广谱抗生素,积极调整免疫抑制方案,避免过度的免疫抑制造成难以控制的感染。做好消毒防护也至关重要,在移植术后早期应避免接触植物、土壤及粉尘作业现场。陪护家长如有感染及传染性疾病,应与患儿做好隔离,避免交叉感染。

（四）给药护理

肝移植术后患者需要长期服用免疫抑制剂,因此,必须在医生指导下用药,切不可自行减量或停药。术后需要监测钙调神经蛋白抑制剂的浓度,使其维持在安全的治疗范围,并根据浓度调整药物剂量。同时,也要保证服药时间和方法的准确,服用环孢素或他克莫司时,在服药前 2h 至服药后 1h 均不宜服用其他食物或药品。若患儿出现呕吐或腹泻时,也会影响药物的吸收和浓度,需要调整药物剂量。

（五）术后饮食护理

未行胆肠吻合的患儿一般术后 3d 可以进食,行胆肠吻合的患儿一般术后 5d 胃肠道功能恢复后可以进食,从流质、半流质到正常饮食,少量多餐逐渐增加至正常量。术后早期应摄入足够的热量和优质蛋白。

（六）心理护理

加强对患儿及家长的心理护理,要有足够的耐心和爱心,给予陪伴、鼓励、安慰和支持,帮助树立治疗信心,必要时给予心理干预。

（七）健康宣教

对家长要加强宣教和指导,让家长了解颅脑损伤后的影响及病程,让家长认识到正确护理、早期康复以及家庭配合的重要意义,配合医护人员落实康复计划,达到最佳的康复效果。

（刘　颖　孙丽莹）

三、儿童肾移植

（一）术后常规护理

严密监测生命体征、体重、尿量及血检验值变化,持续心电监测;注重患儿体位管理,术侧下肢禁止屈髋屈膝至 90°,禁止向术侧翻身侧卧,以防压迫移植肾或吻合处血管移位,引发出血或血栓;做好管道维护,预防导管滑脱;注意疼痛护理观察,分散患儿注意力,及时给予安抚。

（二）容量管理

根据"量出为入"原则,加强血压和容量监测,动态维持出入量平衡。使用输液泵严格控制每小时补液量,记录每小时出入量,监测中心静脉压 4 次 /d,维持中心静脉压在 $7\sim12cmH_2O$,预防因循环血容量过少引发血压下降,心率增快,或摄入过多导致循环负荷过重,诱发心衰、呼吸困难。

（三）免疫抑制剂用药护理

考虑儿童的胃肠道功能未完全发育，且服药依从性较差，存在口服给药时血药浓度波动范围较大的风险，术后早期可采用静脉微泵免疫抑制剂的给药方案。期间护士须严格巡查免疫抑制剂输入是否正常，保持输液导管在位、通畅，并遵医嘱根据患儿血药浓度检验结果动态调整输入速度。

（四）应用抗凝药物护理

儿童肾血管较成人更为纤细，为防止移植肾血管血栓的发生，在术后一周内可采用持续静脉微泵肝素，维持活化部分凝血活酶时间在正常值的 1.5 倍以内。期间须重点关注用药后反应，如观察生命体征变化，特别是有无心率加快伴血压下降；查看有无移植肾周伤口肿胀或胀痛主诉；观察伤口引流液色、质、量，每 2~3h 挤压引流管一次，保持引流通畅；做好情绪安抚工作，防止患儿躁动、频繁侧卧、更换体位或术侧下肢过度活动，诱发移植肾位置变动或受挤压，移植血管形成夹角或扭曲引发出血或血栓；关注凝血功能检验结果；留意患儿饮食与二便情况，警惕出现应激性胃溃疡、胃肠道出血或用力大便引发脑出血意外等。

（五）并发症的预防护理

1. 排斥反应　术后早期出现少尿或无尿可能与血容量不足、肾后性梗阻、急性肾小管坏死或肾移植动静脉栓塞有关，排除此类原因外，也可能出现排斥反应。临床发现儿童出现排斥反应多伴随低热和高血压症状，通过血清肌酐值、血药浓度及移植肾彩色多普勒超声等检查检验结果可协助确诊。因患儿多无法用言语正确表达不适症状或体征，护士须精细检查每一异常变化，及早发现并及时处理。

2. 感染　按照器官移植术后消毒隔离制度，严格执行保护性隔离，同时重视病原体的筛查。成人由于既往感染，体内常存在病原抗体，而部分儿童由于缺乏类似抗体可导致移植后感染风险增加，因此须严格做好体温和各项病原学检查的监测，保持个人清洁卫生，预防外来人员带入的病原体感染，同时做好各项病原学的检验工作。

3. 移植肾功能延迟恢复（DGF）　术后早期部分患儿出现少尿或无尿，肌酐下降缓慢或无下降，这可能与供受者双方身体状况及手术等因素相关。较多患儿在术后 2~3 周后尿量逐步恢复，护士应做好患儿及家属心理护理，鼓励树立治疗信心。遵医嘱延续术前的血液透析或腹膜透析，排除体内多余水分与毒素，为移植肾的缓慢恢复提供稳定的内环境支撑。

（六）自我康复管理

教会患儿主要照顾者或患儿本人学会准确记录体温、尿量、体重、特殊检查结果、服药的剂量和种类，学会对排斥反应的观察，发现异常及时处理，为后续实施规范的居家随访奠定基础。

（七）心理康复

定期评定患儿的心理状态，对患儿进行心理疏导，增强战胜疾病的信心，避免心理行为问题影响生活质量。对主要照顾者进行健康教育，改善他们的心理状态，可以降低患儿精神压力，有利于患儿的康复。必要时联合精神心理科医护共同制订心理治疗方案。

（朱有华）

第八节 预 后

一、儿童肝移植

（一）生长发育

移植前肝硬化的患儿多伴有严重的营养吸收不良和生长发育迟滞,在接受成功的肝移植后,移植肝功能良好的情况下,生长激素水平逐渐恢复正常,会出现术后的追赶生长。

移植术后影响患儿生长的因素可分为两类,一类是移植时的因素,如患儿年龄、身高、肝硬化程度等;另一类是移植后的因素,如移植物功能、严重并发症如 PTLD 等。移植前生长严重滞后的患儿,术后生长追赶情况最明显。对那些肝功能正常但生长发育迟滞持续存在的患儿,可以减量或停用激素类药物,同时合并应用生长激素是一种有效的治疗手段。

（二）社会心理和神经认知功能

移植术后学龄儿童的管理还应包括学习能力的评估,也应注意创伤后心理疾病和其他精神健康问题,当出现明显症状时应进行心理精神评估。

术前伴有神经系统损害的患儿,早期可以通过肝移植治疗而逆转。5 岁以上患儿在肝移植术前需要进行神经认知评估,以判断是否需要接受特殊教育。存在运动发育延迟的婴儿在移植后应立即给予康复治疗,存在语言发育迟滞的较大的儿童在术后应给予语言训练方面的治疗。

（三）疫苗接种

移植后的患儿由于长期使用免疫抑制剂,T 细胞功能受到抑制,容易患传染性疾病,且病情往往会较重,致病率和致死率均增高。移植前的胆道闭锁患儿通常因为黄疸和肝功能异常,而未能接种完整的计划免疫疫苗。移植术后的患儿可以接种灭活疫苗,而接种减毒疫苗尚存在一定的风险。移植术后患儿可以安全接种的疫苗有乙型肝炎、甲型肝炎、百日咳、白喉、破伤风、肺炎链球菌、狂犬病、流感灭活病毒疫苗等。

（四）乙型病毒性肝炎的预防

肝移植术后的患儿应定期检测乙型肝炎病毒血清标志物水平,推荐术后 3~6 个月,在肝功能稳定的情况下接种乙型肝炎疫苗,维持乙型肝炎表面抗体滴度 >100IU。对于术前供者乙型肝炎核心抗体阳性 / 受者阴性的患儿,术后应给予拉米夫定至少 1 年预防新发乙型肝炎,直到接种乙型肝炎疫苗后获得满意的抗体滴度。术后新发乙型肝炎的患儿则需要接受抗病毒治疗,必要时须行肝组织活检明确肝炎活动情况。

（五）生育问题

移植术后患儿到育龄期可以妊娠和生育,但肝移植术后妊娠最好在移植术后 1 年以上,身体健康状况良好,肝功能稳定,肾功能良好,没有高血压或血压控制稳定,以及稳定的免疫抑制方案。妊娠不会影响移植肝功能,妊娠时通常推荐维持当前的免疫抑制剂水平,霉酚酸类药物在怀孕女性中应避免使用。怀孕期间免疫抑制剂的药物水平应监测更密切些。尽管肝移植术后受者妊娠存在一定潜在并发症的高危因素,比如:先兆子痫、早产儿和低体重儿,但大多数肝移植术后受者会产出健康新生儿。

（六）术后随访

移植术后患儿需要定期复查,复查频率一般为出院 1 周后复查,术后 1 个月后每 2 周复查一次,术后 3 个月后每 1 个月复查一次,术后 1 年后 2~3 个月复查,若病情变化需咨询移植医生调整复查时间。复查项目应包括:血常规、肝肾功能、电解质、血糖、血脂、凝血功能、他克莫司或环孢素浓度、乙型肝炎两对半（定量）、CMV-DNA、EBV-DNA（全血和血浆）、腹部 B 超。

（孙丽莹）

二、儿童肾移植

对于各年龄段的患儿,接受肾移植后的生存率都大于接受透析者,肾移植受者的生存率日益提高。初次接受肾移植者,无论其供体来自尸体或是活体,生存率均非常理想。接受尸体供肾移植的其 1、2、5 年的生存率分别为 97%、96% 和 94%,接受活体供肾移植其 1、2、5 年的生存率分别为 98%、97% 和 95%。小于 2 岁患儿移植肾生存率仍是最低。

成功的儿童肾移植受者生长速度会明显改善。影响术后患儿生长发育的因素有移植时的年龄、移植肾功能、术后激素用量以及体内生长激素的水平。

若女性患儿在青春期出现尿毒症,曾经有月经来潮,则通常在肾移植成功后 6~12 个月恢复规律月经。

儿童肾移植是终末期肾病患儿最有效的治疗方法,可使患儿生命延长,生长恢复,生活质量提高,因此对任何一个尿毒症患儿都应首选肾移植治疗。随着移植免疫学的发展,手术技巧及治疗技术的提高,免疫抑制剂的不断完善和成熟,儿童肾移植的预后将会更好。

（朱有华）

参 考 文 献

［1］KATZ D T, TORRES N S, CHATANI B, et al. Care of pediatric solid organ transplant recipients: an overview for primary care providers［J］. Pediatrics, 2020, 146（6）: e20200696.

［2］KWONG AJ, EBEL NH, KIM WR, et al. OPTN/SRTR 2020 Annual Data Report: Liver［J］. American Journal of Transplantation, 2022, 22 Suppl 2: 204-309.

［3］IM WR, LAKE JR, SMITH JM, et al. OPTN/SRTR 2016 Annual Data Report: Liver［J］. American Journal of Transplantation, 2018, 18 Suppl 1: 172-253.

［4］STARZL T E. The long reach of liver transplantation［J］. Nature Medicine, 2012, 18（10）: 1489-1492.

［5］KWONG A J, KIM W R, LAKE J R, et al. OPTN/SRTR 2019 annual data report: liver［J］. American Journal of Transplantation, 2021, 21 Suppl 2: 208-315.

［6］孙丽莹 . 儿童肝移植［J］. 中华实用儿科临床杂志, 2017, 32（11）: 818-820.

［7］ZHU Z J, WEI L, QU W, et al. First case of cross-auxiliary double domino donor liver transplantation［J］. World Journal of Gastroenterology, 2017, 23（44）: 7939-7944.

［8］MARGREITERR, KRAMAR R, HUBER C, et al. Combined liver and Kidney transplantation［J］. The Lancet, 1984, 1（8385）: 1077-1078.

［9］宋继勇,杜国盛,许长涛,等 . 22 例肝肾联合移植的经验分析［J］. 中华器官移植杂志, 2020, 41（11）: 672-676.

［10］庄莉,屠振华,章琳,等.肝肾联合移植 26 例的临床疗效分析［J］.中华器官移植杂志,2013（6）：333-337.

［11］CHEN C L, CHEN Y S, DE VILLA V H, et al. Minimal blood loss living donor hepatectomy［J］. Transplantation, 2000, 69: 2580-2586.

［12］朱志军,朱理玮,淮明生,等.体外劈离式肝移植 22 例临床分析［J］.中华器官移植杂志,2010,31（4）：199-202.

［13］JULIAN B, LASKOW D, DUBOVSKI J, et al. Rapid loss of vertebral mineral density after renal transplantation［J］. New England Journal of Medicine, 1991, 325（8）: 544-550.

［14］ALONSO E, SORENSEN L. Cognitive development following pediatric solid organ transplantation［J］. CurrOpin Organ Transplant, 2009, 14（5）: 522-525.

［15］CAUDLE S, KATZENSTEIN J, KARPEN S, et al. Language and motor skills are impaired in infants with biliary atresia before transplantation［J］. Journal of Pediatrics, 2010: 156（6）: 936-940.

［16］JOFFE A, QUINONEZ L, ROBERTSON C, et al. Outcomes after heart transplantation in children under six years of age［J］. The Annals of Thoracic Surgery, 2011, 92（1）: 174-182.

［17］KALLER T, SCHULTZ K H, SANDER A, et al. Cognitive abilities in children after liver transplantation［J］. Transplantation, 2005, 79（9）: 1252-1256.

［18］詹江华,孙丽莹.胆道闭锁与肝移植［M］.北京：人民卫生出版社,2020.

［19］国家卫生计生委医管中心加速康复外科专家委员会.中国肝移植围手术期加速康复管理专家共识（2018 版）［J］.中华普通外科杂志,2018,33（3）：268-272.

［20］DUNN M A, ROGAL S S, DUARTE-ROJO A, et al. Physical function, physical activity, and quality of life after liver transplantation［J］. Liver Transplantation, 2020, 26（5）: 702-708.

［21］FERAH O, AKBULUT A, AÇIK M E, et al. Scoring systems and postoperative outcomes in pediatric liver transplantation［J］. Transplantation Proceedings, 2019, 51（7）: 2430-2433.

［22］中国医师协会器官移植医师分会中华医学会器官移植学分会,中国儿童肾移植临床诊疗指南（2015 版）［J］.中华移植杂志（电子版）,2016,10（1）：12-23.

［23］KELLY D A, BUCUVALAS J C, ALONSO E M, et al. Long-term medical management of the pediatric patient after liver transplantation: 2013 Practice guideline by the American Association for the Study of Liver Diseases and the American Society of Transplantation［J］. Liver Transplantation, 2013, 19（8）: 798-825.

［24］TSUBOI N, NOZAKI H, ISHIDA Y, et al. Early mobilization after pediatric liver transplantation［J］. Journal of Pediatric Intensive Care, 2017, 6（3）: 199-205.

［25］中国研究型医院学会加速康复外科专业委员会.儿童肝移植围手术期管理专家共识［J］.中华外科杂志,2021,59（13）：179-191.

［26］KDOQI WORK GROUP. KDOQI clinical practice guideline for nutrition in children with CKD: 2008 update［J］. American Journal of Kidney Diseases, 2009, 53（3 Suppl 2）: S11-S104.

［27］MISERACHS M, PARMAR A, BAKULA A, et al. Health-related quality of life in pre- adolescent liver transplant recipients with biliary atresia: a cross-sectional study［J］. Clinics and Research in Hepatology and Gastroenterology, 2019, 43（4）: 427-435.

［28］SEHGAL S, SHEA E, KELM L, et al. Heart transplant in children: what a primary care provider needs to know［J］. Pediatric Annals, 2018, 47（4）: e172-e178.

［29］WICKERSON L, ROZENBERG D, JANAUDIS-FERREIRA T, et al. Physical rehabilitation for lung transplant candidates and recipients：an evidence-informed clinical approach［J］. World Journal of Transplantation，2016，6（3）：517-531.

［30］MAYER K，JUNGE N，GOLDSCHMIDT I，et al. Psychosocial outcome and resilience after paediatric liver transplantation in young adults［J］. Clinics and Research in Hepatology and Gastroenterology，2019，43（2）：155-160.

第九章

器官移植围手术期加速康复

术后加速康复（enhanced recovery after surgery, ERAS）是针对外科围手术期的一系列优化临床管理措施。术后加速康复的合理实施，不仅可以系统化提高各环节医疗质量、加快患者术后恢复、减少围手术期并发症、减少院内感染，还可以缩短住院时间、加快床位周转、减少住院费用，有利于更合理地使用医疗资源。目前 ERAS 理念已越来越广泛地应用于临床。近年来，随着器官移植数量的增加、器官移植手术技术和围手术期管理的进步，在器官移植领域开展围手术期加速康复的必要性和可行性也日益得到重视。

如何在器官移植围手术期开展加速康复，是器官移植团队的新挑战。近年来，我国各专业学组及学会发布了《中国肾移植围手术期加速康复管理专家共识（2018 版）》《中国肝移植围手术期加速康复管理专家共识（2018 版）》《加速康复外科优化重型肝炎肝移植围手术期管理临床实践的专家共识》，这些共识的发布标志着 ERAS 逐渐在器官移植领域得到认可，但如何更好地细化执行这一理念，还需要更多的临床实践。

第一节　肾移植围手术期加速康复管理

肾移植受者均为终末期肾病患者，长期行血液透析或腹膜透析。得益于成熟的血液净化技术，肾移植受者术前往往有比较好的生活质量和良好的其他重要脏器功能，因此，与其他器官移植相比，肾移植更适合开展围手术期加速康复管理。

一、准入、排除及退出标准

肾移植围手术期 ERAS 的准入标准包括：具备肾移植指征；年龄 14~70 周岁；美国麻醉医师协会（American Society of Anesthesiologists, ASA）分级小于Ⅲ级；神志清楚，意识及精神状态能配合诊疗。排除标准包括：再次肾移植；多器官联合移植；高致敏受者；小于 14 岁的儿童供肾；存在其他重要脏器严重基础疾病者。退出标准：围手术期出现外科并发症，如出血、尿漏、输尿管梗阻等需要外科干预的情况；围手术期出现内科并发症，如移植肾功能延迟恢复、原发性无功能、急性排斥反应、重症感染等无法遵医嘱执行相关加速康复计划者。

二、术前宣教和准备

肾移植术前需要进行必要的心理评估、营养评估以及全身系统性检查，排除其他重要脏器器质性病变，重视人类白细胞抗原（HLA）分型，群体反应性抗体及供受体交叉配型结果，为评估是否符合 ERAS 准入标准提供依据。术前对肾移植受者及家属告知 ERAS 流程的必要性和可行性，获得受者及家属的充分配合。肾移植 ERAS 流程不建议行传统的术前肠道准备，无胃肠道动力障碍者建议术前禁食 6h，禁饮 2h。无糖尿病史患者，推荐术前 2~4h 饮用 250ml 含 12.5% 碳水化合物的饮料,可缓解饥饿、口渴和焦虑情绪。术前常规预防性使用抗生素。维持透析的活体肾移植受者术前 1d 行血液或腹膜透析;公民逝世后器官捐献供肾的移植受者术前可根据实际情况安排透析。

三、优化术中麻醉管理

肾移植麻醉评估包括:心、肺、肝等重要脏器功能评估,受者水电解质、酸碱平衡的评估,以及贫血及严重程度的评估,出血倾向的评估,根据上述评估结果进行对症处理。肾移植麻醉方式建议采用全身麻醉、区域阻滞或二者联合使用,维持适宜的麻醉镇静深度,维持脑电双频指数在 40~60。肾移植术中保温建议采用预加温、提高手术室室温、使用液体加温装置、加温毯、暖风机等设施维持受者术中目标体温 >36℃。肾移植术中补液以晶体为主,根据中心静脉压、平均动脉压、心功能等决定补液量,建议维持中心静脉压 >5cmH_2O,平均动脉压 >80mmHg,一般情况下不建议输血。肾移植术中机械通气管理以维持有效通气量和氧合、减少术后肺部并发症为目标,采用肺保护性机械通气策略。术后疼痛管理分为预防性镇痛和多模式镇痛,预防性镇痛通过对受者术前、术中和术后全程的疼痛管理,以减少急性疼痛向慢性疼痛的转化;多模式阵痛通过联合应用各种方法和药物,达到减少阿片类药物用量及其不良反应的目的。镇痛方法包括:神经阻滞、椎管内镇痛、静脉镇痛、口服给药、皮下或肌内注射给药、切口局部浸润等,首选术后硬膜外自控镇痛。

四、优化术后康复管理

1. 肾移植术后免疫抑制方案的选择,需遵循个体化、最小化原则。以钙调神经蛋白抑制剂(CNI)联合霉酚酸(MPA)以及糖皮质激素为基础设定的免疫抑制方案,根据受者免疫状态及供受体组织配型情况选择单克隆或多克隆抗体进行免疫诱导治疗。通过监测 CNI、MPA 的免疫抑制剂浓度、移植肾功能和受者的免疫状态,尽量做到在移植肾功能正常的情况下免疫抑制最小化,以减少术后感染等并发症的发生。

2. 重视肾移植术后免疫抑制和抗感染的动态平衡。在密切监测移植肾功能的前提下,免疫抑制剂剂量个体化是预防移植术后感染的首要环节;积极处理外科并发症,通畅引流,解除梗阻,去除感染病灶;同时重视供体来源的潜在感染风险,加强体液、血液及供肾保存液的病原学检测及培养,选择合适的抗生素进行预防性、针对性的抗感染治疗。

3. 肾移植术后鼓励早期恢复进食、进水,无须等肛门排气。建议减少静脉补液,即使进入多尿期,也可以根据出入量采用口服补液的方式,从而减少过多静脉补液造成的下床活动不便、肠道水肿、消化道功能恢复延迟等可能。

4. 肾移植术后出现血糖升高,即移植后糖尿病(PTDM),与糖皮质激素和 CNI 的使用有关,应在快速撤减糖皮质激素、调整免疫抑制方案的基础上进行强化胰岛素治疗,目标空腹血糖 4~7mmol/L,餐前及夜间血糖 4~10mmol/L,并避免低血糖。

5. 肾移植术后应鼓励早期下床活动,这在充分镇痛的基础上是可以做到的。一般术后第 2 天即可开始下床活动,逐日增加活动时间,制订每日活动目标,以减少深静脉血栓形成。

6. 肾移植术后应在密切监测病情的前提下,尽早拔除各类留置管道,包括导尿管、髂窝引流管、双 J 管、血液透析导管、腹膜透析导管和静脉导管等。

7. 建立肾移植术后加速康复核查清单和持续质量改进制度。ERAS 作为一项系统工作，有必要建立一套医护核查清单，以提升工作效率，加强医护沟通，管控治疗质量。同时，应对肾移植 ERAS 进行持续质量改进。

第二节　肝移植围手术期加速康复管理

肝移植受者原发病为各种原因导致的终末期肝病，如肝硬化失代偿、肝衰竭、门静脉高压症、代谢性肝病等，也包括常规治疗效果不佳的原发性肝癌。由此可见，肝移植受者原发病构成复杂，不同受体术前情况可能存在较大差异，肝性脑病、肝肾综合征、肝肺综合征等情况均不少见。肝移植手术操作复杂，术中情况受术前血管条件、是否多次手术等因素影响而个体差异也较大，手术时间相对也较长，凝血功能异常导致术中出血的情况也不少见。因此，在肝移植围手术期开展加速康复管理，是个较为复杂的工程，需要结合术前情况、术中麻醉、术后重症管理、移植免疫和移植感染状态等多方面因素，客观、规范、细致地实施加速康复管理。

一、准入、排除及退出标准

如上所述，肝移植受者术前情况个体差异较大，部分受者存在脑、肾、肺等其他重要脏器功能障碍，因此，必须严格设立肝移植 ERAS 的准入标准。通常认为，肝移植 ERAS 准入标准包括：具备肝移植指征；年龄 14~70 周岁；美国麻醉医师协会（ASA）分级小于Ⅲ级；神志清楚，意识及精神状态能配合诊疗；无心、脑、肾、肺等其他重要脏器功能障碍。排除标准包括：急诊再次肝移植，因急诊再次肝移植的受者病情均较危重，如发生原发性移植肝无功能，急性肝动脉血栓形成等急需再次肝移植的受者，不适合纳入 ERAS 管理；术前存在肝性脑病、肝肾综合征、呼吸功能障碍、门脉性肺动脉高压的受者，因术后存在意识恢复延迟、需要延长机械通气时间、进行连续肾脏替代治疗的可能，不适合纳入 ERAS。退出标准包括：围手术期出现血管并发症、胆道并发症、出血、移植肝功能延迟恢复、原发性移植肝无功能、急性排斥反应、重症感染、急性肾损伤、肺栓塞、心脑血管意外等，上述情况部分需要外科或介入手段干预，部分需加强内科及重症手段的干预，而无法遵医嘱执行相关加速康复计划。

二、术前宣教和准备

1. 术前与受者及家属充分沟通，包括医疗层面及社会层面的沟通，对于帮助受者术后加速康复非常重要，也是使受者及家属建立手术信心，以及对医护人员信任的最好途径。术前宣教内容包括：向受者及家属科普肝移植的适应证、手术过程、术后恢复、术后长期维护等基本信息，使其对自己的疾病有充分的认识，也对肝移植建立起客观、科学的认识；同时也可以了解受者的家庭情况、社会背景、文化背景，评估受者对加速康复管理的接受和配合程度，有助于术后加速康复计划的实施。

2. 术前进行营养评估和治疗，肝移植受者多为肝硬化失代偿或肝衰竭患者，伴有不同程度的营养不良,反复消化道出血、顽固性腹水和肝性脑病的低蛋白饮食,也易导致各种营养素摄入不足和营养代谢障碍。近年来认识到肝移植受者也是肌少症的高发人群。因此,建议在移植术前进行营养支持,首选肠内营养,不耐受肠内营养的受者联合肠外营养。营养成分建议使用富含支链氨基酸的营养混合物、富含谷氨酰胺的膳食纤维、寡糖和维生素。术前适当的营养支持,可以在短期内使受者的营养情况得到一定程度改善,从而为术后的加速康复管理提供有利条件。

3. 术前不建议常规进行肠道准备,无胃肠道动力障碍患者术前 6h 禁固体饮食,术前 2h 禁流食。若患者无糖尿病史,推荐术前 2h 饮用不超过 400ml 碳水化合物饮料,以缓解患者饥饿和胃肠道不适感。

4. 建议术前常规使用预防性抗生素,并根据手术时间,必要时术中追加一次。抗生素选择通常使用含酶抑制剂的三代头孢或复合青霉素类,也可根据受者术前的体液培养,如腹水培养的病原学依据进行选择。

三、优化术中麻醉管理

肝移植手术本身的复杂性,决定了术中管理是 ERAS 的最关键环节。术中麻醉管理的优化实施,在很大程度上影响着受者术后移植肝功能的恢复、其他重要脏器功能的恢复,以及受者的整体康复速度。

(一)麻醉前评估和处理

术前麻醉医师需对受者进行心血管系统、呼吸系统、神经系统、肾功能的评估。心脏超声、心电图、肺部 CT 是必须进行的常规项目。根据受者实际情况,必要时选择动态心电图、冠状动脉 CTA、冠状动脉造影、右心声学造影、肺功能,必要时可以通过安装临时起搏器、冠状动脉支架等手段减少手术风险。对于术前已存在肾损伤的受者,或者存在术后肾损伤高危因素的受者,须充分评估后制订术中液体管理策略和判定是否行术中肾脏替代治疗。

(二)麻醉方式

选择全身麻醉或全身麻醉联合区域阻滞。建议维持适宜的镇静深度,脑电双频指数维持在 40~60。

(三)术中体温监测

可采用预加温、提高手术室室温、使用液体加温装置、加温毯、暖风机等手段维持受者术中中心体温 >36℃。

(四)术中液体管理和输血

在肝移植术中,液体管理需根据具体情况来实施。在肝移植手术不同阶段,液体管理和输血原则有所不同。通常来说,基本原则为:在维持组织有效灌注前提下,控制液体入量和输血量,维持血液动力学和内环境及电解质稳定。维持低中心静脉压有助于减少移植肝淤血和移植肝功能的早期恢复。

(五)术中呼吸管理

术中进行肺保护通气,以维持有效通气量和氧合,减少术后肺部并发症为目的。建议采用 5~8cmH$_2$O 水平的呼气末正压通气,根据受者氧合情况选择合适的吸入气氧浓度。根据情况,实现早期拔管,有助于顺利开展 ERAS。

（六）重视疼痛管理

建议采用预防性镇痛和多模式镇痛,前者能达到术中、术后的全程疼痛管理,减少急性疼痛向慢性疼痛的转化;后者通过联合应用多种不同方法和药物,以减少阿片类药物的用量以及不良反应。常用方法包括:神经阻滞、椎管内镇痛、静脉镇痛、口服用药,药物包括非甾体抗炎药及阿片类药物。凝血功能正常的受者可以采用硬膜外自控镇痛。

四、优化术后康复管理

（一）肝移植术后免疫抑制方案的选择

提倡个体化、最小化原则,高度重视免疫制剂的不良影响。在保证移植肝功能正常恢复的情况下,尽可能实现免疫抑制剂最小化,以减少术后感染、肾损伤、移植后糖尿病等情况的发生,有助于肝移植后加速康复的实施。肝移植术后常用的免疫抑制方案为:以钙调神经蛋白抑制剂联合霉酚酸为基础的免疫抑制方案,通过监测 CNI、MPA 的免疫抑制剂浓度、移植肝功能和受者的免疫状态调整免疫抑制剂的用量。部分移植中心采用术后无激素方案,有助于移植后感染、糖尿病、切口愈合不良等并发症的发生。围手术期予以抗 CD25 单克隆抗体为代表的抗 T 细胞单克隆抗体进行诱导,也有助于延迟和减量使用 CNI,从而减少移植后急性肾损伤(AKI)和代谢病的发生。因此,在抗 CD25 单克隆抗体联合霉酚酸类药物的基础上,采用无糖皮质激素及 CNI 延迟使用和最小化使用的免疫抑制剂方案是可行的。

（二）肝移植术后感染的预防和治疗

感染是肝移植术后早期最常见的致死原因,须引起高度重视。常见的感染部位包括腹腔、肺、手术切口、中枢神经系统及血流感染。常见的病原体包括以肠杆菌科为代表的革兰氏阴性杆菌、以肠球菌为代表的革兰氏阳性菌、以念珠菌和曲霉菌为代表的真菌。在严密观察病情的基础上,充分引流(胆汁、腹水、胸腔积液等),及时发现需要行介入甚至手术治疗的外科问题,如胆漏、肠漏等;重视各种体液的病原学检测,合理使用抗菌药物;重视供体来源的感染;在保证移植肝功能的基础上免疫抑制剂最小化;重视营养支持。近年来耐碳青霉烯类的肠杆菌科感染发生率呈上升趋势,给肝移植术后早期加速康复带来了挑战,须引起高度重视。

（三）肝移植术后营养支持

肝移植受者术前多伴有不同程度的营养不良,术后进行科学的营养支持,有助于改善肝移植术后负氮平衡、减少 ICU 停留时间、减少感染风险,从而帮助肝移植术后加速康复的实施。通常建议肝移植术后受者每天所需能量为 30kcal/kg 理想体重,蛋白摄入量 1.5g/kg 理想体重,糖脂比(2~3):2。建议尽早启动营养支持,以肠内营养为主要途径。肝移植术后循环稳定,肠道功能恢复后,即可开始肠内营养支持。气管插管拔除及吞咽功能恢复者可经口饮食,无法经口饮食者建议通过胃管或空肠营养管进行管饲。术后早期由于肠内营养支持量不能满足每日所需,故需辅助以肠外营养,同时重视各种营养素的平衡。

（四）肝移植术后血糖的控制

移植后糖尿病在肝移植受者中发生率为 30%~40%,这与肝移植术前既往存在的糖尿病和术后糖皮质激素及 CNI 类免疫抑制剂的使用有关。肝移植术后糖尿病与术后感染、切口愈合不良、心血管不良事件等相关,科学有效地控制血糖有助于肝移植术后加速康复的开展。通常建议肝移植术后空腹血糖 <6.7mmol/L，餐后血糖 <8.3mmol/L，糖化血红蛋白 <7%。糖皮质激素最小化及霉酚酸联合 CNI 减量的方案有助于减少肝移植术后糖尿病的发生。移植后早期建议进行强化胰岛素治疗，当胰岛素用量降至 24U/d 以下且移植肝功能正常时，可给予口服降糖药物。

（五）肝移植术后应鼓励早期活动

肝移植术后应鼓励早期下床活动，在充分镇痛的基础上是可以做到的。逐日增加活动时间，制订每天活动目标，以减少深静脉血栓的形成。

（六）肝移植术后管道的管理

尽量减少使用及尽早拔除各种管道是加速康复流程中管道管理的原则。移植后建议尽早拔除胃管，以减少不适感，研究显示不使用胃管的患者肺部并发症减少，排气及饮食时间提前。导尿管也建议尽早拔除，以减少不适感及对下床活动的影响，减少感染风险。对于腹腔引流管，在密切监测病情的基础上，也应树立尽早拔除的加速康复理念。荟萃分析显示，肝移植术相关吻合口周围引流管的留置与否对患者术后并发症及结局并无明显影响，长时间留置腹腔引流管不仅增加患者术后早期下床活动的困难，也容易造成管道与腹腔脏器粘连导致拔管困难，甚至引起腹腔出血、胆漏等严重并发症。

第三节　心脏移植围手术期加速康复管理

心脏移植是治疗各种原因导致的、内科系统治疗无效的心力衰竭的最佳手段，包括扩张型心肌病、缺血性心肌病、心脏瓣膜病等。心脏移植受者术前即存在心功能、运动耐量和生活质量的明显下降，部分受者尚合并有呼吸功能不全、肝肾功能不全等。因此，心脏移植围手术期的 ERAS 管理是一个系统工程，科学的 ERAS 管理有助于心脏移植受者的早期康复，降低术后早期死亡率。

一、准入、排除及退出标准

合理选择心脏移植受者进入 ERAS 流程，严格设立并把握准入标准，是成功实现加速康复的前提。心脏移植围手术期 ERAS 的受者准入标准包括：年龄 14~70 周岁；符合心脏移植指征；美国麻醉医师协会（ASA）分级小于Ⅲ级；神志清楚，能配合诊疗；无脑、肺、肾、肝或其他脏器严重疾病。排除标准包括：再次心脏移植；术前使用心室辅助装置、ECMO 等危重受者。退出标准包括：围手术期出现严重并发症，需要外科或介入手段干预，或需加强内科及重症手段的干预，而无法遵医嘱执行相关加速康复计划者。

二、术前宣教和准备

心脏移植不仅是医疗团队高度重视的诊疗过程，也是受者家庭的重大决定。完善的移植术前准备和充分的医患沟通，对术后受者及家属配合实施 ERAS 意义重大。主要包括术前宣教、心理评估、营养评估、全身性检查、肠道准备、预防性应用抗生素等。

（一）术前宣教

心脏移植术前大部分患者对移植存在较为严重的焦虑情绪，因此，个体化的宣教和护理访视是心脏移植 ERAS 流程的重要环节。术前宣教是应根据患者文化背景、家庭因素、病情情况,由心外科医生、麻醉、护理多学科制订详细、个体化的术前宣教计划,以期获得患者和家属的围手术期配合。宣教内容应包括心脏移植概念、具体手术方式、围手术准备及目的、术后各项治疗的目的等,并重视戒烟戒酒的宣教。

（二）心理评估

心脏移植受者需要面对各种压力,如疾病、经济、情感、家庭、社会等问题,大多数受者存在不同程度的焦虑、抑郁,往往会影响其术后早期康复。因此术前需通过谈话、量表(包括焦虑自评量表、抑郁自评量表等)等方式对受者进行心理状态评估和疏导,必要时请精神卫生专科医师参与评估和治疗。

（三）营养评估

术前应采用营养风险筛查 2002（NRS 2002）进行全面的营养风险评估。当合并下述任一情况时应视为存在严重营养风险:6 个月内体重下降 >10%;疼痛数字分级评分法（NRS）评分 >5 分;BMI<18.5kg/m^2;血清白蛋白 <30g/L,对该类患者应进行支持治疗,首选肠内营养。当口服不能满足营养需要时,可行静脉营养支持治疗。对于营养状态良好的患者,随机对照试验（randomized controlled trial, RCT）研究结果显示术前营养支持治疗并不能使患者获益。术前营养支持治疗时间一般为 7~10d,严重营养风险患者可能需要更长时间的营养支持,以改善患者营养状况,降低术后并发症发生率。

（四）全身性检查

除心理及营养评估外,术前还应尽可能完成详细、充分的全身性检查,排除受者肝、肺、肾、内分泌系统以及其他脏器可能存在的风险,必要时进行家族遗传史调查和基因检测。重视糖化血红蛋白（HbA1c）水平的检测,HbA1c 可以反映患者近 1~2 月的血糖平均水平,研究表明术前 HbA1c 大于 7% 将显著增加心脏手术患者术后感染风险及延长住院时间,对术前 HbA1c 偏高的患者,应采取积极的围手术期血糖监测和控制措施。还需重点检测受者 HLA 分型、群体反应性抗体、交叉配型及移植部位血管评估等,有助于制订详细的手术方案,同时对术后可能存在的并发症风险进行预警。

（五）肠道准备

研究表明,缩短术前禁食时间,有利于减少手术前患者的饥饿、口渴、烦躁、紧张等不良反应,有助于减少术后胰岛素抵抗,缓解分解代谢,甚至可以缩短术后住院时间。除合并胃排空延迟、胃肠蠕动异常和急诊手术等患者外,目前提倡禁饮时间延后至术前 2h,之前可口服清饮料,包括清水、糖水、无渣果汁、碳酸类饮料、清茶及黑咖啡(不含奶),不包括含酒精类饮料;禁食时间延后至术前 6h,之前可进食淀粉类固体食物(牛奶等乳制品的胃排空时间与固体食物相当),但油炸、脂肪及肉类食物则需要更长的禁食时间。术前推荐口服含碳水化合物的饮品,通常是在术前 10h 给予患者饮用 12.5% 的碳水化合物饮品 800ml,术前 2h 饮用≤400ml。

（六）预防性应用抗生素

心脏移植手术时间长,创伤大,术前常规使用预防性抗生素。使用原则:①预防用药应同时包括针对需氧菌及厌氧菌;②应在切开皮肤 30~60min 输注完毕;③单一剂量与多剂量方案具有同样的效果,如果手术时间 >3h 或术中出血量 >1 000ml,可在术中重复使用 1 次。

三、优化术中麻醉管理

（一）麻醉前的评估与管理

1. 心血管系统评估　经胸心脏超声和常规心电图是心血管系统评估的必查项目，可以判断心脏移植受者的心功能状态，对于有冠心病高危因素的受者，如伴有高血压、糖尿病、年龄>50岁，须行冠状动脉CTA检查以评估冠心病的可能，同时行动态心电图检查。

2. 呼吸系统评估　术前肺功能情况与手术效果及术后并发症密切相关，评估方法包括受者呼吸困难程度、气道炎症、吸烟指数及肺功能检查等。明确心脏移植指征后，指导受者进行有效咳嗽和胸背部拍击等方法，保持呼吸道通畅，及时清除气道分泌物；吸烟受者应在医师指导下戒烟，制订呼吸锻炼计划。

3. 肾功能评估　心脏移植受者由于常伴有肾脏疾病，存在急性肾功能损伤的潜在风险，准确评估肾功能对术中术后液体管理和是否行CRRT意义重大。血浆肌酐水平、肾小球滤过率、尿量等指标有助于判断肾功能状态。

4. 麻醉前再次评估受者的水电解质和酸碱平衡，必要时纠正。

5. 评估是否有严重贫血、出血倾向等，术前进行纠正；纠正贫血可使用促红细胞生成素，必要时输注去白红细胞或辐照红细胞。

（二）麻醉方式选择及镇静深度把握

全身麻醉、区域阻滞及二者联合使用等均为ERAS理念下可选的麻醉方式，既能满足镇静、镇痛、提供良好手术条件等基本要求，也能有效减少手术应激，有利于促进受者术后康复。维持适宜的麻醉镇静深度，建议维持脑电双频指数在40~60。

（三）术中保温

维持正常体温是维持机体内环境稳态的重要措施。术中应常规进行体温监测并采取必要的保温措施，预防发生低体温，如室温保持在21℃以上；冲洗腹腔的液体须加温至37℃；静脉输液需要加温；尽量减少患者的身体暴露；使用保温毯或充气加温毯等措施，维持核心体温不低于36℃，也须注意防止体温过高。

（四）术中输液及循环系统管理

提倡以目标导向液体治疗（goal-directed fluid therapy，GDFT）的理念及措施指导液体治疗。ERAS液体管理目标为尽量减少机体体液量的改变。容量不足可导致机体灌注不足和器官功能障碍，而水钠潴留则是术后肠麻痹及相关并发症发生的主要原因。因此，术中应用平衡液维持出入量平衡，避免输液过度及不足，辅助应用血管收缩药以防止术中低血压，降低低血压相关急性心肌损伤、急性肾损伤的发生率。推荐适当使用α肾上腺素受体激动剂，如去氧肾上腺素或低剂量去甲肾上腺素等血管收缩药，维持术中血压不低于术前基线血压20%。对于无肾功能损害的患者，术中可以考虑给予胶体溶液。

（五）术中机械通气管理

心脏移植术中机械通气管理采用肺保护性机械通气策略，以维持有效通气量和氧合、减少术后肺部并发症为目标。术中建议采用低潮气量（6~8ml/kg），吸入气氧浓度为40%~60%，呼气末正压5~8cmH$_2$O，吸呼气时间比为1:（2.0~2.5），每小时用非纯氧鼓肺1次，压力30cmH$_2$O，时间30s，预防术后肺不张的发生。其中慢性阻塞性肺疾病（COPD）患者可以调整吸呼气时间比为1:（3~4）。间断性肺复张性通气为防止肺不张的有效方法，应该至少在手术结束、拔管前各实施 1 次。术中调整通气频率维持动脉血二氧化碳分压（arterial partial pressure of carbon dioxide，PaCO$_2$）在 35~45mmHg。

（六）疼痛管理

预防性镇痛和多模式镇痛：预防性镇痛是通过对受者术前、术中和术后全程的疼痛管理，达到预防中枢和外周敏化的效果，从而减少急性疼痛向慢性疼痛的转化。多模式镇痛是联合应用各种方法或药物，以达到减少阿片类药物用量及其不良反应的目的。主要镇痛方法有：①神经阻滞。②椎管内镇痛。③静脉镇痛：一般术后镇痛采用持续静脉注射给药，推荐使用患者自控镇痛方法，达到持续镇痛和迅速抑制暴发痛的目的。④口服给药：常用口服药物有可待因、曲马多、羟考酮、氢吗啡酮以及丁丙诺啡速释制剂、控释制剂和缓释制剂。⑤皮下或肌内注射给药：常用药物包括曲马多、哌替啶、吗啡和羟考酮的注射剂型。⑥切口局部浸润：采用长效局部麻醉药物罗哌卡因可达到术后 12h 切口镇痛效果，常与其他方式联合使用。术后疼痛治疗后需进行疗效评估，及时采用视觉模拟评分法、数字分级评分法和语言分级评分法（verbal rating scale）等对受者静息与运动时疼痛强度进行评估，并积极治疗恶心呕吐、瘙痒、肠麻痹等不良反应。

四、优化术后康复管理

（一）心脏移植术后免疫抑制方案的优化

免疫抑制治疗包括诱导期和维持期治疗。免疫诱导治疗目的是在器官移植排斥反应风险最高时提供高强度免疫抑制；维持免疫抑制治疗的目标是使受者适应异体器官，同时最大限度地减少感染和肿瘤的发生风险。虽然各移植中心免疫抑制剂的选择、用量和联合用药方案各不相同，但是基本方案大同小异，免疫抑制方案以钙调神经蛋白抑制剂联合霉酚酸以及糖皮质激素为基础的免疫抑制方案。不同个体免疫抑制剂不良事件的发生有明显差异，需根据移植受者的不同特征和危险因素采用个体化免疫抑制方案。心脏移植术后早期通常给予抗体诱导治疗，常用的药物有巴利昔单抗和 ATG。最常用的维持免疫抑制方案仍是三联疗法，包括以下 4 类免疫抑制剂的组合：①CNI：环孢素或他克莫司；②淋巴细胞增殖抑制剂：霉酚酸（MPA）类药物，包括吗替麦考酚酯（MMF）或麦考酚钠肠溶片（EC-MPS）；③哺乳动物雷帕霉素靶蛋白（mTOR）抑制剂：西罗莫司或依维莫司；④糖皮质激素：泼尼松或泼尼松龙。通过监测 CNI、MPA 的免疫抑制剂浓度、移植心、肝肾功能和受者的免疫状态合理调整免疫抑制剂的用量。

（二）心脏移植术后积极预防并控制感染

免疫抑制治疗非选择性地抑制了患者免疫系统抵御感染的能力，感染是心脏移植术后死亡和发生并发症的重要原因，重在预防。术前合并感染应积极有效抗感染治疗，术中、术后严格无菌操作，术后尽早拔除气管插管及各种介入性插管，及早恢复饮食，建立正常的胃肠道菌群。病室内消毒、隔离、无菌操作不严格；广谱抗生素应用，导致耐药细菌的产生和机会性感染的出现等。最常见的感染部位是呼吸系统，其次是泌尿系统和血液系统。术前供、受体全面体检，发现感染及时治疗。术后监护室实施保护性隔离，所有医护床旁有创性操作、检查均应按无菌要求进行。定期查血常规、胸片，进行血、尿、痰细菌学培养和导管端头培养监测，及早发现感染征象。抗菌药物的使用应根据药敏结果，注意判断是定植或者感染。同时加强对真菌感染的预防与监测。免疫抑制治疗方案尽可能个体化，以最大限度降低不良反应与感染风险。

（三）心脏移植术后血糖控制

心脏移植术后糖皮质激素和 CNI 的应用，使移植后新发糖尿病发病率明显升高，并成为一项独立危险因素，直接影响切口愈合和感染、脓毒症等发生。因此，术后出现血糖升高，应在快速撤减糖皮质激素、调整免疫抑制方案的前提下，强化胰岛素治疗。血糖控制目标建议为：晨间空腹血糖 4~7mmol/L，餐前及夜间血糖 4~10mmol/L，并注意避免低血糖。同时，应密切监测血糖，营养液输入应注意持续、匀速，避免血糖波动。

1. 早期下床活动　长期卧床不仅增加下肢静脉血栓形成的风险，还会产生胰岛素抵抗、肌蛋白丢失致肌肉萎缩、肺功能损害及组织氧合不全等。有研究结果显示，术后早期下床活动可使 ICU 住院时间缩短 1.4d，总住院时间缩短 1.3~3.9d。应积极鼓励心脏移植受者术后第 2 天或更早开始下床活动，并完成每天制订的活动目标，如术后第 2 天下床活动 1~2h。若不能耐受下床，可以嘱其坐在床边，双腿下垂并晃动，至出院时每天下床活动 8~10h。术后充分镇痛是促进受者早期下床活动的重要保障。心脏移植术后由于卧床、深静脉导管留置、高凝状态、大剂量糖皮质激素使用等原因，部分受者会发生深静脉血栓。其预防主要包括早期下床活动、预防性使用低分子量肝素、口服抗血小板药、使用下肢加压装置等。

2. 心脏移植术后管道管理　心脏移植术后留置的管道包括鼻胃管、导尿管、引流管、血液透析导管和静脉导管等。促进受者快速康复的管道管理原则是尽量减少使用或尽早拔除，有助于减少感染等并发症，减少对术后活动的影响及受者心理障碍。手术后需尽早拔除鼻胃管，荟萃分析及系统评价结果表明，不使用鼻胃管减压的患者肺部并发症明显减少，排气及饮食时间提前，住院时间缩短，腹部并发症并未增加。根据患者术前情况，部分患者可不用放置鼻胃管。导尿管也应尽早拔除，因其可影响患者术后活动，增加感染风险，是住院时间延长的独立危险因素，无特殊情况下，术后 1~2d 即可拔除导尿管。传统理念中，术后应常规留置引流管以防止积液、出血、吻合口漏及感染等并发症。近年来荟萃分析结果显示，吻合口周围引流管留置与否对患者术后并发症及结局并无明显影响，留置引流管可能影响患者术后早期下床活动，增加术后并发症并延长住院时间。因此，在密切监测病情且平稳情况下，应树立尽早拔除腹腔引流管的加速康复理念。

3. 心脏移植术后呼吸功能锻炼　心脏移植术后卧床时间长、大量补液以及使用大剂量免疫抑制剂，受者容易出现胸腔积液、肺不张和肺部感染等并发症，术后早期呼吸功能锻炼是增加呼吸肌力、促进肺膨胀和减少术后并发症的有效方法之一。锻炼方法包括腹式呼吸、缩唇呼吸及呼吸训练器训练等。

4. 心脏移植术后移植心功能监测　加强生命体征观察，借助多导联的心电监测、Swan-Ganz 导管、中心静脉导管（central venous catheter, CVC）、动脉管路、心外膜起搏器、脉波指示剂连续心输出量监测（pulse-indicator continuous cardiac output, Picco）等，进行中心静脉压（CVP）、肺动脉压、肺毛细血管楔压、心排血量、体肺循环阻力、右室和左室功能的连续监测。每天行床旁 12 导联心电图便于观察 ST-T 动态变化，行 X 线片和床旁超声监测，检测心肌肌钙蛋白 T（cardiac troponin T, cTnT）或心肌肌钙蛋白 I（cardiac troponin I, cTnI）、氨末端脑钠肽前体（N-terminal pro-brain natriuretic peptide, NT-proBNP），了解心肌再灌注状态、心脏前后负荷及有无心律失常。

5. 出院标准及随访 心脏移植 ERAS 的目标就是在达到出院标准的基础上缩短心脏移植受者的住院时间,早期出院。在患者康复的基础上,患者出院标准和出院后随访计划对心脏移植 ERAS 流程是一个最好的检验。其基本标准为无须液体治疗,恢复固体饮食,穿衣、洗漱、吃饭、如厕等生活能自理;伤口愈合佳,经口服镇痛药物可良好止痛;移植心脏功能良好,免疫抑制剂浓度稳定,无排斥反应,无感染等并发症发生。心脏移植 ERAS 患者应加强出院后随访和监测,制订出院宣教流程,通过电话或门诊指导患者,对可能的并发症应有所预料和警惕,建立"绿色通道",随时满足患者因并发症而再次入院的需求。

第四节 肺移植围手术期加速康复管理

肺移植是临床治疗终末期肺病的唯一有效手段,但同时,运动耐量和生活质量的明显下降是肺移植受者术前和术后较为突出的特征。故而,肺移植受者康复的状态直接关系到手术治疗的效果。肺移植术后的 ERAS 是一个系统工程,目前能够查阅和参考的文献及数据较为有限,故而在管理过程中多数以参考普胸手术后的 ERAS 原则,并同时结合肺移植术后的病理生理特点进行。术后 ERAS 的顺利进行,需要制订准入和排除及退出标准,需要制订和根据患者病情执行术前、术中和术后的各阶段康复计划。

一、准入、排除及退出标准

通常认为,肺移植 ERAS 准入标准包括:具备肺移植指征;血流动力学稳定;美国麻醉医师协会(ASA)分级小于Ⅲ级;神志清楚,意识及精神状态能配合诊疗;无心、脑、肾、肺等其他重要脏器功能障碍。排除标准包括:再次肺移植;存在其他重要脏器严重基础疾病者;术前使用 ECMO 的危重受者。退出标准包括:围手术期出现严重并发症,如急性移植肺失功;血流动力学不稳定;意识障碍及精神状态不稳定;无法理解和遵医嘱执行相关加速康复计划者。

二、术前宣教和准备

(一)术前咨询

ERAS 路径可有效缩短住院时间术后并发症发生率,ERAS 正式教育是否优于非正式教育尚不确定,但理想情况下,患者应接受书面和口头两种形式。患者及其家属或护理人员都应该与手术团队及术后管理团队有沟通。

(二)营养

常规的营养筛查非常有必要,包括营养风险筛查 2002(Nutritional Risk Screening2002,NRS2002)、营养不良通用筛查工具(Malnutrition Universal Screening Tool,MUST)和主观全面评定(SGA)筛查工具。ERAS 营养管理部分包括术前液体和碳水化合物量,避免禁食和尽早开始口服饮食及口服营养补充剂(oral nutrition supplementation,ONS)。营养不良是胸部大手术预后不良的重要危险因素。常规术前和术后 ONS 的使用可减少营养不良和体重减轻事件的发生,改善患者术后营养,从而减少术后并发症的发生。但术前使用免疫增强型营养品并没有证据支持优于 ONS。欧洲临床营养与代谢协会（European society for clinical nutrition and metabolism，ESPEN）指南推荐若达到以下任何一个条件时，都应考虑延后患者手术而先予以营养支持：6 个月内体重丢失 >15%、体重指数（BMI）<18.5kg/m² 和白蛋白 <30g/L（无肝功能或肾功能不全）；并建议术前予以 5~7d 的口服营养剂后再进行手术。

（三）戒烟

吸烟患者术后，特别是肺部术后发生并发症的风险是从不吸烟患者的 2 倍，术前停止吸烟 4 周及以上可明显降低术后并发症，所以建议术前停止吸烟至少 4 周。

（四）戒酒

酗酒可使得围手术期患者发生心功能、凝血功能及免疫功能异常的风险增加。对于肺癌术后患者，可明显增加术后并发症和降低术后生存时间。术前严格禁止饮酒 4 周可明显降低术后并发症，尽管未明显降低死亡率，但仍建议术前 4 周戒酒。

（五）贫血

贫血可增加术后并发症和死亡风险，建议术前使用铁剂纠正缺铁性贫血。输血和使用促红细胞生成素，不能作为常规的纠正贫血的方法。

（六）肺康复

术前运动能力弱与术后近期和远期临床不获益均有关，研究表明术前规范康复计划锻炼后，可明显降低术后肺部并发症及住院时间。由于个体的异质性，很难规定统一的术前康复计划、频率和疗程，需要根据患者自身制订个人计划。

（七）术前禁食

有证据表明，术前 2h 进食无渣液体并不会增加胃肠道负担、降低胃酸 pH 或手术并发症的发生。同时，为了减少术后胰岛素抵抗和并发症的发生，术前进食碳水化合物可以增加患者幸福感，并减少恶心呕吐等胃肠道反应，但糖尿病患者目前数据不足。故而建议术前对于胃肠排空无障碍患者，建议手术麻醉前 2h 进无渣饮料，但限制术前 6h 固体食物。

（八）抗生素的预防和备皮

术前 1h 建议常规术前抗生素预防。患者术前一晚或当天最好沐浴，肥皂与氯己定类似作用，可以很好地预防手术部位的感染。同时，备皮时氯己定预防皮肤感染的作用要优于聚维酮碘。

三、优化术中麻醉管理

（一）麻醉前的评估与管理

1. 心血管系统评估　肺移植受者常伴发继发性肺动脉高压、右心功能不全，因此，肺移植术前需常规进行心电图、动态心电图、超声心动图等检查，必要时行右心导管检查、冠状动脉 CTA 或冠状动脉造影检查，不仅能帮助判断有无肺移植禁忌或有无心肺联合移植适应证，还能优化术中麻醉方案。

2. 呼吸系统评估　尽管肺移植受者的肺功能都是失代偿的，但术前肺功能测试、动脉血气分析等基本检查，有助于术中麻醉以及术后管理的优化。

3. 肾功能评估　肺移植受者若术前即有明确的肾病史，则存在术中及术后早期急性肾损伤的潜在风险,准确评估肾功能对术中术后液体管理和是否行肾脏替代治疗意义重大。血浆肌酐水平、肾小球滤过率、尿量等指标有助于判断肾功能状态,同时评估受者的水电解质和酸碱平衡状态,必要时进行纠正。

（二）麻醉前用药

肺移植患者多以老年及肺功能受损患者为主,长效和短效苯二氮䓬类药物可导致过度镇静、上气道阻塞和降低术后认知功能以及成功拔管率。建议术前避免常规使用镇静剂,建议使用非药物方法（如音乐、碳水化合物、褪黑素等方法）缓解胸部手术患者的焦虑状态。

（三）预防静脉血栓

胸部手术患者是静脉血栓栓塞（venous thromboembolism）的高危人群,建议胸部肺叶切除患者均要进行药物机械预防血栓,对于静脉血栓栓塞高危人群建议在评估出血风险基础上使用低分子量肝素持续 4 周。

（四）预防术中低体温

术中低体温会增加术中及术后脏器功能恢复延缓以及术后感染等风险。胸部手术术中发生低体温概率高（约 35%~50%）,术中应持续监测体温,避免低体温和高热,建议在术中使用升温设备及措施（术前房间预热,热毯,静脉液体的加温等）,使得患者术中体温保持在 36℃以上的正常体温。

（五）手术方式

保留肋间肌和神经的开胸手术可以避免术后疼痛并,更好地保留胸部肌肉的功能;以及使手术创面的尽可能减少,均有利于术后的快速康复。

四、优化术后康复管理

（一）术后镇痛

开胸术后镇痛不足常会导致咳嗽不良,造成肺炎或呼吸衰竭、心律失常等并发症。缓解疼痛的方式建议采取多样化镇痛方法:良好的局部麻醉减少阿片类药物使用;糖皮质激素建议使用,预防术后恶心呕吐以及引发的疼痛;推荐椎旁阻滞优于胸部硬膜外镇痛;建议常规使用对乙酰氨基酚和非甾体抗炎药防疼痛,对于长期慢性疼痛或阿片类药物服用者可考虑使用氯胺酮,加巴喷丁不能作为常规推荐药物。

（二）围手术期的液体管理

液体管理包括术前、术中和术后三个阶段,肺部手术的液体管理比较复杂,容易出现间质性肺水肿,甚至急性呼吸窘迫综合征。建议术后尽早开放胃肠营养和饮食,并密切监测术后液体的进出量。

（三）心房颤动的预防

胸部术后心房颤动和心房扑动发生率约 12%,对于高龄、男性、高血压、慢性阻塞性肺疾病、高加索人种、心功能不全和心瓣膜病变的患者更易发生。术前使用 β 受体阻滞剂患者,术后继续使用;镁离子补充用于镁缺乏患者。术前使用地尔硫䓬或术后使用胺碘酮,尽管对于预防术后心房颤动证据不多,却可改善预后。

（四）免疫抑制方案的优化管理

肺移植术后须重视免疫抑制方案的优化,免疫抑制方案以钙调神经蛋白抑制剂（CNI）

联合霉酚酸（MPA）以及糖皮质激素为基础免疫抑制方案，通过监测 CNI、MPA 的免疫抑制剂浓度、移植肺、肝肾功能和受者的免疫状态合理调整免疫抑制剂的用量，以个体化、最小化为基本原则，既能以有效的免疫抑制效果预防移植肺排斥反应的发生，又能使机体免疫系统具备一定的抗感染能力。

（五）管道管理

1. 术后胸管　术后胸管的留置增加了患者疼痛和限制活动，尽可能少的留置胸管可以改善患者预后。不建议术后常规负压吸引胸管辅助引流，建议早期拔管，普胸手术后即使引流量在 450ml/d，如果是清亮的引流液，拔除引流管也是安全的。但肺移植患者术后引流量对于胸管拔除影响的判断，需要在临床中根据患者实际情况进行管理和决定。

2. 导尿管留置　除非出现术后尿潴留和需要硬膜外镇痛，否则，没有必要为了监测尿量而留置导尿管。

3. 胃管　气管插管拔除、胃肠道动力恢复后，尽早拔除胃管。对部分需要通过胃管鼻饲营养，或具有误吸高风险的肺移植受者，可延长胃管留置时间。

4. 深静脉导管　循环稳定，不需要血管活性药物支持时，尽早拔除深静脉导管，以减少导管相关性血流感染的发生。

（六）术后感染的预防和治疗

重视免疫抑制剂最小化；重视各种体液和血液病原体检测与培养，必要时行高通量测序检查，合理使用抗生素；重视引流，包括常规的纤支镜检查及吸痰、胸腔引流；重视供体来源的感染。

（七）术后恶心和呕吐管理

肺移植术后恶心和呕吐是不容忽视的症状，影响患者的自我感受和术后恢复的进度。建议使用非药物方式（如术前碳水化合物的摄入，术中麻醉药物的选择等）为主，逐步开放胃肠道功能进食，采取从流质到半流质再到软食递进方式，以及少食多餐进食。必要时使用止吐药物控制症状；术前可单次使用 8mg 地塞米松可减少术后 24h 止吐药物的使用。

（八）早期活动和物理康复

建议术后 24h 尽早进行。术后早期运动可减少肺部并发症，减少血栓并发症，减少肌肉功能丧失等。ERAS 在术后早期活动中一些患者可能会反复头晕、恶心甚至晕倒，40%~50% 的患者在大手术后可能会出现直立不耐受，直立不耐受的致病机制仅仅得到了部分评估，主要是由于交感神经对运动反应的受损以及副交感神经反应的增强所致，建议术后及早进行物理康复和功能康复的计划。

（九）精神和心理健康管理

关注肺移植患者术前和术后的心理健康状况，术前积极进行健康宣教，进行精神状态的评估；术后关注患者心理状态的变化，强调患者康复陪护的正向引导和鼓励，必要时请精神卫生科专科会诊辅助诊疗策略。

（十）术后无创机械通气使用和高流量氧疗

肺移植患者术后肺功能常迅速改善，但二氧化碳潴留还会持续较长时间，中枢化学感受器反应较为迟钝，高碳酸血症大约需要 1 个月才能逆转。使用无创正压通气能预防术后呼吸肌疲劳和再插管风险，但目前尚不能完全证明有显著临床益处，建议使用无创呼吸机后持续监测血氧饱和度和心率呼吸,定时评估患者对治疗的反应和血气分析,以及患者自我感受等,以便将通气设置调整到最佳。高流量鼻导管氧疗对于肺移植术后作用的循证文献资料有限,目前可能是肺移植术后一个安全的替代呼吸的疗法。

（沈　恬　庄　莉　李伟栋　杨　莉）

参 考 文 献

［1］ BOZZETTI F, MARIANI L. Perioperative nutritional support of patients undergoing pancreatic surgery in the age of ERAS［J］. Nutrition, 2014, 30（11/12）: 1267-1271.

［2］ WEIMANN A, BRAGA M, CARLI F, et al. ESPEN guideline: Clinical nutrition in surgery［J］. Clinical Nutrition, 2017, 36（3）: 623-650.

［3］ FUJITANI K, TSUJINAKA T, FUJITA J, et al. Prospective randomized trial of preoperative enteral immunonutrition followed by elective total gastrectomy for gastric cancer［J］. British Journal of Surgery, 2012, 99（5）: 621-629.

［4］ NYGREN J, THORELL A, LJUNGQVIST O. Preoperative oral carbohydrate therapy［J］. Current Opinion In Anaesthesiology, 2015, 28（3）: 364-369.

［5］ FELDHEISER A, AZIZ O, BALDINI G, et al. Enhanced Recovery After Surgery（ERAS）for gastrointestinal surgery, part 2: consensus statement for anaesthesia practice［J］. Acta Anaesthesiologica Scandinavica, 2016, 60（3）: 289-334.

［6］ 国家卫生计生委办公厅,国家中医药管理局办公室,解放军总后勤部卫生部药品器材局. 关于印发抗菌药物临床应用指导原则（2015 年版）的通知［EB/OL］.（2015-08-27）［2022-10-20］. http://www. nhc. gov. cn/cms-search/xxgk/getManuscriptXxgk. htm?id=c18e1014de6c45ed9f6f9d592b43db42.

［7］ 国家卫生计生委医管中心加速康复外科专家委员会. 中国肝移植围手术期加速康复管理专家共识（2018 版）［J］. 中华普通外科杂志, 2018, 33（3）: 268-272.

［8］ 中国医师协会器官移植分会移植免疫学组,中华医学会外科学分会手术学组,广东省医师协会器官移植医师分会. 加速康复外科优化重型肝炎肝移植围手术期管理临床实践的专家共识［J］. 器官移植, 2017, 8（4）: 251-259.

［9］ 吴建永,雷文华. 中国肾移植围手术期加速康复管理专家共识（2018 版）［J］. 中华移植杂志（电子版）, 2018, 12（4）: 151-156.

［10］ 陈凛,陈亚进,董海龙,等. 加速康复外科中国专家共识及路径管理指南（2018 版）［J］. 中国实用外科杂志, 2018, 38（1）: 1-20.

［11］ 黄洁,廖中凯. 中国心脏移植免疫抑制治疗及排斥反应诊疗规范（2019 版）［J］. 中华移植杂志（电子版）, 2019, 13（1）: 15-20.

［12］ 陈梅芳. 中国心脏移植术后并发症诊疗规范（2019 版）［J］. 中华移植杂志（电子版）, 2019, 13（1）: 21-23.

［13］ 石丽. 心脏移植护理技术操作规范［J］. 实用器官移植电子杂志, 2019, 7（5）: 337-339.

［14］ WEIJS T J, KOSHI K, BERKELMANS G H K, et al. Nasogastric decompression following esophagectomy: A systematic literature review and meta-analysis［J］. Diseases of the Esophagus, 2016, 30（3）: 1-8.

［15］ SHEN P, LIU Y, WANG J. Nephrostomy tube-free versus nephrostomy tube for renal drainage after percutaneous nephrolithotomy: a systematic review and meta-analysis [J]. Urologia Internationalis, 2012, 88 (3): 298-306.

[16] HORNUM M, LINDAHL J P, VON ZUR-MÜHLEN B, et al. Diagnosis, management and treatment of glucometabolic disorders emerging after kidney transplantation: a position statement from the Nordic Transplantation Societies [J]. Transplant International, 2013, 26 (11): 1049-1060.

[17] SCHWEICKERT W D, POHLMAN M C, POHLMAN A S, et al. Early physical and occupational therapy in mechanically ventilated, critically ill patients: a randomised controlled trial [J]. Lancet, 2009, 373 (9678): 1874-1882.

[18] DAMMEYER J, DICKINSON S, PACKARD D, et al. Building a protocol to guide mobility in the ICU [J]. Critical Care Nursing Quarterly, 2013, 36 (1): 37-49.

[19] GURUSAMY K S, VAUGHAN J, DAVIDSON B R. Formal education of patients about to undergo laparoscopic cholecystectomy [J]. Cochrane Database of Systematic Reviews, 2014 (2): CD009933.

[20] WEIMANN A, BRAGA M, CARLI F, et al. ESPEN guideline: clinical nutrition in surgery [J]. Clinical Nutrition, 2017, 36 (3): 623-650.

[21] ENGELMAN D T, BEN ALI W, WILLIAMS J B, et al. Guidelines for perioperative care in cardiac surgery: enhanced recovery after surgery society recommendations [J]. JAMA Surgery, 2019, 154 (8): 755-766.

[22] NAKAGAWA M, TANAKA H, TSUKUMA H, et al. Relationship between the duration of the preoperative smoke-free period and the incidence of postoperative pulmonary complications after pulmonary surgery [J]. Chest, 2001, 120 (3): 705-710.

[23] BERNARD A, RIVERA C, PAGES P B, et al. Risk model of in-hospital mortality after pulmonary resection for cancer: a national database of the French Society of Thoracic and Cardiovascular Surgery (Epithor) [J]. Journal of Thoracic and Cardiovascular Surgery, 2011, 141 (2): 449-458.

[24] JEAN R A, DELUZIO M R, KRAEV A I, et al. Analyzing risk factors for morbidity and mortality after lung resection for lung cancer using the NSQIP database [J]. Journal of the American College of Surgeons, 2016, 222 (6): 992-1000.

[25] BRUNELLI A, POMPILI C, SALATI M, et al. Preoperative maximum oxygen consumption is associated with prognosis after pulmonary resection in stage I non-small cell lung cancer [J]. The Annals of Thoracic Surgery, 2014, 98 (1): 238-242.

[26] HAUSEL J, NYGREN J, THORELL A, et al. Randomized clinical trial of the effects of oral preoperative carbohydrates on postoperative nausea and vomiting after laparoscopic cholecystectomy [J]. British Journal of Surgery, 2005, 92 (4): 415-421.

[27] SMITH I, KRANKE P, MURAT I, et al. Perioperative fasting in adults and children: guidelines from the European Society of Anaesthesiology [J]. European Journal of Anaesthesiology, 2011, 28 (8): 556-569.

[28] WEBSTER J, OSBORNE S. Preoperative bathing or showering with skin antiseptics to prevent surgical site infection [J]. Cochrane Database of Systematic Reviews, 2015 (2): CD004985.

[29] BILOTTA F, LAURETTA M P, BOROZDINA A, et al. Postoperative delirium: risk factors, diagnosis and perioperative care [J]. Minerva Anestesiologica, 2013, 79 (9): 1066-1076.

[30] KARALAPILLAI D, STORY D, HART G K, et al. Postoperative hypothermia and patient outcomes after major elective non-cardiac surgery [J]. Anaesthesia, 2013, 68 (6): 605-611.

[31] GIAMBRONE G P, WU X, GABER-BAYLIS L K, et al. Incidence and implications of postoperative supraventricular tachycardia after pulmonary lobectomy[J]. Journal of Thoracic and Cardiovascular Surgery, 2016, 151(4): 982-988.

[32] CERFOLIO R J, BRYANT A S. Results of a prospective algorithm to remove chest tubes after pulmonary resection with high output[J]. Journal of Thoracic and Cardiovascular Surgery, 2008, 135(2): 269-273.

[33] 丁嘉安, 姜格宁. 肺移植[M]. 上海: 上海科学技术出版社, 2008.

<table>
<tr><td>第十章</td><td>器官移植术后精神疾病康复指南</td></tr>
</table>

第一节 概 述

精神活动是大脑功能的具体表现,内容丰富多样,且又非常复杂。我们把大脑功能出现异常导致临床上表现出的异常精神活动现象,称为精神症状。精神障碍是对所有病理性的精神活动的一种总称。精神障碍是一类复杂的脑疾病,现有的研究提示精神障碍的发生发展可能与分子遗传、神经生化、神经内分泌等生物学因素所致脑神经环路与神经可塑性的异常有关,同时还受社会、心理等环境因素的影响,是生物 - 心理 - 社会交互作用的结果。

器官衰竭患者受原有躯体疾病、移植手术的应激、手术前后心理生理状态的改变、术后长期应用免疫抑制剂、经济负担、社会压力等多种因素的影响,在围手术期及手术后期发生精神障碍非常多见。流行病学统计数据显示,约 50% 的患者在器官移植术后发生谵妄,大约 3%~21.7% 的患者移植术后出现焦虑或抑郁情绪。因此,对接受器官移植手术的患者在围手术期给予精神支持是满足晚期器官衰竭患者的特殊要求。精神科医师在处理患者围手术期、手术后期及慢性恢复期的精神障碍方面可以扮演重要的角色。然而,现实情况是,除了移植术前常规心理测评外,精神科医师在器官衰竭患者的整个治疗过程中参与度很低。移植科医师对患者除严重术后谵妄以外的其他精神症状的关注度及识别率较低,器官移植患者在围手术期及术后恢复期面临的心理问题和精神障碍的精神专科就诊率及治疗率同样非常低。

器官移植患者在围手术期常出现的精神障碍主要是术后谵妄状态及焦虑、失眠等情绪症状,在慢性恢复期常出现精神障碍主要是焦虑、抑郁、失眠、疑病症、躯体形式障碍、创伤后应激障碍等情绪障碍、认知功能障碍、人格改变以及免疫抑制剂所导致的精神障碍等。

精神科医生应对出现精神障碍的患者进行包括精神检查、量表评估等在内的系统评估,评估的内容包括临床症状严重程度、社会心理因素、个性特征及支持系统等各方面。同时,应注意识别免疫抑制剂相关的精神副作用以及其与精神药物间的相互作用。治疗的总体原则以积极治疗原发疾病为主,联合小剂量精神类药物对症处理,心理治疗、行为锻炼、生活方式调整、社交训练等也是可行的治疗手段。

精神障碍对器官移植患者术后疾病康复、长期治疗依从性、生活质量、预后等方面均有较大的不利影响,且与移植术后患者的健康水平和生存质量密切相关,直接影响器官移植的远期效果,因此对这些问题应引起重视。精神科医生可以很好地解决困扰患者的精神心理问题,降低其对疾病康复和生活质量的影响,从而提高器官移植后的生存质量,改善器官移植的预后情况。总而言之,精神科会诊在移植手术过程中是非常重要的,精神科医生在一个多学科组成的移植团队中有着举足轻重的作用。移植团队面临的是一项非常有挑战性的工作,需要精神医学的支持。

(王　崴　焦　翔　马现仓)

第二节　器官移植术后精神障碍的流行病学现状

器官移植术后常见精神障碍包括神经认知障碍、抑郁和焦虑障碍和应激障碍等。不同类型器官移植术后精神障碍发生的种类和发生率不同,并且精神障碍的存在还与器官移植的临床风险有关。

一、神经认知障碍

神经认知障碍主要包括谵妄和认知功能损害。

(一)谵妄

器官移植术后谵妄整体发生率接近50%。不同类型器官移植谵妄发生率不同,肾移植患者发生率为0.8%,肺移植患者发生率为44%,肝移植患者发生率为13.4%,儿童移植受者发生率为45%。

总体来讲,器官移植术后谵妄的危险因素包括内分泌失调、电解质紊乱、维生素缺乏、感染、出血、药物、脑血管意外、药物间相互作用和副作用等。其中药物主要包括麻醉剂、止痛药、抗生素和激素等。不同类型移植手术后谵妄发生的危险因素有所差异:肾移植主要危险因素为年龄增加;肺移植危险因素包括肥胖、术前认知功能较差、术后使用苯二氮䓬类药物、总缺血时间、术中平均动脉压<60mmHg、3级原发性移植物功能不全、ICU住院时间过长等。术前血氨高、肝性脑病、术中无肝期长、术后谷草转氨酶升高、移植物大泡性脂肪变性等为肝移植术后主要危险因素。

(二)认知功能障碍

肺移植患者术后6个月时仍有86%的患者存在轻度认知障碍,术后平均时长8个月时,67%的受试者表现轻度认知损伤,5%的受者表现为中度认知损伤。认知损伤程度与肺移植缺血时间延长有关。

肾移植患者中认知障碍发生率为15.6%。认知功能障碍与年龄、性别、受教育程度、主观认知能力下降、高血压、肾功能低下、肥胖等有关。需要注意的是,肾移植患者在移植前大多已患有慢性肾脏病,肾移植是终末期肾病患者首选的治疗方法。而终末期肾病本身会使认知障碍发生率升高约3倍,因此,对于青年终末期肾病患者,肾移植可能改善终末期肾病导致的认知障碍,特别是在处理速度、注意力、短时记忆、执行功能等方面。

肝移植术后出现认知障碍发生率约为30%,术后认知功能障碍已被认为与肝移植死亡率增加独立相关。肝移植术后出现认知障碍的危险因素包括移植前营养状况、手术时间、感染和机械通气、手术并发症等。另外,肝移植术后长期生存者表现出执行功能上的困难,更有可能患有注意缺陷和多动障碍。

心脏移植术后认知障碍的发生率约为40%,随访20年左右仍有30.1%的患者符合轻度认知障碍诊断。

二、抑郁和焦虑障碍

3% 的肺移植患者术后出现中度至重度焦虑和抑郁症状,91% 的心脏移植患者出现抑郁症状,94% 的心脏移植患者表现出焦虑症状。我国山东省的一项调查显示肾移植受者抑郁症状发生率为 21.7%。

与肺移植受者抑郁状态有关的因素:人格障碍、应对策略、有压力的生活事件、身体并发症、皮质类固醇药物、年龄、性别和社会心理支持。与肝移植受者术后抑郁症状发生有关的因素包括:心理应对策略差、支持差、生活质量差、躯体疾病严重程度等。与肾移植受者抑郁症状相关的因素:婚姻状况、收入、肾功能、情感性疾病史、营养不良和炎症。抑郁症状也与肾移植后的不良结局相关,如无法坚持使用免疫抑制剂、移植物衰竭和全因死亡率升高等。

抑郁使移植术后患者的并发症发生率和死亡风险增加,而焦虑症状不增加患者死亡风险。另外,使用抗抑郁药可能有助于提高合并抑郁症的移植后患者的生存期。

三、应激障碍

器官移植术后出现的应激障碍主要包括适应障碍和创伤后应激障碍。

(一)适应障碍

在移植后平均 13.5 年的时间里,患者的适应障碍患病率为 10.7%,亲属的适应障碍患病率为 16.4%。女性、躯体情况差对患者罹患适应障碍具有预测作用,而社会支持主要对亲属具有预测作用。

(二)创伤后应激障碍

不同器官移植类型的创伤后应激障碍(PTSD)患病率不同,报道大致从移植后 3 个月的 1% 至移植后平均 2.7 年的 16% 不等。PTSD 累积发病率为 10%~17%。移植后 PTSD 的预测因素包括移植前的精神病史、再移植史、长期服用苯二氮䓬类药物、年龄、移植类型、移植后的社会支持差等。

肺移植术后患者 PTSD 的总患病率(12.6%)是普通人群的 2 倍,危险因素包括年龄较轻、没有私人保险、暴露于创伤、诊断为闭塞性细支气管炎等。

心脏移植术后患者 PTSD 发生率约为 12%。

肝移植术后患者 PTSD 的患病率为 3.7%,终末期肝病评分高、并发症多和教育状况差是 PTSD 发生的危险因素。

(王　崴　焦　翔　马现仓)

第三节　术后精神障碍的病因和相关因素

一、生物学因素

(一)遗传因素

患者术后发生精神障碍与遗传素质有关,既往精神病史或家族精神病史阳性患者发生术后精神障碍的风险显著升高。既往术后出现过谵妄病史的患者,移植术后再次发生谵妄的风险明显升高。

（二）个体因素

术后精神障碍的发生率与年龄呈显著正相关。如患者合并基础性疾病（如高血压、糖尿病、脑梗死、慢性阻塞性肺疾病等），术后发生精神障碍的概率显著升高。

（三）麻醉因素

术中麻醉管理对患者术后是否发生精神障碍有显著影响。如肺移植手术对机械通气的调控或单肺通气可能致使过度通气或通气不足、低血压、低蛋白血症（或血液过度稀释）等均可导致脑供氧不足或供血不足引起脑代谢障碍，从而诱发术后精神障碍。麻醉术前使用抗胆碱药可干扰信息的存储过程，导致记忆功能的损害。微量吸入性麻药的残余可造成视觉合成、瞬时记忆、认知和运动技能的下降。静脉麻醉药减弱定向力、自控力与理解力，其中氯胺酮对中枢神经系统有特异性的抑制和兴奋双重选择性效应，抑制大脑联络和新皮质系统，兴奋边缘系统，术后表现为对周围的人和物淡漠，反复噩梦、幻觉、谵妄等。

（四）手术因素

不同移植手术后精神障碍的发生率不尽相同。其原因可能与体外循环期间低灌注、脑缺氧、空气栓塞、心内赘生物或动脉粥样斑块脱落等因素有关。体外循环可导致脑栓塞或脑低灌注。置管、注射药物或心内操作时进入循环系统的空气形成空气栓塞，不仅阻塞微循环，还可以引起内皮的肿胀和损伤，手术中脱落的动脉粥样斑块、组织碎片、脂肪颗粒、小的血栓以及体外循环管道的硅胶管或聚乙烯管道颗粒等引起颗粒栓塞，导致脑部毛细血管床灌注不足。脑部的低灌注主要是由于严重的低心排血量、循环骤停、体外循环灌注流量过低或停止灌注等造成。体外循环为非生理性循环，尤其是非搏动性灌注，灌注流量过低，对脑部微循环常造成一定程度的影响。

（五）药物因素

某些抗生素如头孢他啶、亚胺培南等，一些改善心功能的药物如洋地黄类、硝普钠等，其本身就可以导致精神障碍。术前用药如东莨菪碱，吸入麻醉所用的氧化亚氮、氟烷等，静脉麻醉所使用的丙泊酚、芬太尼等，术后镇痛泵或镇痛药物，如吗啡等均与术后精神障碍密切相关。另外，诸如西咪替丁、奥美拉唑等药物可抑制诸如吗啡、哌替啶等麻醉性镇痛药物的代谢与摄取，从而使其血药浓度升高，致其作用增强而加重并发症。术后患者，尤其是老年患者均不可避免有不同程度的肝肾功能损害，亦可导致这些药物的蓄积中毒。

（六）术后并发症

术后常见并发症，如肺部并发症、高血压或低血压等均可导致脑缺氧、脑水肿，引起精神障碍。术后肝肾功能损害导致的代谢障碍、电解质紊乱、感染等均可引发精神障碍。

二、心理因素

（一）个性特征因素

一方面，易出现情绪问题的患者容易对生活感到不满，对生活事件更敏感。有学者认为，在人格分类中，属于紧张性、忧虑性、依赖性的患者更容易产生消极的情绪，以及个性古板、严肃、悲观、保守、神经质等特质，更容易出现焦虑抑郁情绪、心理状态越差。另一方面，术后患者常采用消极的应对方式处理问题，不利于健康的心理状态。他们多无奈、被动地接受现实,或者会幻想出现不切实际的奇迹来改变现实,他们会依赖患者的身份去回避一些不愿面对的事情,如回避社交、积极锻炼等。虽可暂时缓解压力,但未解决的问题会日益加重,从而使心理症状更严重。另外,消极的应对方式还会让患者依从性减弱,如不遵医嘱服药、吸烟、酗酒和物质滥用等,加剧不良情绪和躯体症状。

（二）心理学理论

一方面,从认知行为角度上看,消极情绪的产生不仅和事件发生时的强度有关,更取决于个体对创伤性事件的主观体验程度,及对事件本身的评价和看法。术后患者保持不合理的认知和信念会导致消极情绪。患者过高或过低地预测手术后的生活状态,对相关并发症出现过度担心,对病情变化过度紧张,灾难化地看待手术结果或是对结果过于乐观等,这些被歪曲的信念会导致不良的心理症状。另一方面,从人本主义心理学上看,每个人出生后就会拥有自我实现和完善的能力,由于不可控的周围环境出现变化,使个体潜力得不到发挥,由此对自身的认识格局出现了歪曲,产生消极的自我评价。个人的自我观念和外界价值观念发生冲突时,便会引起焦虑、抑郁等精神疾病。

三、社会环境因素

导致术后患者出现精神障碍的社会环境因素有以下几点。

（一）手术及治疗因素对患者造成的身心压力

如各种手术创伤的刺激或是术后剧烈疼痛造成患者心理应激反应,术后免疫抑制剂和糖皮质激素的应用,药物的副作用可能会导致精神障碍。另外并发症的症状及针对并发症采取的措施也可以给患者增加新的痛苦,限制他们的社会活动,加重心理症状。

（二）术后患者社会角色改变的压力

由于术后社会角色的改变,患者不能进行相应的社会活动,不能履行自己的角色功能,从而转变为被照顾者,患者会感到无助、无价值感。还有社会上存在对移植患者的偏见,比如认为术后会丧失正常人的生活等,给患者增加了社会压力。

（三）较重的经济压力

昂贵的手术费和术后长期使用药物的费用,给患者带来极大的心理负担和负罪感。有研究显示,公费医疗患者的心理症状明显低于自费医疗患者,求生本能和现实问题之间的冲突让原本脆弱的患者更易有情绪障碍。

（四）有限的家庭及社会支持

社会支持包括亲人、朋友、同事、所属的机构组织、社区等团体的支持系统。术后几天患者需要进入 ICU,陌生的环境加之没有亲友的陪伴,患者缺少情感交流,易出现恐惧感和抑郁情绪。有研究发现,已婚患者术后的生存质量较高;生存时间越长的患者,拥有更多的社会支持。配偶是患者最亲近的人,他可以满足患者社会和情感需要,患者会体验到被爱和情感上的归属感,减少出现情绪障碍的可能。

（五）患者的一般人口学资料不同

患者的一般人口学资料不同,包括性别、年龄和学历的不同,术后出现情绪障碍的严重程度也随之不同。有研究发现,女性比男性更易出现焦虑抑郁症状,可能是对术后结果的期望过高。中年患者出现情绪障碍的概率高,可能是中年人要承担更多的家庭责任,生活压力较重,导致心理冲突的出现。也有研究显示,随文化程度提高,术后出现的躯体及心理症状越少。文化程度高的患者获取信息能力强,认知能力更好,能掌握更多与疾病和手术有关的知识,也能及时向医生反馈生理和心理上出现的不适,有利于心理健康。

（六）术前患者对手术相关知识的获取不足

患者对各种知识要有充分的了解,如术后出现并发症的可能性、术后长期服用药物的问题、药物对身体的副作用以及疾病的复发等。有研究发现,患者在术前若缺少充分的心理准备,术后达到的状态和预期不相符,可能会使患者出现无助、失落、沮丧、绝望等体验,导致焦虑抑郁等精神障碍。

（七）术后患者不能及时重返工作

由于身体状况的限制,患者不能进行工作,继而和他人互动减少,固定的生活方式发生改变,因而心理状态也会改变。患者通过劳动带来的自我认同感和成就感随着不工作而消失,缺少了被接纳的归属感,不利于身心健康。

四、移植术后精神障碍的机制研究

移植手术作为非常规应激源,可刺激机体发生如神经生理、神经生化、神经内分泌及免疫系统等一系列级联生物学改变,引发精神活动的异常改变。

（一）神经递质学说

中枢神经系统包括多种神经递质,如胆碱类、单胺类和氨基酸类,其中与精神活动关系密切的有乙酰胆碱（ACh）、去甲肾上腺素（NE）、多巴胺（DA）、γ-氨基丁酸（gamma-aminobutyric acid, GABA）、5-羟色胺（5-hydroxytryptamine, 5-HT）和谷氨酸（glutamic acid, Glu）等。

1. 乙酰胆碱　从前脑基底部发出的胆碱能系统支配全部大脑皮质和旧皮质,控制不同皮质区域有关的脑功能（如感觉、学习、认知和感情）。乙酰胆碱作为脑内广泛分布的重要神经递质之一,对代谢障碍与中毒损害高度敏感,胆碱能神经元的损伤及基质环境变化是发生术后精神障碍的重要病理因素。广泛而又复杂的中枢胆碱能通路分布决定其在神经精神功能方面的重要性,任何干扰脑氧化代谢和神经递质传递的疾病或药物均能引起临床精神变化。

2. 单胺类　单胺类递质包括 NE、DA 和 5-HT,主要涉及情感、行为障碍。机体各器官系统功能正常时,单胺类递质维持正常精神状态;移植手术应激时,交感神经兴奋,大量的 NE 和 DA 释放,损害认知功能和意识水平,刺激越强烈,大脑皮质兴奋性异常增高,越容易发生谵妄。

3. 中枢神经系统儿茶酚胺（CA）水平　在正常警醒状态下,基线水平的去甲肾上腺素（NE）的适当释放,维持正常的精神状态;应激时,大量 NE 释放可损害认知功能和意识水平,导致精神运动性阻滞、嗜睡。多巴胺（DA）参与锥体外运动和某些思维过程的协调,水平低下或者过高均可损害认知功能。麻醉药物氯胺酮和硫喷妥钠能改变脑内 CA 浓度,引起不同程度的精神功能异常。

4. 脑脊液中 5-HT 水平　脑脊液中 5-HT 水平在术后谵妄患者急性期明显高于非谵妄患者,提示 5-HT 参与形成谵妄;应用 5-羟色胺受体拮抗剂可增加大脑皮质 ACh 的释放,改善记忆功能,同时抑制 DA 的释放,改善注意力。

5. 氨基酸类　谷氨酸（Glu）是脑内重要的兴奋性神经递质,涉及学习和记忆功能。Glu 水平降低损害认知功能,Glu 水平增高则可引发躁狂。N-甲基-D-天冬氨酸（N-methyl-D-aspartic acid, NMDA）受体拮抗剂氯胺酮即通过 Glu 神经功能引起精神运动性抑制,出现倦息、梦幻、意识逐渐消失。GABA 为脑内重要的神经递质,Glu 和谷氨酰胺是 GABA 的前体,激活受体后使膜电位超极化,兴奋性降低,可损害记忆和认知功能,有抗惊厥、抗焦虑和镇静作用。

（二）基因研究

载脂蛋白 E（apolipoprotein E，ApoE）可调节脂质代谢,维持胆固醇平衡,同时参与神经系统的损伤修复,与细胞内代谢、海马突触可塑性、乙酰胆碱转移酶等有密切关系,与情节、语义记忆及心理速度相关。*ApoEε4* 等位基因与认知能力测试中表现差相关,最新研究认为 *ApoEε4* 是术后认知功能障碍的易感基因,与术后认知功能障碍存在显著相关,可能作为预警指标。

（王 崴 焦 翔 马现仓）

第四节　器官移植术后精神障碍常见临床表现

一、急性期常见精神障碍临床表现

（一）谵妄

谵妄是一种急性的可逆性精神紊乱状态,表现为意识障碍、注意力障碍、认知能力改变和睡眠觉醒节律紊乱。引起谵妄的原因很多,几乎所有的躯体疾病、病理生理状态和许多药物及成瘾物质都可引起谵妄,一般认为谵妄与脑细胞中毒、缺血缺氧及局部生理环境改变有关。移植后出现谵妄会导致受者医疗成本增加、住院时间延长、近期及远期病死率增加等。

谵妄的临床特点是短时间内出现意识紊乱和认知功能改变。一般都是急性起病,基本特征是意识障碍,主要表现为患者的意识清晰水平降低或觉醒水平降低,神态恍惚,注意涣散,心不在焉,注意的集中、维持和转换能力受损,环境意识的清晰度下降,并且出现片段的精神病性症状,即在意识清晰度改变的情况下伴随出现恐怖性的错觉、幻觉以及不协调的精神运动性兴奋。

谵妄症状倾向于昼夜节律变化,昼轻夜重,症状通常持续数小时或数天,也可持续数周。谵妄时候患者对于时间、地点、人物的定向力部分或者全部受损,如不能准确地回答目前的季节,所在医院名称,不认识熟悉的亲戚朋友等。感知觉障碍是谵妄患者最常见的表现,包括感觉过敏、错觉和幻觉,以视错觉、视幻觉多见,并且多带有一些恐怖性色彩。谵妄时的妄想多半是继发性的、片段性的和被害性质的,缺乏推理性和逻辑性,有时候让人觉得幼稚。

谵妄时患者多表现为不协调性的精神运动性兴奋,常表现坐立不安或活动增多,可有无意识的摸索动作,比如拔掉氧气管,输液泵等装备。部分患者在谵妄状态下,受幻觉、妄想症状的影响出现冲动攻击行为,比如认为给自己输液的护士是害自己,从而产生敌对心理,更有甚者会冲出病房。此外,有少数患者活动减少,出现精神萎靡、疲乏无力。

谵妄患者可有焦虑、恐惧、抑郁、激惹、愤怒、欣快和淡漠等情感障碍。恐惧多继发于恐怖性的知觉障碍或妄想,严重时可导致患者攻击假想的敌人,当企图逃避恐怖情景时,可造成自伤或伤人。紊乱的情感体验可通过患者的叫骂、自语、哀叹等言语声中反映出来。

患者谵妄症状好转后患者对病中的表现全部或大部分遗忘,轻度谵妄的患者可能描述为做梦一般,但对触目惊心的错觉及伴随的情感和行为反应多不能回忆。

(二)焦虑抑郁状态

焦虑及抑郁情绪的出现多集中在移植前和术后 1 周,术后 2 周逐渐改善,其中 2/3 的肾移植手术患者会对可能发生的排斥反应而恐惧和焦虑。主要表现为紧张不安、担心害怕、注意力不集中、警觉性增高及情绪易激惹等精神性焦虑,伴随心率加快、气促、出汗、肢体震颤等自主神经功能紊乱的躯体性焦虑表现。有的患者会出现惊恐发作,表现为发作性的极度焦虑、惶惶不可终日,濒临死亡之感,伴随气短、心跳加快、头晕、浑身无力等,严重情况下出现情绪易激惹和极度恐惧,甚至对周围人侮辱谩骂,不配合治疗等。

除此之外,抑郁也常在出现危及生命情况下、病程迁延不愈或存在其他社会心理因素的患者中发生,如出现急性排斥反应,术后出血、感染或家庭支持不够等,表现为情感脆弱、情绪低落、情感淡漠、或情绪不稳。

(三)失眠

调查显示,住院的器官移植患者的睡眠障碍发生率为 62% 以上。移植术后早期出现的睡眠障碍主要表现为急性失眠,觉醒不足或昼夜颠倒等睡眠节律紊乱。

急性失眠可表现为睡眠起始障碍、睡眠维持障碍、早醒,夜间睡眠不佳可能导致日间嗜睡,精力下降,注意力、记忆力受损,情绪易激惹或对睡眠及病情担忧,甚至行为冲动,不配合治疗。

术后早期,由于手术应激或免疫制剂使用的原因,部分患者可能出现精神运动性兴奋,特征为言语动作的增加。有些患者表现为协调性兴奋,类躁狂表现,情感活动较为协调,能够引起周围人的共鸣。有些患者表现为不协调性兴奋,或情绪欣快,或情绪不稳、喜怒无常,行为具有冲动性、攻击和刻板性,甚至伴随幻觉妄想等精神病性症状。

二、慢性恢复期常见精神障碍临床表现

(一)焦虑障碍

焦虑障碍是移植后患者普遍存在的精神障碍,患者长期用药,常常有较多顾虑,可出现精神性焦虑症状,表现为紧张、担心,害怕疾病加重或复查,常常有不确定感和不安全感,容易激惹,敏感,注意力不集中,容易受干扰。难以入睡、睡眠中易惊醒,有的患者反复思索自己的身体状况。有患者还可以出现一些躯体性的焦虑体验,如肌肉紧张、头痛头晕、胸闷、腹胀或便秘、尿频尿急及躯体肌肉疼痛等躯体不适症状,其中找不到器质性背景的躯体疼痛表现最为常见。另外还可能出现自主神经功能紊乱症状,如胸闷、心慌、出汗、皮肤潮红、腹痛腹胀、食欲不佳、便秘与腹泻、尿频尿急等症状。有的患者可以出现惊恐发作,表现为突然发作的、不可预测的、反复出现的、强烈的恐惧体验,可有濒死感及失控感,以心血管系统症状最为常见,表现为胸闷、胸痛、呼吸不畅,相应检查却并无明显异常。移植前就存在焦虑表现的患者术后更易出现上述症状。

(二)抑郁障碍

器官移植患者在移植前常充满着各种不确定因素,对未来的不确定容易导致抑郁发生。移植后患者面临的最大问题是重新自我认识和评价。移植术后,大多数患者认为另一个人的器官变成自己的器官并使自己康复起来。在移植前就意识到这一点者通常对别人的器官成为自己的器官没有异议,但会有自己的形象会发生改变的想法。这种切除了自

己的器官,移植了一个不知名者的器官的事实会使患者产生精神上的困惑,甚至有负罪感,常常导致抑郁症状,跟焦虑症状相似,也是器官移植术后的常见情绪反应。患者通常表现为对治疗失去信心,依从性下降,不能坚持服药,无法坚持定期去医院复查,导致移植器官失功或发生排斥反应,甚至错过最佳治疗时间,最终导致情绪低落,高兴不起来,对治疗失去信心,悲观或绝望,经常哭泣,对未来没有信心,无法体会到幸福感,莫名其妙悲伤,甚至觉得连累家人;兴趣下降,做事提不起精神,体验不到愉快感,觉得压抑难过;精力下降,困乏,活动减少,懒散被动或整日卧床,不愿活动,不愿见人。有的患者会出现记忆力下降,注意力不集中等表现。严重者甚至有消极自杀的观念或行为,觉得活着没有意思,认为自己活着很多余,认为自己是家人的负担,敏感自卑,伴有强烈的无用感,有的患者甚至有反复的自杀行为。术后存在抑郁症状的患者,常常还伴有睡眠障碍、焦虑、情感脆弱、疑病症等表现。

(三)睡眠障碍

睡眠障碍也是器官移植术后最常见的一类精神障碍,通常跟焦虑或抑郁症状伴随存在,主要表现为入睡困难,常常主诉难以入睡、思虑多、睡眠浅,容易醒,醒后很难再次入睡,或者早醒,总睡眠时间短,伴有精力下降、困乏,感到疲劳或全身不适,注意力不集中或记忆障碍,影响日间功能。患者常常对睡眠关注,并常会因过分担心而焦虑不安,使睡眠障碍逐渐加重。

(四)躯体不适症状

由于长期躯体疾病可能会导致多种多样的躯体不适症状,躯体不适症状可涉及全身多个系统,症状常常复杂多样、反复出现、时长变化,但并未发现任何恰当的躯体疾病来解释这些不适症状,或者相应的客观检查仅有轻微的变化而不足以解释变化多样的躯体症状。

(五)疑病症

部分患者也可以出现疑病症,表现为对健康过分担心、过分忧虑,对身体的过分关注和感觉过敏,存在疑病观念,怀疑自己移植的肾脏再次出现问题,对其躯体不适症状警觉,常常伴有焦虑、抑郁情绪。这类患者常常反复就医,反复要求检查,反复住院,花费大量的医疗资源和金钱,各种医学检查阴性和医生的解释,均不能打消其疑虑。

(六)创伤后应激障碍

创伤后应激障碍(PTSD)是指个体在经历、目睹或遭遇死亡、受到死亡的威胁、严重受伤或躯体完整性等受到威胁后,所导致的个体延迟出现和持续存在的一类精神障碍。重大躯体疾病诊治经历(如,手术干预、移植等)与PTSD或创伤后应激症状的发展有关。有研究表明,移植前有精神疾病史及移植后社会支持差是出现移植后PTSD的预测因素。

PTSD常由创伤事件引起,以创伤再体验症状、回避创伤相关刺激、负性情绪、负性认知以及警觉性增强等为主要临床特点,患者常表现为对手术、移植等创伤事件情景反复重现和无法控制的回忆,同时出现强烈的抑郁焦虑情绪反应。还有可能伴随物质滥用,甚至自伤、自杀行为。

(七)精神病性症状

有研究表明,在移植后出现精神病性症状的患者,部分在移植前存在精神疾病病史(如精神分裂症),少部分新发精神病性症状者与药物、精神活性物质使用、颅内器质性病变等有关。常见的精神病性症状包括幻觉（幻听、幻视）、妄想（被害妄想、关系妄想等）、思维不连贯、思维怪异、自笑、自语、思维贫乏、情感淡漠等。

（八）认知功能障碍

许多患者在移植后会出现长期的认知功能改变，而认知功能障碍可能对移植后治疗依从性有重要影响，有些患者在移植前就已经开始出现认知功能障碍，其中，在移植期间出现谵妄的患者出现持续性认知功能障碍的风险会增加。认知功能障碍可表现在记忆力、执行能力、注意力、语言、抽象思维、理解力等方面的受损。

简明精神状态检查量表（MMSE）和蒙特利尔认知评估（MoCA）是目前临床应用最广、国内外被广泛认可的认知功能筛查量表，该量表简单易行，信度和效度较好，可在短期内了解患者的总体认知情况，可用于临床初步筛查此类患者。

（九）人格障碍

据报道，在器官移植病例中，人格障碍的发生率在 10%~26%，与普通人群中的比例相似，患者人格障碍的存在是移植预后不良的一个危险因素。人格障碍指人格特征明显偏离正常，患者常常有人际关系的受损，此类患者在认知内容、情感体验、行为方式和人际关系存在明显偏离所处文化背景的异常，并且这种异常相对固定。

（十）免疫抑制剂相关精神症状

器官移植术后患者须终身服用的免疫抑制剂有许多神经和精神方面的副作用。环孢素可引起焦虑、谵妄、幻觉、癫痫发作、震颤、感觉异常或小脑共济失调。同时服用环孢素和碳酸锂通过增加肾小管重吸收导致血锂水平升高。他克莫司的使用与焦虑、不安、失眠和谵妄有关。霉酚酸可引起焦虑、抑郁和嗜睡。皮质类固醇会引起广泛的精神副作用，其中包括谵妄、欣快、抑郁、失眠和焦虑。

（焦　翔　王　崴　马现仓）

第五节　精神症状的评估

一、精神检查评估

精神状态检查（mental state examination）是指检查者通过与就诊者面对面的访谈，直接观察了解其言行和情绪变化，进而全面评估精神活动各方面情况的检查方法。精神检查是精神疾病临床诊断中的基本手段，精神检查的成功与否对确定诊断极为重要。通过系统的精神检查，掌握就诊者目前的精神状况，弄清楚哪些心理过程发生了异常，异常的程度如何，哪些心理过程尚保持完好，为诊断提供依据。

常规精神检查包括与就诊者的谈话和对其进行观察两种方式，交谈注重就诊者自身的所见、所闻、所感，观察注重医生的所见、所闻、所感，两种检查方法通常交织在一起，密不可分，同等重要，但针对处于不同疾病状态的患者应该有所侧重。有时，还可以借助被检查者书写的信件、文稿等资料信息。此外，在进行系统的精神检查之前，应熟悉病史，以便有目的地根据病史资料进行检查，要一一确定病史中可疑精神症状的具体种类与性质，通过精神检查进一步了解与证实。总之，应该设法从不同角度来全面地评估就诊者的精神状况。

（一）意识状况

主要检查被检查者意识是否清晰，清晰度如何，是否存在意识障碍，其范围、程度、内容如何，意识障碍的程度有无波动。

（二）定向力

包括时间、地点、人物定向及自我定向，有无双重或多重定向。

（三）仪表

观察面色和身体、体质状况，还要注意被检查者的体型，这些反映患者一般健康状况及精神状态。有躯体病容，应在诊断时排除躯体疾病，如明显消瘦，应考虑各种导致代谢异常的躯体疾病，还应排除神经性厌食、抑郁症或慢性焦虑症等疾病。要注意被检查者是怎样前来就诊的，是步行、被约束还是担架抬入；发型、装束情况；服饰是否整洁，是不修边幅还是过分修饰；举止、姿势、步态如何，是自然还是紧张，对人友好还是淡漠、拘谨、警惕、愤怒；对医生是纠缠不清还是置之不理；外貌是否与实际年龄相称。

（四）接触情况

注意接触主动性、合作程度、对周围环境态度、是否关心周围的事物。接触中注意观察其注意力是否集中，主动注意、被动注意的情况。待人接物的表现也很重要，社交行为往往可以提供诊断线索；躁狂患者可能显得过于与人熟络；精神分裂症患者可能过于活跃、兴奋，也可能退缩、心不在焉。记录这些异常行为时应给予具体描述，避免含糊使用"古怪""异常"等词语。

（五）知觉障碍

首先要评估错觉及幻觉是否存在，如有则要关注错觉及幻觉的种类、性质、强度、出现时间、频度、对社会功能的影响、与其他精神症状的关系以及被检查者对错觉、幻觉的认知及态度。

1. 幻觉的种类　是幻听、幻视、幻味、幻嗅还是幻触，对诊断意义较大的幻觉种类要重点检查。

2. 幻觉的内容　是单调的还是丰富复杂的，幻觉内容与思维内容有无关系。

3. 幻觉的结构是否完整　完整的程度和性质，是真性幻觉还是假性幻觉，幻觉的清晰程度如何，是鲜明生动还是模糊不清。

4. 幻觉出现的时间和频率　是白天出现还是晚上或睡前出现，或是随时出现，是偶然、断续的，还是持久存在的。

5. 幻觉出现时患者的情绪和行为反应　当时的意识状态如何，有无意识障碍。

（六）思维活动障碍

1. 思维联想障碍　主要了解思维联想的速度和过程特点，需观察语速、语量、言语流畅性、连贯性以及应答是否切题等。可以让被检查者自由漫谈，观察有无联想加速、联想困难、思维贫乏、联想过程中断，同时要注意有无重复言语、刻板言语、持续言语等。

2. 思维逻辑障碍　检查时要注意被检查者是否存在混乱的概念，有无概念混淆、自相矛盾或不可理解，有无语词新作。同时，应注意有无逻辑推理障碍，患者的推理有无根据、理由是否充足，有无因果倒错、逻辑倒错等。

3. 思维内容障碍　重点检查有无妄想。妄想确认以后，要注意询问妄想的具体内容，是原发性还是继发性，是一过性还是持续性，是系统性还是片段性，涉及的范围和广度如何，荒谬性与泛化倾向，与精神因素有无关联。当检查者与被检查者处于不同文化背景下时，检查者应向同一文化背景的人了解此种信念是否他们共有。

（七）情感活动

情感活动通常从外在表现和内心体验两个方面评估。占优势的情感常可以从被检查者的表情、姿势、动作等方面显露出来。评估内心体验是常需要通过提问、启发等方式，设法让其讲出自己的内心体验。

（八）意志行为

检查时应注意行为障碍的种类、性质、强度、出现时间、持续时间、出现频度、对社会功能的影响及与其他精神活动的协调程度等，还要注意意志活动的指向性、自觉性、坚定性、果断性等方面的障碍。

二、量表评估

心理测量（psychometry）是指应用标准化的心理测验或心理量表，在标准情景下，对个体的外显行为进行客观的观察，并将观察结果按照数量或类别的形式对个体内在的心理特征加以描述的过程，是心理评估最重要的手段之一。量表评估具有间接性、相对性、客观性等特点，其在心理评估中应用广泛，根据评定方式的不同一般分为自评量表和他评量表，自评量表由患者独立完成，而他评量表需要由经过培训的精神科医生通过问诊进行评估。常见的用途包括了解个体生理和心理特征、诊断、预测、评价、筛选、分类患者以及为心理咨询服务等。

（一）器官移植术后常用自评量表

1. 90项症状自评（symptom checklist 90, SCL-90）量表　该量表共有90个项目，包含有较广泛的精神病症状学内容，从感觉、情感、思维、意识、行为直至生活习惯、人际关系、饮食睡眠等。本测验共90个自我评定项目，测验的九个因子分别为：躯体化、强迫症状、人际关系敏感、抑郁、焦虑、敌对、恐怖、偏执及精神病性。

2. 焦虑自评量表（SAS）　由Zung于1971年编制，包括正向评分15题，反向评分5题共20个条目，每条目分4级评分，评分须与常模或对照组比较进行分析，主要用于评定焦虑患者的主观感受。结果的解释：按照中国常摸结果，SAS标准分的分界值为50分，其中50~59分为轻度焦虑，60~69分为中度焦虑，70分以上为重度焦虑。

3. 抑郁自评量表（SDS）　抑郁自评量表是含有20个项目，分为4级评分的自评量表。其特点是使用简便，并能相当直观地反映抑郁患者的主观感受。主要适用于具有抑郁症状的成年人，包括门诊及住院患者。抑郁自评量表包含：精神病性情感症状（2个项目）；躯体性障碍（8个项目）；精神运动性障碍（2个项目）；抑郁的心理障碍（8个项目）。

4. 创伤后应激障碍自评量表　创伤后应激障碍自评量表（PTSD checklist-civilian version, PCL-C）由PTSD的17项核心症状组成，可以有效地评估PTSD的症状与程度。参考值范围为17~37分，无明显创伤后应激障碍症状；38~49分，有一定程度的创伤后应激障碍症状；50~85分，有较明显的创伤后应激障碍症状，可能被诊断为创伤后应激障碍。

5. 耶鲁-布朗强迫量表　耶鲁-布朗强迫量表（Yale-Brown obsessive-compulsive scale, Y-BOCS）是一种广泛应用的强迫症状自评量表。轻度强迫6~15分（单纯的强迫思维或强迫行为，仅需要6~9分），处于轻度的强迫症患者，其症状已经对患者的生活、学习或职业开始造成一定的影响，此时是治疗效果最理想的时期，建议尽早治疗。中度强迫16~25分（单纯的强迫思维或强迫行为，仅需要10~14分），这属于中等的强迫症状，表示症状的频率或严重程度已经对生活、学习或职业造成明显的障碍,可能导致抑郁症状,甚至出现自杀念头,必须接受心理治疗或者药物治疗。重度强迫 25 分以上(单纯的强迫思维或强迫行为,仅需要 15 分以上),此时,患者的强迫症状已经非常严重,完全无法执行原有的角色功能,甚至连衣食住行等生活功能都无法进行。重度强迫的患者极易出现抑郁症状,甚至于自杀的念头,通常需要强制治疗。

(二)器官移植术后常用其他评量表

1. 汉密尔顿焦虑量表　汉密尔顿焦虑量表(Hamilton anxiety scale, HAMA)包括 14 个反映焦虑症状的项目,主要涉及躯体性焦虑和精神性焦虑两大类因子结构。本量表主要用于评定神经症及其他患者的焦虑症状的严重程度,但不适宜于评估严重精神病患者的焦虑状态。

2. 汉密尔顿抑郁量表　汉密尔顿抑郁量表(Hamilton depression scale, HAMD)由 Hamilton 于 1960 年编制,是临床上评定抑郁状态时应用得最为普遍的量表。结果分析:总分是能较好地反映病情严重程度的指标,即病情越轻,总分越低;病情越重,总分越高。

3. 简明精神病评定量表　简明精神病评定量表(brief psychiatric rating scale, BPRS)由 Overall 和 Gorham 于 1962 年编制。量表初版为 16 项,之后增加为 18 个症状条目,所有项目采用 1~7 分的 7 级评分法,各级的标准为:无症状;可疑或很轻;轻度;中度;偏重;重度;极重。如果未测则记 0 分,统计时应剔除。该量表为精神分裂症症状严重程度评估应用最多的量表之一。

4. 阳性和阴性精神症状评定量表　阳性和阴性精神症状评定量表(positive and negative syndrome scale, PANSS)是为评定不同类型精神分裂症症状的严重程度而设计和标准化的评定量表,由简明精神病量表和精神病理评定量表合并改编而成。PANSS 主要用于评定精神症状的有无及各项症状的严重程度,区分以阳性症状为主的Ⅰ型和以阴性症状为主的Ⅱ型精神分裂症。

5. 大体评定量表　大体评定量表(global assessment scale, GAS)在同类量表中是应用最广泛的一种。GAS 只有一个项目,即病情概况,分成 100(1~100)个等级。评定时不但要考虑各类精神症状严重程度,还要考虑社会功能的水平。分数越低,病情愈重。1~10 分最重,指最危险、最严重、需要昼夜监护的患者,或者是一切生活均需要他人照顾的患者;而 91~100 分则是最轻的,是指精神状态全然正常,社会适应能力极为良好,毫无人格缺陷,能应对各种困难处境者。

6. 功能大体评定量表　功能大体评定量表(global assessment of function, GAF)在《精神障碍诊断与统计手册》(第 3 版)修正版中作为轴Ⅱ的评定工具,临床医生应用本量表在轴Ⅴ中对受检者的心理、社会和职业功能做出判断。实际上它是 GAS 的翻版,只做了一些不大的改动。项目和评定标准:GAF 只有一个项目,即病情概况。分成 9(1~90)个等级。分值越高,病情越轻。

(三)器官移植术后常用认知功能测评量表

1. 简明精神状态检查量表(MMSE)　该表的筛查范围包括定向能力(10 分)、语言功能(8 分)、词语即刻回忆(3 分)、延迟回忆(3 分)、结构模仿(1 分),计算力(5 分),满分 30 分,得分越高表示认知功能越好。

2. 画钟测验　画钟测验(clock drawing test, CDT)的操作方法:请患者画一个钟面并把数字标在正确的位置上。画好后,请他把指针标于 11 点 10 分或 8 点 20 分的位置。评分方法：CDT 有多种评分方法，此处介绍的是 4 分评分法，该方法较为简单、敏感、易于操作。画好一个封闭的圆（1 分）、数字的位置准确（1 分）、12 个数字均没有漏掉（1 分）、将指针置于正确位置（1 分）。CDT 在门诊非常实用，受文化背景、教育程度影响小。

3. 日常生活活动量表　日常生活活动量表由 20 项组成，包括与躯体生活自理相关的 6 个方面（上厕所、进食、穿衣、梳洗、行走和洗澡）和与使用工具的能力相关的 8 个方面（打电话、购物、散步、做家务、洗衣、使用交通工具、服药和自理财务）。

（王化宁）

第六节　康复及治疗

一、心理干预

（一）心理干预概述

随着社会进步、人们生活水平提高，人们对生活质量要求逐渐增加，心理干预在社会各个领域以及临床医学的各个方面呈现越来越重的地位。研究显示，器官移植术后患者焦虑、抑郁等负性心理情绪较术前有所减轻，但仍有较多患者存在不良心理。应密切观察器官移植后患者的精神心理状态，将心理干预应用到临床来帮助患者克服身体及心理的各种不良反应。

心理干预指在心理学理论指导下有计划、有步骤地对一定对象的心理活动、个性特征或行为问题施加影响，使之发生朝向预期目标变化的过程。心理干预分为 3 个层次：健康促进、预防性干预、心理治疗。

1. 健康促进　也称为一级干预，是指在普通人群中建立适应良好的行为、思想和生活方式，目的是促进心理健康和幸福感。干预面向普通人群，通过教育示范，灌输健康的生活方式，应激管理，增强乐观、个人控制，增强社交能力，促进心理健康和幸福感。

2. 预防性干预　也称为二级干预，是指针对性地采取降低危险因素和增强保护因素的措施，通过心理辅导对有心理障碍和高风险相关人群进行预防性干预，目的是减少发生心理障碍的危险性。分为普遍性干预、选择性干预和指导性预防干预。主要做法是消除危险性因素，如易感的人格因素或环境因素；增加保护性因素，如不易发生某种心理障碍的人格因素、行为方式或环境因素；阻断心理障碍的过程，减少出现不良后果的可能性。二级干预越早，效果越好。

3. 心理治疗　也称为三级干预，心理治疗是受过专业训练的治疗者，在一定的程序中通过与患者的不断交流，在构成亲密治疗关系的基础上，运用心理治疗的有关理论和技术，使其产生心理、行为甚至生理的变化，促进人格的发展和成熟，消除或缓解其心身症状的心理干预过程。

心理治疗的基本过程分为以下 3 个阶段：①初期阶段，建立治疗联盟、收集信息、评估和确认问题及制订治疗方案；②中期阶段，依据治疗方案，采取适宜的治疗措施帮助患者解决心理问题，达到预期的治疗目标；③结束阶段，处理结束治疗所产生的问题并帮助患者迁移和巩固治疗的效果。心理治疗的基本原则包括：信赖性原则、整体性原则、发展性原则、个性化原则、中立性原则、保密性原则。

200

（二）心理干预在器官移植中的意义

我国目前随着器官移植患者存活时间延长，器官移植治疗的目的不再限于生命的维持和症状的缓解，而是对生理、心理、全面社会活动的改善和恢复，让患者获得较长的生存时间和较好的生活质量。然而，接受器官移植的患者，因为有着特殊经历，也都有独特的心理问题。他们不单是经历了一个器官移植，单纯进行生命的维持和症状的缓解，他们还要考虑术后心理问题，包括社会适应等。随着人们追求生活质量水平的提高以及对心理健康水平认识的提高，由器官移植引发的不同群体的心理问题越来越凸显出来。国内外学者对移植患者出现的情绪障碍、心理排斥反应、心理同化、心理社会功能康复和心理社会因素等引起广泛关注。

器官移植术后患者的心理状态及社会活动能力较术前有较大提高。在手术成功的早期阶段，患者的心理是乐观的，有欣慰感和再生感。但器官移植手术是尤为复杂和特殊的，术后恢复又是一个漫长的过程，患者在继续治疗过程中以及移植后的并发症发生时，会变得沮丧万分。研究显示，器官移植接受者的身体和社会功能有所改善，并恢复了日常活动，但心理健康并未表现出积极的变化，移植过程给接受者留下了痛苦的经历，焦虑和抑郁是器官移植后重要的心理反应。另外，器官移植后患者住在隔离病房导致的感觉剥夺，对异体器官的不认同感，以及器官移植前后的心理应激，均会使移植后患者对于自己身体的关注远大于一般患者。器官移植后患者产生心理排斥反应也并不少见，许多学者发现，器官移植术后患者时刻感到不属于自己的器官进入了体内，产生异物感，从主观心理上感觉与自身的功能不协调，完整性遭到了破坏。尤其是在器官供者是非亲属捐献的情况下，比如器官捐赠者为意外死亡的人，他们的器官被移植到患者体内，将会使器官接受者在器官移植后产生严重的心理排斥。器官移植患者康复期可能会存在未按医嘱服药、有病耻感、对未来生活缺乏信心、难以适应社会生活等问题，这些问题不仅会影响患者疾病的康复，也会影响患者的心理幸福感。另外，器官移植患者对疾病复发、死亡均有强烈的紧张和恐惧感。部分患者想要像正常人一样恢复日常的生活和学习工作，但却因各种原因而无法实现，从而会导致情绪低落。器官移植的这种特殊性，会导致患者社会活动空间缩小，自感社会价值降低或丧失。一些患者有工作能力，但由于某些单位对器官移植的认识有偏差，而使这些移植后的患者不能恢复工作；即使有部分患者恢复了工作，但他们总感觉与周围的同龄人、同学等有差距，产生自卑感，从而导致沮丧，甚至抑郁；还有部分患者因体型和面容的改变而感到苦恼，害怕走出家门，怕别人嘲笑、歧视，从而导致社会功能降低。

因此，国内外学者认识到在器官移植术后康复中，积极开展心理干预是非常必要的。心理干预的目的在于有效地帮助器官移植术后患者控制情绪，适应异体器官，提高生活质量，改善预后。研究表明，心理干预能减轻或消除移植术后患者的抑郁、焦虑、紧张、恐怖和不稳定个性特征等心理状态，提高患者移植术后的适应能力，使者治疗的依从性得到提高，积极配合治疗以提高治疗疗效。同时，心理干预通过改善患者的心理状态，不仅提高了患者的生存质量，也能提高了患者的免疫力，而免疫力的提高又能在一定程度上增加治疗疗效和改善抑郁、焦虑等心理问题。因此，心理状态的好坏直接影响着器官移植术后康复各个阶段的发展。

目前主要的心理干预方法有支持性心理治疗、认知行为治疗、正念治疗、生物反馈治疗、团体心理治疗及家庭治疗等，这些心理干预能显著改善移植后患者出现的心理问题，提高患者的生存率和生存质量。

（三）心理干预方法

1. 支持性心理治疗 支持性心理治疗是相对于具有系统理论体系和方法程序的心理治疗而言的。一般性的心理治疗方法,其治疗多不涉及成长经历、基本信念等层次的心理内容。主要特点是在遵循心理治疗一般原则和基本过程的基础上,应用一般性心理支持技术为患者提供理解、支持、鼓励、保证、关注和指导,达到舒缓患者消极情绪,提高对自身和环境的认识,鼓励积极行为,增强安全感和信心的目的。所有心理治疗方法都会为患者提供心理支持,而在支持性心理治疗中,心理支持是治疗的主要内容。支持性心理治疗对治疗设置的要求相对简单,心理治疗的一般设置是按照一定的频率,每次在独立的心理治疗室进行 50min 的会谈。支持性心理治疗既可以遵循一般心理治疗的设置,也可以相对简单一些,如医生可以在查房时、门诊看病时,使用支持性心理治疗的方法与患者进行简短的会谈。

对于器官移植术后患者的康复治疗,合理的药物是基础,恰当的心理 - 社会干预则有助于改善总体预后。支持性心理治疗作为一种最简便的心理治疗方法,可以渗透到器官移植术前术后全过程。它有助于与患者建立良好的治疗关系,增强治疗依从性,提高预后。这一方法的实施建立在对患者进行全面心理评估的基础上,给患者以安慰、鼓励、解释、指导、疏通感情等,尽可能地激发患者的自尊和自信,使他们看到恢复健康的希望,有战胜病魔克服并发症的勇气,逐步克服自己的心理问题。

支持性心理治疗分为以下步骤。①确定治疗目标:支持性心理治疗的首要目标是建立良好的治疗联盟,增强患者的依从性。治疗联盟是治疗的基础,良好的治疗联盟可以促进患者继续接受治疗进而保障治疗效果。因此,支持性心理治疗在整个治疗过程中,都特别关注治疗联盟的建立与维持。随着移植术后患者症状缓解和移植器官的功能逐步恢复,治疗目标可以是提高对术后并发症的应对能力,增强自尊,促进康复。②实现治疗目标:在支持性心理治疗中,心理治疗师会通过共情、真诚与积极关注来建立良好的治疗联盟,并在此基础上通过解释、指导、鼓励、保证等技术来提高患者应对症状的能力,增强自尊。③合理安排支持性心理治疗的频率与时间。治疗的频率和时间视器官移植术后患者的精神状态而定,一般刚开始时可以一周 1~2 次,每次 20min 左右,甚至可以时间更短。治疗也并非一定要在心理治疗室进行,比如医生在每天查房时,有意识地使用支持性心理治疗的技术与患者沟通,也有助于良好治疗联盟的建立。随着患者症状的缓解,心理治疗的时间可以逐步延长至 50min。

支持性心理治疗最常用的技术方法有倾听、解释、鼓励、保证、安慰、指导、暗示、改善环境等。

（1）倾听:倾听是干预的第一步,也是支持性心理治疗的核心。治疗师要以同情的态度,耐心聆听患者尽可能无顾忌无保留地将自己压抑的情绪流露出来,包括病因、病后思想状况、移植等待期的心理状态、移植术后的心理排斥以及与周围环境和人的关系状况。倾听可以及时发现患者的心理问题,同时让患者感觉到我们在关心理解他。

（2）解释:器官移植是一个复杂的手术,术后带来的变化、不适症状及一些可能给患者带来不适的检查、操作和治疗会让移植术后患者产生不安全感,由于对移植手术相关专业知识的缺乏,患者容易产生紧张、焦虑等负性情绪。这样的情绪对患者来说又构成了一种新的伤害,造成患者身体功能的紊乱,自我感觉恶化,不适症状加剧,甚至出现不合作,阻碍术后的康复。因此,治疗师能否及时向患者进行解释便十分重要。解释即用简洁明了的语言向患者说明器官移植后的病情、一般治疗方案、可能造成并发症的原因及注意事项等。

（3）鼓励：心理治疗师的鼓励可以对患者的情绪、心理和行为产生积极的影响。移植术后的患者常存在悲观、多虑、紧张等消极情绪，这些情绪会阻碍患者采取积极的治疗行动。此时，心理治疗师的鼓励可以帮助患者增强信心振作精神，促使患者采取积极健康的行为，进而促进康复。鼓励技术运用时应注意真诚而不夸大、具体而不笼统、及时而不随意，只有这样才能恰到好处地起到预期效果，否则不仅不能达到治疗作用，还可能使患者无所适从，进而对治疗师失去信任，损害治疗关系。

（4）保证：保证与鼓励相似，恰到好处的保证同样能缓解器官移植患者在术后出现的焦虑、悲观等消极情绪，有助于患者增强信心和希望。很多时候，患者的焦虑不仅来自疾病带来的消极情绪，也来自因缺乏医学知识而产生的过度担心。在良好治疗关系的基础上，心理治疗师自信且坚决地保证可以赋予患者强大的力量，具有积极的治疗作用。需要注意的是，心理治疗师的保证要站在科学的立场，要以充分的事实为依据，在对患者进行全面了解、检查和判断的基础上，有理有据地提出。

（5）安慰：若移植术后患者出现消极情绪时，治疗师需要恰当地运用同理心，理解并接受患者的感受，除了言语上的安慰，可适当通过拥抱，抚摸来给患者提供支持。

（6）指导：指导患者如何应对术后的不适，安排日常生活及康复训练，使其认识到疾病本身并不可怕，可怕的是丧失战胜疾病的信心和勇气，积极复诊、及时治疗有助于疾病的康复。

（7）暗示：暗示是指通过语言和动作，以含蓄的方式，对自己和他人的认识、情感、意志及行为产生影响的一种心理活动形态。患者对医生是十分信赖的，尤其对名医、名医院、"好"药的信赖更为虔诚，因而医生的一言一行都会对患者起到暗示作用。在各种疾病的治疗中，医生的解释、鼓励、安慰、保证，以及对药物疗效的积极评价等，都有暗示治疗的意义。

（8）改善环境：改善医院环境，病房应该宽敞明亮，多摆放一些绿色植物、鲜花，病房配置电视、书籍等休闲项目，让移植术后患者感觉到温暖、满意，为其恢复正常生活做准备。

在支持性治疗初期，使用较多的技术还有澄清、释义、情感反映和总结等。

总而言之，术后医护人员在对患者积极治疗同时，根据患者焦虑症状的变化特点，针对器官移植患者术后出现的焦虑症状，要积极主动与患者及家属进行交流、沟通，了解患者产生焦虑的原因、焦虑的程度和心理承受能力，掌握患者的家庭情况、工作情况，在治疗的同时必须争取患者亲属、朋友的合作，建立一个和谐、友好、真诚关爱的社会支持系统，以促进患者的心理康复。在患者出院前应做好患者及家属的健康宣教，使患者按时服药、定时随访和知晓服用免疫抑制剂的注意事项，同时教会患者自我护理，正确认识术后可能出现的一些症状及处理方法，合理安排日常生活，减轻健康压力，提高生活质量。良好地遵守医学行为是提高器官移植患者术后生活质量、延长生存年限的重要保障。

2. 认知行为治疗　认知行为治疗是一大类包括认知治疗和行为治疗的心理治疗方法，因其循证基础、结构清晰、短程高效等特点，已成为世界上流行最为广泛、被使用最多的心理治疗方法。认知行为治疗是通过改变思维和行为的方法来改变不良认知、消除不良情绪，带动心理问题的改变的一大类心理治疗方法，包括认知治疗、行为治疗、以正念为基础的第三代认知行为治疗。系统的认知行为治疗需要对患者的心理历程进行个案概念化，在个案概念化的基础上寻找问题的来源和选择针对性干预技术，如果患者的问题不仅集中在器官移植相关的问题,器官移植期间暴露出的问题仅是整体认知和行为模式问题的一种体现,可以对患者进行深层的系统治疗。更多的患者可以仅运用简单的认知、行为或情绪技术,帮助其改变对诊断、治疗、康复期间的不良认知、不良行为和一些躯体症状,达到一定的心理问题改善作用即可。

常用的认知行为技术包括:

(1)认识自动思维:在激发事件与消极情感反应之间存在着一些思想活动,可以是消极的自我陈述或是心理想象。

(2)列举认知歪曲:患者的心理或行为障碍与认知歪曲或错误密切相关,受其影响。向患者列举出认知歪曲,可以帮助他提高认知水平和矫正错误思想。

(3)改变极端的信念或原则:用现实的或理性的信念替代极端或错误的信念。

(4)检验假设:认识并矫正认识歪曲、错误思想的一个方法是检验支持和不支持某种错误假设的证据。

(5)积极的自我对话:此技术实施方法有两种,一种是要患者坚持每天回顾并发现自己的优点或长处并记录;另一种方法是要患者针对自己的消极思想,提出积极的想法。

(6)三栏笔记法:前面介绍的一些方法可以通过此法试验,让患者在笔记上面画二条竖线分出三栏,左边一栏记录自动思维,中间一栏记录对自动思维的分析(认识歪曲),右边一栏记录理智的思维或对情况重新分析回答。三栏笔记法常作为患者的家庭作业。

(7)等级任务安排:应用化整为零的策略,让患者循序渐进,逐步完成若干力所能及的小任务,最后实现完成大任务的目的。

(8)日常活动计划:治疗者与患者协商合作,安排一些患者能完成的活动,每天每小时都有计划和任务。活动的难度和要求随患者的能力和心情改善而提高。这项技术既可帮助改善患者的效能感,又可改变患者的心境。

(9)掌握和愉快评估技术:此法常与日常活动计划结合应用,让患者填写日常活动记录,在记录旁加上两栏评定,一栏为掌握或困难程度评分(0~5分,0表示容易,5表示难度最大);另一栏为愉快程度评分(0~5级评分,0表示无愉快可言,5表示非常愉快)。通过评定,多数患者可以发现自己的兴趣和成功方面以及愉快而有趣的活动,同时还可起到检验认知歪曲的作用,如某患者认为自己什么都不行,做不了任何事,或者做了也不会有意义。通过评估,他认识到自己还是能做一些事,做了以后也有愉快和轻松感,并觉得有些意义。

(10)行为激活:术后患者如果存在社交回避、不愿活动,可进行行为功能分析、活动计划,帮助建立恰当的行为模式,更有利于心身健康和疾病康复。

(11)其他:包括利弊分析、问题解决、暴露技术、自信心训练、角色扮演等。

正念认知治疗(mindfulness based cognitive therapy,MBCT)是第三代认知行为治疗的代表之一,融合了认知治疗与正念减压治疗(mindfulness-based stress reduction,MBSR)而发展的一种心理治疗方法。通过正念训练使患者"面对"而不是"逃避"疾病及其带来的困难。参与的患者被要求培养一种开放的、接纳的态度来应对当前出现的想法与情绪。这种正念练习促使产生一种能意识到的觉醒模式,而不是一种习惯化、自动化的浑然模式。通过正念可以在早期就觉察到能导致器官移植术后患者抑郁发生的消极思维模式,从而在这个基础上进行认知的调整,避免抑郁等情绪问题的产生。

辩证行为治疗(dialectical behavior therapy,DBT)也是第三代认知行为治疗的代表之一。治疗的核心在于使器官移植术后患者能够耐受疾病和生活压力,学会自我接纳和自我关怀,在这个基础上进行一定程度的情绪调节,帮助患者更好地面对生活和调节情绪,有需要的患者也可以进行人际交往方面的改善。其基本思想是主张通过学习"辩证"思想而消除极端行为并达到一种平衡状态。鼓励患者认识到每一种行为都是可以按照逻辑推论出来的结果。器官移植的患者有时也可以仅运用简单的辩证行为技能训练,进行一定程度的改善。

接纳与承诺治疗同样是第三代认知行为治疗的代表之一,是一种以有关人类语言、认知的关系框架理论和功能性语境主义哲学为基础的认知行为治疗理论和实践。接纳与承诺治疗强调提升心理灵活性,包括六大核心治疗过程:接纳、认知解离、体验当下、以自我为背景的觉察、价值观、承诺行动。从整体结构来看,接纳与承诺治疗的六大核心过程可以划分为三种应对风格和两大基本过程。三种应对风格指的是开放的、中心化的和投入的。"接纳"和"认知解离"对应的是开放的风格,"体验当下"和"以自我为背景的觉察"对应的是中心化的风格,"价值观"和"承诺行动"对应的是投入的风格。两大基本过程:第一部分是正念与接纳过程,通过无条件接纳、认知解离、关注当下,以自我作为背景来观察,减少主观评判,减弱语言统治,减少经验性回避,更多地生活在当下。第二部分是承诺与行为改变过程,通过关注当下,以自我为背景的觉察,明确价值观,承诺行动来帮助移植术后的患者调动和汇聚能量,朝向康复的目标迈进,过一种有价值和有意义的人生。

3. 正念治疗 正念是一种心理干预技术,其过程是有目的的、有意识的,关注、觉察当下的一切,而对当下的一切又都不作任何判断、任何分析、任何反应,只是单纯地觉察它、注意它。正念治疗有七个主要的要素。①初心:保持好奇心,把面对每一次的事物接触,都当作是第一次面对,尝试保持新鲜的经验;②接纳:实际体察自己或是外在对于面对事物的身心现象,接纳思绪或是环境的本来样貌;③不评断:尽可能采取不偏不倚的观察态度,对于现在不要急着做出好坏、对错的论断;④自我慈悲:接纳自己并珍惜自己,接受原原本本的模样,在当中发展出信任自己、相信自己,并且不要对于身心做自我伤害、人格批判;⑤平等心:对身心所有的经验,都以欢迎和温柔的方式面对,让注意力可以平均于身体的内外,自由自在地改变;⑥不刻意努力:当念头或思绪产生时,就让身心停留在当下的状态,不需要压抑或是逃避,在正念当中也不强求达成任何预设目标,或者希望在正念当中改变或得到什么;⑦顺其自然:平静地看着事物的本来面貌,接受他们的存在和发展,也顺应事物的变化或节奏,在这当中观察不断变化的过程,而身心不需要妄加施予压力。

正念减压治疗是结构化的治疗流程,在减压、心身症状方面具有大量实证证据。协助器官移植术后患者以正念减压治疗处理压力、疼痛和疾病。其本身是用来缓解压力的一套严格、标准的团体训练课程,课程的核心步骤是正念冥想练习,能有效缓解慢性疼痛与压力引起的失调症状。具体方法为:首先,需要做的是患者为自己选择一个可以注意的对象,可以是一个声音或者自己的呼吸、身体感觉、运动感觉;之后,需要做的是舒服地坐着,闭上眼睛,进行一个简单的腹部呼吸放松练习(不超过1min);最后,调整呼吸,将注意力集中于所选择的注意对象。

4. 生物反馈治疗 生物反馈治疗具有无损伤、无痛苦、无药物副作用、方法简便、治疗范围广等优点,对多种与社会心理应激有关的心身疾病都有较好的疗效,广泛应用于治疗各种心身疾病,如高血压、冠心病和轻型精神疾病,尤其是焦虑相关问题。

生物反馈治疗是指在电子仪器帮助下,将患者身体不被意识到的细微的生物电活动放大,包括肌肉的紧张度、皮肤表面的温度、脑电波活动、皮肤导电量、血压和心率等。对于刚完成器官移植术的患者,应该隔一段日子再开始训练。每一次训练结束,让患者作主观等级评定:1 代表最松弛,7 最紧张,4 中度松弛。结束后治疗师要了解:经过练习,紧张度由几级达到几级。还要布置家庭训练,嘱患者坚持每天 2 次,每次 20~30min 的放松训练,并填写放松等级表。

5. 催眠治疗　催眠治疗是指用催眠的技术使患者的意识范围变得狭窄,进入一种恍惚状态,借助暗示性语言,以消除患者的心身问题的心理治疗方法。研究显示,催眠治疗在控制疼痛、消除恐慌和改变不利健康的生活习惯等方面有不同凡响的疗效。器官移植手术的患者忍受巨大的痛苦和艰辛,他们通常体验到来自疾病的病痛,来自接受治疗的痛苦,还有来自内心深处的精神困扰和社会变化的痛苦。因此,催眠治疗或者在其他心理干预的过程中运用催眠技术(例如疼痛管理、身体呵护等),对器官移植术后患者的康复治疗具有很大帮助。但也有观点认为,器官移植术后患者是否适合进行催眠治疗仍需进一步评估。

6. 团体心理治疗　团体心理治疗是指为了某些共同目的将多个当事人集中起来进行治疗的一种心理治疗方法。相对于个别心理治疗而言,团体心理治疗具有省时省力的特点,且团体中成员间相互影响,可起到积极的治疗作用,这一点是其他治疗无法比拟的。器官移植患者围手术期,尤其术后面临的心理问题具有一定的相似性,团体治疗的方式更方便和高效地对这些共性问题进行讨论和干预,节省医疗资源。同时,患者之间的互相支持、帮助、信息传递和分享,都使这种方式更值得被临床考虑运用。

多种心理治疗方法,包括认知行为治疗、催眠技术、支持性心理治疗等,都可以在团体条件下进行。在这类团体治疗中,虽然也重视利用团体内人与人相互作用的积极一面,但主要目的还是将治疗手段直接应用于团体中的每一个人。这类团体心理治疗特别重视医师的社会角色作用,医师往往要经过特殊的培训才能胜任此项工作。此外,家庭治疗和婚姻治疗也可包括在这类团体治疗之中。

7. 家庭治疗　家庭治疗是以家庭为干预单位,通过会谈、行为作业及其他非言语技术消除心理病理现象,促进个体和家庭系统功能的一类心理治疗方法。器官移植手术是一个家庭事件,当有家庭成员需要进行器官移植时,整个家庭都会受到强烈的影响。处在身心康复阶段的器官移植术后患者及家属正在面临无法掌控的变化,在个人及家庭生活方面需要做出思考和调整。因此,家庭治疗在器官移植术后患者康复治疗阶段具有重要意义。

家庭治疗的基本干预技术包括:①循环式提问:系统家庭治疗中最重要的提问技术。治疗师向一位家庭成员询问有关其他家庭成员行为及相互关系的问题,然后又向另一位成员如此提问,余类推。②差异性提问:涉及压缩症状性行为,扩展无症状的时间、场合或人事的情景性问题,使当事人受到启示——症状性行为的出现是有条件性的。③假设提问:基于对家庭背景的了解,治疗师从多个角度提出出乎意料的疑问。④前馈提问:未来取向的提问,对病态行为的积极赋义投射到将来。⑤积极赋义和改释:对当前症状及系统从积极的方面重新进行描述,所有形式的轻蔑、指责都不被提及而代之以一种新的看问题的观点。

总之,心理干预在器官移植术后患者的心身康复中具有重要价值,上述心理治疗方法各有所长,可由治疗根据患者的情况以及实施治疗的可行性等多方面因素,选择合适的心理治疗方法,或者不同方法的结合使用,以满足临床需求为出发点,更好地帮助患者解决心理情绪问题、促进身体康复,最大可能提高生活质量。

二、药物治疗

（一）抗精神病药

常用抗精神病药见表10-6-1。

表 10-6-1 常用抗精神病药

药物名称	用药方法及剂量范围	药物特点及不良反应
氟哌啶醇	口服 10~20mg/d 肌内注射 10~20mg/d	对心、肝、肾影响少，EPS 发生率高
氯氮平	口服 200~600mg/d	适合难治性 SCH、发生 TD 者和伴随自杀企图者；体重增加、糖代谢异常、粒细胞缺乏
利培酮	口服 2~6mg/d	剂量相关的 EPS 和高催乳素血症
奥氮平	口服 10~20mg/d	镇静、体重增加和糖脂代谢异常
喹硫平	口服 400~750mg/d	剂量需滴定，分次服药，EPS 发生率低
阿立哌唑	口服 10~30mg/d	剂量需滴定，不良反应少
齐拉西酮	口服 80~160mg/d	EPS 发生率较低，对催乳素影响小。延长 QT 间期
帕利哌酮	口服 3~12mg/d	静坐不能及 EPS，高催乳素血症
氨磺必利	口服 200~1 200mg/d	EPS 发生率低，高催乳素血症，低剂量对阴性症状有效
布南色林	口服 8~24mg/d	可发生 EPS，对催乳素影响小
鲁拉西酮	口服 40~120mg/d	嗜睡、静坐不能、帕金森综合征和焦虑，较少体重增加，不引起糖脂代谢紊乱

EPS：锥体外系反应；SCH：精神分裂症；TD：迟发性运动障碍。

（二）抗抑郁药

常用抗抑郁药见表10-6-2。

表 10-6-2 抗抑郁药作用机制及分类

类别	代表药物	剂量及用法
选择性 5-HT 再摄取抑制剂	氟西汀	20~60mg/d，早顿服
	帕罗西汀	20~60mg/d，早或晚顿服
	氟伏沙明	50~300mg/d，晚顿服或午、晚顿服
	舍曲林	50~200mg/d，早顿服
	西酞普兰	20~60mg/d，早顿服
	艾司西酞普兰	10~20mg/d，早顿服
选择性 5-HT 及 NE 再摄取抑制剂（SNRIs）	文拉法辛	75~225mg/d，常释片分次服，缓释片顿服
5-HT 阻滞和再摄取抑制剂（SARIs）	伏硫西汀	5~20mg/d，早顿服

续表

类别	代表药物	剂量及用法
褪黑素受体激动剂	阿戈美拉汀	25~50mg/d,晚顿服
5-HT$_{2A}$ 受体拮抗剂及 5-HT 再摄取抑制剂	曲唑酮	50~300mg/d,分 2 次服
NE 与 DA 再摄取抑制剂	安非他酮	150~450mg/d,分次服
NE 和特异性 5-HT 能抗抑郁药	米氮平	15~45mg/d,分 1~2 次服
选择性去甲肾上腺素再摄取抑制剂	瑞波西汀	8~10mg/d,分次服
选择性 5-HT 再摄取激活剂	噻奈普汀	25~37.5mg/d,分次服

（三）抗焦虑药

1. 氯硝西泮

（1）药理作用:为苯二氮䓬类药物。具有广谱抗癫痫的作用;抗焦虑、镇静催眠作用。遗忘作用;抗惊厥作用;骨骼肌松弛作用。

（2）适应证:主要用于焦虑症状及失眠。

（3）用法用量:

1）口服:初始量,每日 0.75~1mg,分 2~3 次服用,以后逐渐增加;维持量,每日 4~8mg,分 2~3 次服用。小儿,开始每日 10~20μg/kg,分 2~3 次服用,以后逐渐递增;维持量每日 100~200μg/kg,分 2~3 次服用。

2）肌内注射:1 次 1~2mg,每日 2~4mg。静脉注射 1 次 1~2mg。

2. 地西泮

（1）药理作用:为苯二氮䓬类药物。具有广谱抗癫痫的作用;抗焦虑、镇静催眠作用。遗忘作用;抗惊厥作用;骨骼肌松弛作用。

（2）适应证:焦虑症及各种神经官能症;失眠,尤其是焦虑性失眠。

（3）用法用量

1）抗焦虑:每次 2.5~5mg,每日 3 次。

2）催眠:每次 5~10mg,睡前服用。

3）抗惊厥:成人每次 2.5~10mg,每日 2~4 次。6 个月以上儿童,每次 0.1mg/kg,每日 3 次。肌内或缓慢静脉注射:每次 10~20mg,必要时,4h 再重复 1 次。

3. 阿普唑仑

（1）药理作用:苯二氮䓬类药物,具有同地西泮相似的药理作用,有抗焦虑、抗惊厥、抗抑郁、镇静、催眠及肌肉松弛等作用,其抗焦虑作用比地西泮强 10 倍。

（2）适应证:主要用于焦虑、紧张、激动,也可用于催眠或焦虑的辅助用药,也可作为抗惊恐药,并能缓解急性酒精戒断症状。对有精神抑郁的患者应慎用。

（3）用法用量

1）成人常用量:抗焦虑,开始 1 次 0.4mg,每日 3 次,用量按需递增。最大限量每日可达 4mg。镇静催眠,0.4~0.8mg,睡前服。抗惊恐,0.4mg,每日 3 次,需要时逐渐增加剂量,每日最大量可达 10mg。

2）老年和体弱患者开始用小量,一次 0.2mg,每日 3 次,逐渐递增至最大耐受量。

4. 劳拉西泮

（1）药理作用:本药为苯二氮䓬类抗焦虑药,其作用与地西泮相似,但抗焦虑作用较地西泮强,诱导入睡作用明显。

（2）适应证:用于镇静、抗焦虑、催眠、镇吐等。

（3）制剂:片剂,每片 0.5mg;1mg;2mg。注射液,2mg;4mg。

（4）用法用量:①焦虑症,1 日 2~6mg,分 2~4 次服。②失眠,睡前服 2~4mg。③癫痫持续状态:肌内或静脉注射,1~4mg。

5. 丁螺环酮

（1）药理作用:抗焦虑;无镇静、肌松弛和抗惊厥作用。

（2）适应证:各种焦虑症。

（3）用法用量:口服。开始一次 5mg,一日 2~3 次。第二周可加至一次 10mg,一日 2~3 次。一般有效剂量为每日 20~30mg。

三、生活技能训练

（一）理论基础

为了使患者恢复原有的生活技能,适应家庭与社会环境,可以开展生活技能训练。生活技能训练包括以下几方面内容:督促生活懒散的患者晨起后洗脸、刷牙、漱口、饭前便后洗手、不随地吐痰、保持个人卫生,及时进行头发梳洗整理。男患者要督促其刮胡子,每周洗澡,及时更换衣裤、床单、被套、枕套、按时修剪指甲,每天晚上睡前洗脚,按照气候、季节的变化更换衣服,按照不同的场合选择衣服。做一些力所能及的劳动,如打扫院子及室内卫生;帮助患者建立良好的生活制度,如有规律地起床、睡眠、进餐等。学会利用公共设施,如打电话、乘公车等,掌握一些基本的社交礼仪,如见面打招呼等。帮助患者学会合理理财、简单作业,使用网络资源、智能手机,目的使患者得到快乐,享受生活。

（二）操作流程

以小组形式进行,由 1 名康复治疗师或护士带领小组。入组标准:生活自理能力差,不能保持个人卫生及周边环境卫生,且不具备简单的生活技能的患者。排除标准:有冲动、外逃、自杀意向及行为的患者;有严重躯体疾病的患者;无法进行有效沟通的患者。训练方式:共 10 项训练内容,每周 5~6 人,每周 3 次小组活动,前两次为技术学习,第 3 次为强化训练,每次 40min。针对每次的训练内容准备所需的不同材料,训练程序上按照本次训练的目的,操作步骤讨论;日常实践中遇到问题分享;课后作业几项顺序开展。

（三）课程部分

根据生活自理能力训练的内容,我们可以按以下课程讲述、学习、训练。其中每一节课都包括课程目的、训练程序和课后作业 3 部分。课程建议为:小组活动介绍、洗漱、洗衣服、整理内务、理财、如何使用交通工具、如何使用互联网及智能手机、基本社交礼仪、如何求助、电话礼仪、合理着装。

（王　纯　王化宁）

参 考 文 献

［1］陆林,沈渔邨.精神病学［M］.6 版.北京:人民卫生出版社,2018.

［2］HEINRICH T, MARCANGELO M. Psychiatric issues in solid organ transplantation［J］. Harvard Review of Psychiatry, 2009, 17（6）:398-406.

［3］HUMAR A，MATAS A J. Surgical complications after kidney transplantation［J］. Seminars in Dialysis，2005，18（6）：505-510.

［4］KAHL K G，ECKERMANN G，FRIELING H，et al. Psychopharmacology in transplantation medicine［J］. Progress in Neuro-Psychopharmacology and Biological Psychiatry，2019，88：74-85.

［5］NAKAMURA Z M，NASH R P，QUILLEN J，et al. Psychiatric care in hematopoietic stem cell transplantation［J］. Psychosomatics，2019，60（3）：227-237.

［6］MEDVED V，MEDVED S，SKOČIĆ HANŽEK M. Transplantation Psychiatry：an Overview［J］. Psychiatria Danubina，2019，31（1）：18-25.

［7］SMITH P J，BYRD R，LUSBY M，et al. Depressive symptoms，exercise capacity，and clinical outcomes after lung transplantation［J］. Psychosomatic Medicine，2018，80（4）：403-409.

［8］ANIL KUMAR B N，MATTOO S K. Organ transplant & the psychiatrist：An overview［J］. Indian Journal of Medical Research，2015，141（4）：408-416.

［9］NAKAMURA Z M，NASH R P，QUILLEN L J，et al. Psychiatric care in hematopoietic stem cell transplantation［J］. Psychosomatics，2019，60（3）：227-237.

［10］MOLNAR M Z，NOVAK M，MUCSI I. Sleep disorders and quality of life in renal transplant recipients［J］. International Urology & Nephrology，2009，41（2）：373-382.

［11］BAINES L S，JOSEPH J T，JINDAL R M. Emotional issues after kidney transplantation：a prospective psychotherapeutic study［J］. Clinical Transplantation，2010，16（6）：455-460.

实体器官移植术后内分泌代谢疾病康复指南

第一节　概　　述

实体器官移植（SOT）是终末期器官衰竭患者挽救生命的有效治疗措施。随着手术方式的改进、免疫抑制剂的临床合理应用以及围手术期护理等提升，SOT受者的预后明显改善，但是心血管不良事件已成为长期生存受者的主要死因，约占全因死亡率的70%。内分泌代谢异常如糖尿病、肥胖、脂代谢紊乱、高尿酸血症在SOT人群中高发，是心血管疾病的重要危险因素。此外，器官移植以及免疫抑制会导致骨代谢异常，甚至可导致骨折。SOT受者内分泌代谢异常会严重影响患者的生存质量和长期存活。本章旨在为器官移植人群中内分泌代谢疾病的防治及康复提供建议，以期改善受者的长期生存。

第二节　实体器官移植后糖尿病

一、概述

实体器官移植后糖尿病（PTDM）是实体器官移植术后常见的糖代谢紊乱。最开始被称为移植后新发糖尿病（new-onset diabetes after transplantation，NODAT），后来发现各个移植中心在术前如何或者是否筛查糖尿病方面存在较大差异，大多数移植中心筛查糖尿病时仅使用空腹血糖或者糖化血红蛋白，但是这些检查方法有时可漏诊一些糖尿病患者，特别是在肾衰竭的患者中，由于红细胞生成改变、酸中毒导致糖基化增强以及血液透析等原因，糖化血红蛋白并不能真正地反映患者的血糖情况，因此不能确定移植后首次确诊的糖尿病患者是否为移植后新发病例，遂将NODAT改为PTDM，强调诊断的时机，即实体器官移植后病情稳定状态下诊断的糖尿病。

二、流行病学

关于PTDM发生率的报道一定程度上取决于PTDM的诊断方式和时间，在2003年首次发布《移植后新发糖尿病：2003国际共识指南》之前，移植后糖尿病的诊断没有统一的标准，许多早期PTDM的研究可能包括了未确诊和未治疗的移植前糖尿病患者。根据既往的报道，器官移植术后第1年糖尿病的发生率为10%~40%，PTDM的5年累计发生率在不同的器官移植中不同。PTDM和2型糖尿病有很多相似之处，在年龄大于40岁、T2DM家族史及肥胖的患者中更易发病。此外高危族群（非洲裔美国人、西班牙裔及南亚人）也是PTDM的好发人群。

《中国移植后糖尿病诊疗技术规范（2019版）》指出，PTDM在肾移植后早期（术后3~6

个月）即可发生，1 年累积发生率为 31.4%，移植 1 年后的年发生率下降至 4%~6%。随着时间的延长，PTDM 的发生率逐渐下降，部分 PTDM 患者的病情甚至能得到逆转。在肝脏、心脏和肺移植受者中，PTDM 的发病情况也具有相似的特点。

糖尿病和糖耐量异常与移植后的长期不良结局相关。PTDM 能增加移植物相关并发症的风险，影响受者的长期生存，同时可增加心血管疾病的发生率和死亡率。但 PTDM 的流行病学特征以及对移植结局的影响因移植的器官类型不同而不同，详见表 11-2-1。

表 11-2-1　PTDM 的流行病学特征

	好发人群	5 年累计发病率	对移植结局的影响
肾移植	年龄大于 40 岁；T2DM 家族史；肥胖；高危族群（非洲裔美国人、西班牙裔及南亚人）	10%~20%	生存率下降；心血管事件增加；移植物存活率下降；增加败血症的发病率；增加巨细胞病毒（CMV）感染率；微血管并发症增加
肝移植		30%~40%	生存率下降；败血症、真菌感染、胆道并发症、慢性肾衰竭风险增加；增加 HCV 阳性移植受者 HCV 复发和 HCV 相关的肝纤维化和死亡率；增加急性排斥反应发生和移植物失功
心脏移植		20%~28%	增加高血压、肾衰竭、感染及排斥反应的发生
肺移植		20%~40%	对生存率的影响尚不清楚

PTDM 慢性并发症的发生情况目前研究较少。一项肾移植术后 PTDM 的长期随访研究发现，微血管并发症以周围神经病变最多见，可达 60%，而糖尿病视网膜病变未见发生；与非 PTDM 人群相比尿蛋白 - 肌酐比值及 eGFR 的水平没有显著差异。

三、病因及发病机制

PTDM 的病因较复杂，总的来说包括非移植相关和移植相关两大类。其中非移植相关因素包括预先存在有发生糖尿病的各种风险；移植相关因素包括：使用糖皮质激素、钙调神经蛋白抑制剂（CNI）、哺乳动物雷帕霉素靶蛋白（mTOR）抑制剂、炎症、丙型肝炎病毒（HCV）感染、巨细胞病毒（CMV）感染、移植后肠道菌群的改变等。

PTDM 和 2 型糖尿病的发病机制相似，即同时出现外周胰岛素抵抗增加或胰岛素敏感性下降以及胰岛 β 细胞分泌胰岛素减少。虽然在肾移植受者中术后胰岛素敏感性可改善，但胰岛素的分泌能力仍然不足，因此也提示胰岛 β 细胞功能下降可能是 PTDM 发病更为关键的因素（图 11-2-1）。

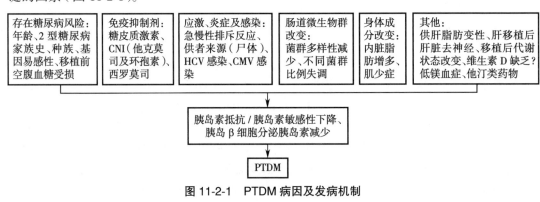

图 11-2-1　PTDM 病因及发病机制

四、筛查与诊断

（一）筛查

1. 移植前　等待移植的受者在移植前应每年检测血糖情况,条件允许可行口服葡萄糖耐量试验(oral glucose tolerance test,OGTT),有助于筛选出移植前存在的糖尿病或糖尿病前期状态(这对识别未确诊的糖尿病或糖尿病前期患者非常重要)。基于葡萄糖水平的糖尿病诊断标准适用于移植前受者,但在严重肾损害或终末期肾病患者中,单独使用糖化血红蛋白(HbA1c)筛查不可靠。

2. 移植后　移植后前4周至少每周筛查1次血糖,之后可延长至3个月、6个月、12个月监测1次,最后每年1次,必要时可行OGTT。

（1）移植后早期:通常指术后45d以内,此阶段由于药物、应激等各种因素的影响,患者会出现血糖升高,但由于这种高血糖状态在一部分患者中不是持续存在的,因此不根据此阶段的血糖水平诊断PTDM患者,此阶段血糖筛查主要为早期发现术后应激性血糖升高、早期干预、指导后续血糖防治策略的制订。

（2）移植后稳定期:手术45d之后,患者基本进入稳定期,此阶段可根据血糖及糖化血红蛋白的水平筛查PTDM,筛查周期如上所述。

（二）诊断标准

2003年《移植后新发糖尿病:2003国际共识指南》发布,虽然这些标准主要针对肾移植术后糖尿病的诊断,但是也被其他器官移植广泛使用。这个标准是基于当时美国糖尿病协会(American Diabetes Association,ADA)和世界卫生组织(WHO)关于非移植患者糖尿病的诊断标准制订:有糖尿病症状且空腹血糖≥7mmol/L,或随机血糖≥11.1mmol/L,或OGTT 2h血糖≥11.1mmol/L。2013年9月在维也纳召开第二次移植后糖尿病国际共识会议,会议根据最新的ADA非移植患者糖尿病的诊断标准更新了PTDM的诊断标准,更新主要包括两方面。

1. 之前的标准没有排除那些住院期间使用大量糖皮质激素、手术应激等情况而出现的高血糖患者,一部分患者的高血糖在出院之后并不是长期存在的,因此建议延迟PTDM的诊断时间,通常将患者已出院,且病情稳定、免疫抑制剂用量减到维持剂量的时候定为评估PTDM的时机。

2. 由于各种原因包括移植后红细胞生存率下降,HbA1c对于鉴别移植后前12个月的糖耐量不太可靠,因此建议不应单独使用HbA1c来诊断PTDM,特别是移植术后1年内。PTDM的诊断标准可参照表11-2-2。

表 11-2-2　PTDM 的诊断标准

诊断标准	静脉血浆葡萄糖或 HbA1c 水平
典型糖尿病症状	
加上空腹血糖	≥7mmol/L
或加上随机血糖	≥11.1mmol/L
或加上 OGTT 2h 血糖	≥11.1mmol/L
或加上 HbA1c	≥6.5%
无糖尿病典型症状者,须改日复查确认	

典型糖尿病症状包括烦渴多饮、多尿、多食、不明原因体重下降;空腹状态指至少8h没有进食热量。移植患者一旦出院并且免疫抑制剂减到维持剂量就可以采用此标准进行PTDM的诊断,但是在移植术后1年内不应单独使用HbA1c来诊断PTDM。

五、临床治疗

PTDM 患者的治疗和 2 型糖尿病类似,强调应注重强化血糖控制,因为这已经被证明可以预防 1 型和 2 型糖尿病患者的长期并发症,但是二者之间也有区别。目前有关移植患者 PTDM 的预防和治疗主要包括以下几个方面。

(一)移植前处理

对移植前患者进行良好的血糖管理、制订免疫抑制剂治疗的个体化方案可以最大限度地降低移植患者术后糖尿病的风险。移植前定期监测患者血糖、筛查所有已发现的 PTDM 危险因素应成为移植前临床评估的重要组成部分,尤其要注意心血管危险因素和糖尿病家族史。糖尿病和心血管疾病患者的风险评估可以用来指导调整所接受的免疫抑制治疗方案,选择合适的免疫抑制方案尤为重要,不同的免疫抑制剂对糖尿病的发生影响不同,其中糖皮质激素的风险最高,CNI 类药物中他克莫司的风险最高。另外,体重控制和锻炼也非常重要,这些非药物的治疗是非移植人群中糖尿病患者治疗的重要组成部分,同时它们在移植受者的治疗中也尤为重要,因为移植后的患者常常会出现体重增加,这也潜在增加了糖尿病发生的风险。

(二)移植后处理

1. 血糖监测 血糖监测是 PTDM 管理的重要环节,目前临床上的血糖监测方法包括毛细血管血糖监测、持续葡萄糖监测(continuous glucose monitoring, CGM)、糖化血红蛋白(HbA1c)和糖化白蛋白(glycated albumin, GA)的检测等,其中毛细血管血糖监测包括患者自我血糖监测(self-monitoring of blood glucose, SMBG)及在医院内进行的床边快速血糖检测。

非移植人群的糖尿病患者推荐 SMBG,监测频率、时间根据血糖、用药方案、基础疾病等个体化制订;每 3 个月监测 HbA1c,评估平均血糖情况;GA 受影响因素较多,可做参考;CGM 因能准确反应血糖动态变化情况,可克服 HbA1c、GA 检测以及 SMBG 的局限性,多在血糖不稳定、应激状态、反复低血糖、1 型糖尿病等情况下使用。尽管 80% 的实体器官移植(SOT)受者在术后早期经历短暂的高血糖,但关于术后早期血糖变化以及波动情况的准确信息较少,不同器官移植受者术后血糖波动的特征不详,CGM 可能有利于术后早期血糖监测、降糖方案调整等,但无临床数据支持;长期血糖监测的原则与非移植人群相仿。

新的血糖监测指标葡萄糖目标范围内时间(time in range, TIR)或称葡萄糖达标时间百分比,是指 24h 内葡萄糖在目标范围内(通常为 3.9~10.0mmol/L)的时间(用分钟表示)或其所占的百分比,可由 CGM 数据或 SMBG 数据(至少 7 次 /d 血糖监测)计算。TIR 与糖尿病微血管并发症、心血管疾病、全因死亡率等不良预后相关,有望成为评价血糖控制的有效指标之一,但在 PTDM 患者中的作用不详,有待进一步临床观察。

2. 生活方式干预 生活方式干预是预防和治疗 PTDM 的首要措施(具体干预内容见本节"七、康复治疗")。

3. 免疫抑制方案的调整 考虑到免疫抑制剂是移植后糖尿病发生的重要组成部分,应根据患者情况及时调整免疫抑制方案。有研究表明移植后第 1 年减少糖皮质激素的用量可以改善患者的糖耐量异常,术后早期快速停用泼尼松可降低 PTDM 的发生率,因此在有糖尿病风险的移植受者中应尽快减少糖皮质激素的用量。但是因为早期停用糖皮质激素可以增加排斥反应的发生,因此目前不建议完全停用糖皮质激素,糖皮质激素的用量要在二者之间保持平衡。使用他克莫司的 PTDM 患者则可以选择对血糖影响较小的环孢素来替换,这种转换通常用于难以控制的糖尿病患者。

4. 降糖治疗　降糖药物的剂量调整或停用应该个体化,进一步了解 PTDM 的病理生理,将有助于药物的选择,目前尚没有足够的数据来推荐降糖药物的使用等级。

目前临床常用的治疗 2 型糖尿病的降糖药物包括:胰岛素、双胍类、磺脲类、格列奈类、噻唑烷二酮类、α- 糖苷酶抑制剂、二肽基肽酶 -4(dipeptidyl peptidase-4, DPP-4)抑制剂、胰高血糖素样肽 -1(glucagon-like peptide-1, GLP-1)受体激动剂以及钠 - 葡萄糖耦联转运体 2(sodium-glucose linked transporter 2, SGLT2)抑制剂,但并不是所有的药物都在 PTDM 患者进行了安全性和有效性的研究(表 11-2-3)。

表 11-2-3　常用降糖药物

	优势	劣势	证据	有效性和安全性
胰岛素	种类多、可制订个性化用药方案	增加体重;需要皮下注射;低血糖风险高;可能与某些肿瘤相关	有	移植后早期唯一安全且有效的药物
双胍类	不增加体重;低血糖风险小;心脏保护;不与免疫抑制剂发生药物相互作用;费用低	在慢性肾脏病的患者中有发生乳酸酸中毒的风险(严重但罕见)	有	注意监测肾功能,eGFR>30ml/(min·1.73m^2)以及 BMI≥25kg/m^2 的 PTDM 患者一线口服用药;低血容量禁用
磺脲类	降糖作用强;不影响环孢素的药代动力学;费用低	低血糖;增加体重;易在肾衰竭患者体内蓄积	有	须监测肾功能;有效性在移植受者中尚未充分证明
格列奈类	降低餐后高血糖;对进展期肾功能不全患者安全(瑞格列奈)	增加体重、低血糖风险;费用高;在肾功能不全的患者中须进行剂量调整(那格列奈)	有	研究少,小样本肾移植人群研究瑞格列奈有效、安全,且与 CIN 无相互作用
噻唑烷二酮类	血糖控制持续	增加体重;水肿;不良的心血管事件	有	研究少,小样本肾移植人群研究有效、安全
α- 糖苷酶抑制剂	不引起低血糖;不增加体重	胃肠道副作用	无	无移植受者中有效性和安全性的研究
DPP-4 抑制剂	低血糖风险低;不增加体重;保留胰岛 β 细胞功能	肾功能不全的患者须根据 eGFR 调整用量(利格列汀除外);胰腺炎风险;可能与某些肿瘤相关	有	维格列汀降低肾移植受者餐后 2h 血糖及糖化血红蛋白,在合并高血压的 PTDM 中有效;西格列汀降低肾移植受者糖化血红蛋白

续表

	优势	劣势	证据	有效性和安全性
GLP-1 受体激动剂	低血糖风险低；减轻体重；心脏保护作用；降低血压	胃肠道副作用（恶心、呕吐）；胰腺炎风险；费用高；产生抗体（艾塞那肽）	有	度拉糖肽降低 BMI 和胰岛素的需求量，但不会增加排斥反应、死亡或者癌症风险；小样本肾移植研究利拉鲁肽不影响他克莫司的浓度
SGLT2 抑制剂	心脏和肾脏保护作用；降低体重；低血糖风险低	泌尿生殖系统感染；脱水；酮症酸中毒	有	恩格列净可降低体重及糖化血红蛋白，对基线糖化血红蛋白高且 eGFR>60ml/（min·1.73m^2）的患者降糖效果更明显

（1）移植后早期降糖治疗：虽然不能根据移植后早期血糖进行 PTDM 的诊断，但是降低移植后早期出现的高血糖仍然是非常重要的。在高糖皮质激素应用和急性术后早期应激的前提下，胰岛素治疗是唯一安全且有效的药物，且早期积极使用胰岛素可能带来长期获益。早期移植后高血糖（术后 3 周内）的患者使用胰岛素治疗，可以使移植后 1 年内 PTDM 的发病率降低 73%。移植术后早期高血糖时使用胰岛素可以显著降低长期的糖化血红蛋白水平。此外，在移植后的前 1~2 个月内使用胰岛素可以显著改善胰岛 β 细胞的功能，这可能是由于葡萄糖毒性降低以及通过减少过量的胰岛素分泌而减轻胰岛 β 细胞的负担，因此在移植早期（移植后的前几个月）建议使用胰岛素治疗。术后当天由于激素、免疫抑制剂、疼痛、应激、全肠外或肠内营养等因素的影响，建议静脉用胰岛素进行降糖，待激素用量逐渐减少并开始自行进食时可改为皮下注射胰岛素。

（2）移植后稳定期降糖治疗：移植后稳定期 PTDM 患者的降糖与非移植人群 2 型糖尿病类似，应遵循逐级治疗方案，从非药物治疗（减肥、运动、戒烟）开始，必要的时候口服单药治疗、口服联合用药，如果仍控制不佳，开始使用胰岛素单独或者联合口服药治疗。口服药物的安全性和耐受性是移植受者选择药物时需要考虑的最重要因素，其他因素也应考虑在内。例如肾功能受损的移植受者选择口服药时应考虑到使用二甲双胍和磺脲类药物有发生的乳酸酸中毒和低血糖等严重不良反应的可能。格列奈类药物也许是伴有肾功能不全的移植受者最安全的药物，它们不和 CNI 相互作用，也不是肾功能或者肝功能不全患者的禁忌证，它也可能是老年移植患者的首选用药，但建议低剂量使用。对于口服一种药物血糖控制不佳的患者，推荐口服联合用药，和 2 型糖尿病的治疗一样，如果血糖未达标，PTDM 患者最后一步应考虑使用胰岛素治疗。移植术后不同时期降糖治疗见图 11-2-2。

5. 降压降脂　糖尿病是移植受者发生心血管疾病和缺血性心脏病的危险因素。PTDM 的器官移植受者发生高脂血症和高血压的风险增大，因此在制订了个体化的免疫抑制剂方案和糖尿病的治疗方案后，建议患者积极接受降脂和降压治疗。LDL-C≥130mg/dl（3.38mmol/L）的患者需要服用他汀类药物结合营养治疗快速降脂；100mg/dl≤LDL-C≤129mg/dl（2.6~3.35mmol/L）的患者首选营养治疗，也可考虑使用他汀类药物。对于心脏移植和肾移植的患者无论胆固醇水平的高低，都推荐使用他汀类药物治疗，血脂异常的患者控制目标 LDL<100mg/dl、TG<200mg/dl，血脂水平在术后 3 个月、6 个月以及 12 个月分别监

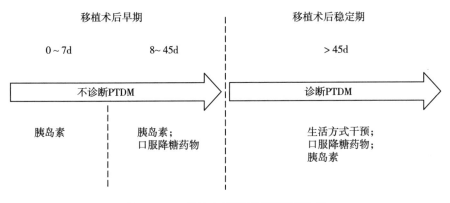

图 11-2-2　移植术后不同时期降糖治疗

测 1 次,以后每年监测 1 次。血压升高会降低一般人群中糖尿病患者的预期寿命,因此血压的控制也非常重要,根据 2019 年改善全球肾脏病预后组织(Kidney Disease: Improving Global Outcomes, KDIGO)发布的指南和 2018 年国际肝移植学会关于肝移植受者免疫抑制的共识,对于 PTDM 的患者建议血压控制目标为 130/80mmHg。

除了监测血压、血脂外,患者应每年筛查糖尿病的其他并发症(如视网膜病变)。在非移植的糖尿病患者中建议每年筛查 1 次微量白蛋白尿,因为这是肾病和早期心血管疾病的标志。尽管缺乏有效证据指导 PTDM 患者微量白蛋白尿筛查情况,但仍建议参照非移植人群糖尿病对 PTDM 患者进行定期筛查。需要注意的是,很多器官移植受者表现为肾功能不全,他们中可能伴有蛋白尿,但没有糖尿病。此外微量白蛋白尿在肾移植患者早期慢性排斥反应的过程中也会出现。

综上所述,建议 PTDM 患者的管理策略如下:在移植后早期(1~2 个月内),可短期使用基础胰岛素治疗,以降低后期 PTDM 发生的风险。据推测这可能和胰岛素治疗减轻了胰岛 β 细胞的负担有关。当胰岛素用量降至 20U/d 以下后可考虑停用胰岛素,改为口服降糖药物。对于 PTDM 的长期管理,则建议将生活方式干预(包括饮食和锻炼)作为控制血糖和体重管理最重要的手段。在不损害移植物功能的前提下逐步将泼尼松的剂量降至 5mg/d,使用低剂量的他克莫司或者将他克莫司转为环孢素是另一种治疗策略。在口服降糖药中,二甲双胍通常作为非移植 2 型糖尿病患者的一线用药,这点与 PTDM 患者存在不同,PTDM 最开始可选用基于肠促胰岛素的药物治疗(DPP-4 抑制剂或者 GLP-1 受体激动剂),因为它们已经被证明是有效且安全的,当 eGFR>30ml/(min·1.73m^2)时使用二甲双胍是安全的。也有一些研究表明 SGLT2 抑制剂在器官移植患者中安全有效,因此也可考虑在 PTDM 的患者中谨慎使用。

PTDM 的血糖控制目标:将糖化血红蛋白控制在 7.0%~7.5%,每 3 个月复查 1 次,为避免低血糖反应,糖化血红蛋白治疗目标不宜低于 6%。合并贫血或肾功能不全的患者应谨慎使用糖化血红蛋白值进行评估,空腹血糖水平控制在 5.0~7.2mmol/L,餐后 2h 血糖 <10mmol/L,睡前血糖 6.1~8.3mmol/L 为宜。

目前关于 PTDM 危险因素、发病机制、预防、治疗的临床数据以及长期高血糖的不良结局等很多方面的认识和研究尚不足,早期保护胰腺分泌功能是重要的防治理念,未来需要更多的基础和临床研究提供证据。

六、康复评定

移植后糖尿病患者的康复评定主要包括组织器官功能水平的评定、心理的评定以及日常生活自理能力和社会参与水平评定。前者包括糖代谢相关的生化指标测定及器官功能预后评估。

（一）组织器官功能水平的评定

1. 生化指标测定　指标包括口服葡萄糖耐量试验（空腹血糖、餐后 2h 血糖）以及 HbA1c；推荐在移植后免疫抑制剂量稳定、患者出院后进行糖代谢筛查测定（移植 45d 后）；移植后 1 年内对 HbA1c 判读需要结合全身并发症，如贫血、免疫抑制对红细胞生成的影响。此外，对于移植术后血脂、尿酸等其他代谢指标的监测详见本章第三节、第四节内容。

2. PTDM 对不同实体器官功能及移植后预后影响的评定

（1）肾移植：PTDM 是肾移植术后心血管不良事件的最主要危险因素，肾移植术后合并 PTDM 增加心血管死亡率及全因死亡率；此外增加移植物功能衰竭的风险。PTDM 导致移植后死亡最主要原因包括心血管疾病、感染及脓毒血症。

（2）肝移植：代谢异常主要增加心血管不良事件风险，影响肝移植术后长期存活。PTDM 增加肝移植术后患者心血管不良事件及终末期肾病的发生风险。

（3）心脏移植：PTDM 与移植后不良预后有关，增加高血压及慢性肾功能不全。心脏移植后合并 PTDM 患者增加感染风险。然而，心脏移植后 PTDM 与非 PTDM 患者整体存活率及移植物血管病变相仿。

（二）心理功能的评定

可采用汉密尔顿焦虑量表和汉密尔顿抑郁量表评定情绪。

（三）日常生活自理能力和社会参与水平的评定

1. 活动水平的评定　可用 Barthel 指数和功能独立性量表（FIM）来评定日常生活自理能力。

2. 社会参与水平的评定　可以用糖尿病生活质量量表（diabetes-specific quality of life，DQOL）、糖尿病生活质量测定（diabetes-specific quality of life measur）和 SF-36 进行评定。

七、康复治疗

（一）康复治疗的目标

康复治疗的目标与临床治疗相同，最终目的是达到控制血糖，缓解症状，减少移植后相关并发症的发生。包括以下几方面：①纠正糖代谢紊乱，控制高血糖，使血糖降到正常或接近正常水平；②减少移植后并发症的发生；③改善移植后器官功能，降低致残率和全因死亡率；④通过康复教育，使实体器官移植患者掌握糖尿病的防治知识、必要的自我监测技能和自我保健能力；⑤提高患者的生活质量，使之成为一个条件健康人（即能和正常人一样参与正常的社会劳动和社交活动，享有并保持正常人的心理和体魄状态）。

（二）康复治疗的控制标准

同临床治疗的血糖控制目标：糖化血红蛋白 7.0%~7.5%，每 3 个月复查 1 次；合并贫血或肾功能不全的患者应谨慎使用糖化血红蛋白值进行评估。空腹血糖水平控制在 5.0~7.2mmol/L，餐后 2h 血糖 <10mmol/L，睡前血糖 6.1~8.3 mmol/L 为宜。

（三）康复治疗原则

1. **移植前**　积极筛查干预以预防 PTDM 的发生；移植后早期控制血糖，减少移植相关并发症并改善预后。

2. **移植后稳定期**　可以参照 2 型糖尿病，侧重生活方式的调整（包括饮食与运动）、降糖药物选择以及免疫抑制剂的调整等。

（四）康复治疗具体实施

1. **饮食疗法**　健康饮食对 PTDM 的康复有积极作用。在不同器官移植受者中，饮食控制能否预防 PTDM 发生尚未有定论，但一般认为，饮食在实体器官移植受者长期生存过程中具有重要作用。推荐器官移植后一年内即开始并长期坚持饮食控制，有利于血糖、血脂、体重等代谢指标控制。营养师参与实体器官移植受者饮食指导有助于实现个体化治疗。

（1）移植前：针对营养不良患者，须纠正补充能量摄入；如对肝硬化患者至少给予 35kcal/（kg·d）的能量，且需根据纠正水潴留后的实际体重计算，同时增加蛋白质摄入。如移植前已合并糖尿病且肥胖的患者，须适当限制能量摄入并保证适当蛋白质摄入，以减轻肌肉的减少。

（2）移植后早期：保证能量摄入及蛋白质摄入，以满足术后能量需求。如无明显恶心呕吐且血流动力学稳定，可予肠内营养或正常饮食，其他可选择肠外营养。

（3）移植后：稳定期可参照 2 型糖尿病营养治疗。

治疗目标包括，①促进并维持健康饮食习惯，选择合适的食物；②达到并维持合理体重，获得血糖、血压、血脂等综合达标；③营养均衡膳食。

饮食治疗的原则：①控制热量摄入：强调个体化，达到或维持理想体重。②脂肪摄入：一般认为膳食中脂肪提供能量占总能量 20%~30%，如为优质脂肪（包括单不饱和脂肪酸和 n-3 多不饱和脂肪酸，如鱼油、部分坚果和种子），脂肪供能比可提高到 35%；尽量限制饱和脂肪酸、反式脂肪酸的摄入量；控制避免胆固醇过多摄入。③碳水化合物：推荐占总能量 50%~65%；选择低血糖指数食物，适当增加非淀粉类蔬菜、水果、全谷类食物，减少精加工谷类的摄入；定时定量进餐；增加膳食纤维的摄入量，成人每天膳食纤维摄入量应 >14g/1 000kcal；严格控制蔗糖、果糖制品（如玉米糖浆）的摄入；喜好甜食者可适当摄入糖醇和非营养性甜味剂。④蛋白质：移植后肾功能正常者，蛋白质推荐占总能量 15%~20%；肾功能不全者，蛋白质摄入限制在每日 0.8g/kg 体重；限制钠摄入量至 80~100mg/d；推荐高膳食纤维（>25g/d）以及富含维生素 E 的食物。⑤盐：食盐摄入量限制在每天 5g 以内，合并高血压的患者可进一步限制摄入量；同时应限制摄入含盐高的食物，如味精、酱油、盐浸等加工食品、调味酱等。⑥可适量补充维生素 B 族、维生素 C、维生素 D 及多种微量营养素。⑦膳食模式：并不推荐特定的膳食模式，地中海膳食、素食、低碳水化合物膳食、低脂肪低能量膳食均在短期有助于体重控制，但建议在专业人员的指导下完成。

2. **运动疗法**　运动疗法康复在移植前及移植后均可以有效地改善生活质量，并减少移植相关并发症。

（1）运动疗法禁忌证：①合并各种急性感染；②伴有心功能不全，心律失常，活动后加重；③严重糖尿病慢性并发症；④血糖控制不佳；⑤合并急性并发症，如酮症酸中毒等。对有上述禁忌证者应积极治疗，待症状得到较好控制后，再进行适当的运动疗法锻炼，以提高机体抵抗力。

（2）移植前运动疗法：移植前运动疗法康复计划的总体目标是优化移植前的身体

素质和生活质量,从而改善移植后的早期结果,如缩短住院时间和提高出院时的功能独立性。

在等待各种实体器官移植的患者中,评估衰弱和功能的最佳方法尚未确定。常用评估衰弱的方法包括:Fried 衰弱表型、衰弱指数和简易体能状况量表(short physical performance battery, SPPB)(如定时端坐起立和日常步速评定等)。运动能力评估可采用6 分钟步行距离(6MWD)或更复杂的心肺运动试验中所测得的最大耗氧量(VO_{2max})。

移植前患者本身存在贫血、营养不良、心理健康状况不佳、蛋白质分解代谢增加、疼痛、耗氧量增加及体液负荷增加等因素,存在一定的运动限制;现有研究结果支持移植前运动疗法安全有效并可以改善预后。

推荐有氧运动或有氧运动结合抗阻力运动,建议在专业医生指导下进行。

(3)移植后稳定期运动疗法:移植后运动疗法康复计划的总体目标是帮助移植受者恢复功能,改善生活质量并参与日常活动,以及返回工作、家庭和社会角色。具体目标包括移植后早期增加活动量,提高功能性运动能力、肌肉力量、生活质量以及改善移植后糖尿病预后等。

高质量的证据表明,运动康复训练疗法可以提高肺、心、肾和肝受者的最大运动能力、下肢肌肉力量和生活质量。移植后的运动训练疗法是安全的,推荐有氧运动或有氧运动结合抗阻力运动。为了在移植后的早期或后期取得效果,运动疗法训练推荐中等到高强度的水平,每周 3~5 次,至少持续 8 周。移植后早期(1~6 个月)和 / 或在健康状况不稳定的情况下,应在专业医生监督指导下进行运动疗法锻炼计划。移植后晚期(>6 个月),可以在家中或健身中心进行自我体育锻炼。

(4)注意事项:①运动前的检查,需结合自身的活动能力、器官功能,制订合适的运动方案;②运动中运动量的选择要适当,应量力而行;③循序渐进、持之以恒;④预防低血糖;⑤运动结束后需要放松调整;⑥自我监测,根据实际情况对运动方案进行相应调整;⑦在药物作用高峰期应避免运动锻炼,对将进行运动的肢体避免注射胰岛素;⑧运动锻炼应和饮食治疗、药物治疗相结合,合理安排以期获得最佳疗效。

3. 药物疗法　详见本节"五、临床治疗"。

八、康复教育

康复教育是防治 PTDM 的核心。

(一)康复教育的对象及时机

应包括移植人群的宣传教育、器官移植专科及内分泌科医护人员的专业培训等。在移植前即开展 PTDM 的教育普及,以预防减少 PTDM 的发生。

(二)移植后糖尿病康复教育的内容

1. 什么是移植后糖尿病(PTDM)。

2. PTDM 的预防、筛查、血糖监测及康复治疗。

3. PTDM 稳定期康复包括生活方式(饮食、运动)、药物及自我管理等。

4. PTDM 生活方式干预的意义、方法及注意事项。

5. 患者自我观察和记录病情,包括每天饮食、精神状态、体力活动、药物及胰岛素治疗以及定期检查评估等。

6. 心理教育,正确认识疾病,树立战胜疾病的信心。

九、预后

目前,已明确 PTDM 显著增加器官移植受者病死率以及心血管疾病的发生风险,并可导致移植物失功。移植后早期高血糖使用胰岛素可以降低移植后 1 年内 PTDM 的发生;前瞻性研究证实移植后稳定期将免疫抑制剂环孢素替代他克莫司、应用 SGLT2 抑制剂在肾移植 PTDM 患者中可以显著改善糖代谢。然而康复治疗对 PTDM 以及移植器官预后的影响尚缺乏大规模系统性的研究。

(于明香　薛孟娟　吴军发　季立津)

第三节　实体器官移植后血脂代谢异常

一、定义

血脂代谢异常是 SOT 受者常见的代谢并发症之一,主要表现为甘油三酯(TG)、总胆固醇(TC)、低密度脂蛋白胆固醇(LDL-C)水平升高。血脂异常是冠心病和缺血性脑卒中发病的独立危险因素之一,SOT 受者是动脉粥样硬化性心血管疾病(atherosclerotic cardiovascular disease,ASCVD)的高危人群。移植后人群应重视血脂管理与治疗,以降低 ASCVD 发生风险。

二、流行病学

血脂代谢异常的患病率在各器官移植受者中不等。50%~78% 的肾移植者、60%~81% 的心脏移植者,31%~51% 的肝移植者以及超过 70% 的肺移植者术后并发不同程度的血脂代谢异常。

三、危险因素

(一)一般常见危险因素

包括高血压(血压≥140/90mmHg,或接受降压药物治疗)、糖尿病、肥胖、吸烟、年龄(男性≥45 岁,女性≥55 岁)、性别、激素替代治疗、饮食习惯、遗传因素、冠心病或其他 ASCVD 家族史,尤其是直系亲属中有早发冠心病或其他 ASCVD 疾病者(男性一级亲属发病时 <55 岁,女性一级亲属发病时 <65 岁)、皮肤黄色瘤和家族性高脂血症者。

(二)移植后相关危险因素

现已明确免疫抑制剂对 SOT 受者的脂代谢有显著且特异性作用。常用的免疫抑制剂包括糖皮质激素、钙调神经蛋白抑制剂(CNI)、哺乳动物雷帕霉素靶蛋白(mTOR)抑制剂均可引起血脂代谢异常。

四、临床诊断、危险分层与治疗目标

血脂代谢异常治疗的宗旨是防控 ASCVD,降低心肌梗死、缺血性卒中或冠心病死亡等心血管病不良事件的发生。目前的研究数据表明,在 SOT 受者中控制血脂水平可以减少移植排斥率、提高移植器官存活率,并减少移植术后并发症。

目前实体器官移植人群可参考《中国实体器官移植受者血脂管理规范(2019 版)》《中

221

国成人血脂异常防治指南（2016年修订版）》，或根据美国心脏病学会（American College of Cardiology，ACC）/美国心脏协会（AHA）网站公布的ASCVD危险性计算器（http://www.cvriskcalculator.com/），评估个体10年内发生心脑血管意外的风险等级，制订移植后血脂控制目标以及治疗时机（表11-3-1）。因个体差异大、移植后可能存在共病、患者耐受程度差异、药物副作用等，须临床医生综合评估后制订个体化方案，LDL-C的控制目标尚需更多移植人群的数据。

表 11-3-1　器官移植受者血脂异常治疗时机及目标值　　　　　　单位：mmol/L

危险等级	TLC 开始	药物治疗开始	治疗目标值
低危：10 年危险性 <5%	TC≥6.22	TC≥6.99	TC<6.22
	LDL-C≥4.41	LDL-C≥4.92	LDL-C<4.41
中危：10 年危险性 5%~10%	TC≥5.18	TC≥6.22	TC<5.18
	LDL-C≥3.37	LDL-C≥4.41	LDL-C<3.37
高危：冠心病及其等危症或 10 年危险性 11%~15%	TC≥4.14	TC≥4.14	TC<4.14
	LDL-C≥2.59	LDL-C≥2.59	LDL-C<2.59
极高危：急性冠状动脉综合征或缺血性心血管病合并糖尿病	TC≥3.11	TC≥4.14	TC<3.11
	LDL-C≥2.07	LDL-C≥2.07	LDL-C<2.07

TLC：治疗性生活方式改变；TC：总胆固醇；LDL-C：低密度脂蛋白胆固醇

五、临床治疗

（一）生活方式改变

SOT受者血脂代谢异常的防治策略强调个体化，其中治疗性生活方式改变（TLC）是预防和治疗器官移植后代谢异常的一线防治策略。其内容包括平衡膳食、运动指导、改变不良生活方式和嗜好，如戒烟限酒、控制体重等。治疗性生活方式改变可在移植前开始。

（二）调整免疫抑制方案

必须基于没有或较低的器官排斥风险原则。目前建议首先考虑减少和撤除糖皮质激素。如考虑脂代谢异常与免疫抑制剂有关，在移植器官功能稳定的前提下可以适当减量或转换为其他类型免疫抑制剂，如：将环孢素更换为他克莫司，或采用联合霉酚酸（MPA）类药物的CNI减量方案。严重脂代谢紊乱的情况下需谨慎使用mTOR抑制剂。

（三）药物治疗

临床调血脂药种类较多，根据作用大体上分为两大类：①主要降低胆固醇的药物；②主要降低甘油三酯的药物。其中部分调脂药物既能降低胆固醇，又能降低甘油三酯。前者主要有3-羟基-3-甲基戊二酰辅酶A（3-hydroxy-3-methylglutaryl-coenzyme A，HMG-CoA）还原酶抑制剂（即他汀类药物，如阿托伐他汀）、胆固醇吸收抑制剂（如依折麦布），以及胆酸螯合剂（如考来烯胺、树脂类）等；后者有贝特类（如非诺贝特）、烟酸类以及高纯度鱼油制剂等。近年来还有几种新型降脂药物被批准应用于临床，载脂蛋白B100合成抑制剂（如米泊美生）、前蛋白转化酶枯草溶菌素9（PCSK9）抑制剂等。调血脂药的选择应首先考虑SOT受者的安全性和对移植物的影响，表11-3-2列出了现有调血脂药与免疫抑制剂的相互作用，在选择降脂方案时可做参考。

表 11-3-2　SOT 受者联合使用调血脂药和免疫抑制剂的药物相互作用风险

	环孢素	他克莫司	西罗莫司	依维莫司	类固醇激素	霉酚酸类	硫唑嘌呤
阿托伐他汀	++	+	+	+	—	—	—
氟伐他汀	++	+	+	+	—	—	—
洛伐他汀	×	++	++	++	—	—	—
匹伐他汀	×	++	++	++	—	—	—
普伐他汀	++	+	+	+	—	—	—
瑞舒伐他汀	++	+	+	+	—	—	—
辛伐他汀	×	++	++	++	—	—	—
依折麦布	+	—	—	—	—	—	—
贝特类	×	++	++	×	—	—	—
胆酸螯合剂	++	++	++	++	×	×	+
烟酸	+	+	+	+	++	++	+
ω-3 脂肪酸	+	+	+	+	+	+	+
PCSK9 抑制剂	—	—	—	—	—	—	—

×:表示避免联合使用;++:表示有显著相互作用,需调整治疗;+:表示不重要的相互作用,可能需要调整治疗;
—:表示无互相作用

1. 他汀类药物　他汀类药物是目前防治 ASCVD 最重要的药物。他汀类药物可作为 SOT 受者的一线调血脂药,但需关注其可能与免疫抑制剂发生相互作用并导致药物不良事件。目前他汀类药物在 SOT 受者中可以安全应用的种类及剂量仍存有争议,大多数临床试验推荐级别为低或中等强度。建议他汀类治疗时应低剂量起始,谨慎加量并警惕药物相互作用,同时加强监测肝功能、肌酶谱以及免疫抑制剂药物浓度等。

2. 胆固醇吸收抑制剂　主要有依折麦布,能有效抑制肠道内胆固醇吸收。目前指南建议对于他汀类药物耐受不良或显著血脂异常的患者,可考虑依折麦布替代或补充治疗。SOT 受者使用依折麦布可有效降低 LDL-C 水平,但亦存在与免疫抑制剂相互作用的风险。

3. 贝特类药物　主要有非诺贝特、吉非罗齐等药物,能使高 TG 伴低 HDL-C 人群的心血管事件危险降低 10% 左右。在 SOT 人群中能有效降低 TG,但吉非罗齐和非诺贝特均可使环孢素、依维莫司的血药浓度降低,增加移植物排斥,且非诺贝特与环孢素合用可引起不可逆性肾损伤。因此在 SOT 人群中,贝特类药物禁止与环孢素、依维莫司合用,常规不与他汀类药物联用。

4. 前蛋白转化酶枯草溶菌素 9（PCSK9）抑制剂　一类新型降血脂药,是针对 PCSK9 的单克隆抗体,可降低 50%~70% LDL-C 水平,推荐作为他汀类药物和 / 或依折麦布治疗 ASCVD 或者家族性高胆固醇血症患者辅助治疗。其代谢不涉及细胞色素 P450、有机阴离子转运多肽等,与免疫抑制剂的相互作用及不良反应的可能性较低。但 PCSK9 抑制剂在 SOT 人群中应用数据较少,目前仅有个例报道或较少样本的使用经验,安全性和耐受性较好,但需要更大规模的研究评估。

5. 其他调血脂药 胆酸螯合剂与 SOT 受者免疫抑制剂联用通常不被推荐,仅用于他汀类药物不耐受或家族性高胆固醇血症的备选方案,使用时推荐使用 mTOR 抑制剂,并注意将胆汁酸螯合剂与免疫抑制剂给药时间分开。其他调血脂药如烟酸、ω-3 脂肪酸或者鱼油等疗效欠佳,在 SOT 受者中单独应用较少。

六、康复评定

接受器官移植的患者应在术前和术后常规检测血脂水平,并排查心血管高危因素。康复评定主要包括血脂生化指标测定、血脂异常危险因素评估及分层和移植后器官功能评定。

(一)生化指标测定

血清总胆固醇包括甘油三酯(TG)、低密度脂蛋白胆固醇(LDL-C)、高密度脂蛋白胆固醇(HDL-C)、脂蛋白 a(lipoproteina,LPa)等。建议在围手术期开始血脂检测,术后 6 个月内每月检查,6~12 个月根据代谢异常程度和治疗情况每 1~3 个月复查血脂,随后每年至少检测 1 次。

(二)危险因素评估及分层

详见本节第四部分临床诊断、危险分层与治疗目标。

(三)器官功能评定

肝移植术后新发非酒精性脂肪性肝病(non-alcoholic fatty liver disease,NAFLD)及非酒精性脂肪性肝炎(non-alcoholic steatohepatitis,NASH)是导致术后长期死亡率最重要的危险因素;此外移植术后新发 NAFLD 增加肝外实体器官恶性肿瘤的发生(如结肠癌、乳腺癌等)。

七、康复治疗

(一)康复治疗的目标

康复治疗的目标与临床治疗相同,包括以下几方面:①纠正脂代谢紊乱;②降低动脉粥样硬化性心血管疾病发生;③降低移植器官功能衰竭,提高患者生存期;④改善移植后患者的生活质量,使之成为一个条件健康人。

(二)康复治疗的控制标准

移植后血脂代谢紊乱的康复治疗最终目的是达到控制脂代谢紊乱、减少移植后相关并发症的发生、降低心血管疾病发生。须结合患者特点进行个体化治疗目标和策略的制订。

(三)康复治疗具体实施

侧重生活方式的调整(包括饮食与运动)、调血脂药选择以及免疫抑制剂的调整等。

1. 生活方式调整

(1)改变饮食习惯:减少饱和脂肪酸和胆固醇的摄入;选择可溶性膳食纤维(10~25g/d)或植物甾醇(2g/d);使用多不饱和脂肪酸替代饱和脂肪酸可有效降低血清 LDL-C 水平,并能有效减少心血管意外,但 SOT 受者缺乏关于饮食改善血脂水平的长期 RCT 研究,短期前瞻性研究发现减少饱和脂肪酸、平衡碳水化合物(饮食的 50%~60%)和大量植物甾醇的饮食[美国心脏病学会/美国心脏协会(ACC/AHA)推荐的一线饮食控制方案]在用于移植后血脂异常时有效,但不足以使血脂降至目标范围。故目前 SOT 受者血脂代谢异常饮食控制方案参考 ASCVD 一级预防饮食指南,建议每日摄入胆固醇 <300mg,高胆固醇血症者饱和脂肪酸每日摄入量小于总能量的 7%,ASCVD 高危患者,摄入脂肪不应超过总能量的 20%~30%。脂肪摄入应优先选择富含 n-3 多不饱和脂肪酸的食物(如深海鱼、鱼油、植物油)。建议每日摄入碳水化合物占总能量的 50%~65%。选择使用富含膳食纤维和血糖指数较低的碳水化合物替代饱和脂肪酸,每日饮食应包含 25~40g 膳食纤维,选择能够降低 LDL-C 的食物,如植物甾醇(2g/d)、可溶性纤维(10~25g/d)。碳水化合物摄入以谷类、薯类和全谷物为主,其中添加糖摄入不应超过总能量的 10%(对于肥胖和高甘油三酯血症者要求比例更低)。

(2)增加规律体力锻炼:推荐中等强度运动,每日至少消耗 836.8kJ(200kcal)热量;对于 ASCVD 患者应先进行运动负荷试验,充分评估其安全性后,再进行体力活动。

(3)肥胖和超重患者减轻体重;超重或肥胖者减轻体重的 5%~10%。

(4)戒烟、限盐、控制血压等。

2. 调血脂药 推荐使用他汀类药物作为首选,可以降低高脂血症的发生、减少 ASCVD 的发生。如存在他汀类不耐受或血脂水平显著异常升高、他汀类治疗效果不佳时可考虑换用或联合使用依折麦布、贝特类或烟酸类药物。需注意非诺贝特在使用环孢素的患者中可出现肾毒性;胆汁酸螯合剂可降低血浆霉酚酸浓度,不推荐使用。

3. 免疫抑制剂的调整 在保证器官移植物安全、不增加排斥反应的前提下,适当调整、减少或撤除激素;谨慎使用 mTOR 抑制剂;考虑将环孢素换为他克莫司或联合霉酚酸类药物;胰肾联合移植者应撤除激素,采用他克莫司或环孢素联合霉酚酸类药物。

八、康复护理

(一)对象及时机

应包括移植人群的宣传教育、器官移植专科及内分泌科医护人员的专业培训等。在移植前即开展血脂代谢教育普及,以预防减少脂代谢紊乱及非酒精性脂肪性肝病的发生。

(二)康复教育的内容

1. 血脂指标及控制目标。

2. 生活方式调整(饮食、运动、遗传因素、烟酒等)。

3. 调血脂药及血脂监测。

4. 心理护理,正确认识疾病,树立战胜疾病的信心。

九、预后

实体器官移植受者是发生高脂血症的高危人群,ASCVD 已成为非移植物相关死亡的重要原因。他汀类药物已被推荐作为心脏移植后的标准治疗,其可以减少心脏移植物排斥并提高生存率;氟伐他汀在肾移植研究中的评价(ALERT)试验发现,他汀类药物使 LDL-C 水平显著下降,心源性死亡或非致死性心肌梗死的发生风险显著降低;非他汀类药物治疗对 SOT 受者 ASCVD 的预防作用尚缺乏有效数据。目前对实体器官移植人群的血脂管理及康复预后尚无大规模、前瞻性、多中心研究。

(毕 艳 徐 湘 吴军发 季立津)

第四节　实体器官移植后尿酸代谢异常

一、定义

尿酸生成过多或排泄减少导致血清尿酸升高称为高尿酸血症。高尿酸血症可导致痛风、尿酸结石和肾功能损害,与其他代谢性疾病(包括糖尿病、高血压病等)密切相关。器官移植后高尿酸血症导致的慢性肾脏病是主要危害,会导致肾衰竭、增加心血管疾病的发生风险。

二、流行病学

肾脏和心脏移植者的痛风发病率高于肝脏和肺移植者。肝移植后高尿酸血症的发生率为14%~53%,肾移植后的发生率显著高于普通人群,约40%~60%。

三、病因及病理生理

病因包括既往高尿酸血症病史、免疫抑制剂的使用、利尿剂的使用,以及男性、肥胖、糖尿病等。目前证实与高尿酸血症有关的免疫抑制剂为钙调神经蛋白抑制剂(CNI),主要通过降低肾小球滤过率和增加肾小管对尿酸的重吸收,导致尿酸排泄减少。

四、临床诊断

无论男性和女性非同日2次空腹血清尿酸水平>420μmol/L,可诊断高尿酸血症。根据24h尿尿酸排泄量(UUE)与肾脏尿酸排泄分数(FEUA)急性高尿酸血症分型,①肾脏排泄不良型:UUE≤600mg/(d·1.73m^2)且FEUA<5.5%;②肾脏负荷过多型:UUE>600mg/(d·1.73m^2)且FEUA≥5.5%;③混合型:UUE>600mg/(d·1.73m^2)且FEUA<5.5%;④其他型:UUE≤600mg/(d·1.73m^2)且FEUA≥5.5%。痛风影响到肾脏,可表现为蛋白尿、血尿,严重者导致肾功能损害,肌酐和尿素氮升高,估算的肾小球滤过率(estimated glomerular filtration rate,eGFR)降低。痛风患者的关节滑囊液检查可见双折光的针形尿酸钠结晶;关节B超示痛风石、暴风雪征、软骨表面的双轨征和骨侵蚀四种超声声像,其中双轨征是痛风比较特异的表现。痛风反复发作后关节软骨缘破坏,X线片可见关节面不规则,关节间隙狭窄,晚期骨质呈凿孔样缺损。双能CT能特异性识别尿酸盐结晶。

五、临床治疗

包括生活方式干预,降尿酸治疗,避免使用升高尿酸药物。器官移植后高尿酸血症的治疗必须考虑免疫抑制剂的使用、肾功能水平以及全身其他代谢性疾病(如血糖、血脂等)。

（一）控制标准与干预治疗切点

1. 无合并症,血尿酸水平≥540μmol/L,起始降尿酸治疗。建议血尿酸控制在<420μmol/L。

2. 血尿酸水平≥480μmol/L,且有下列合并症之一:高血压、脂代谢异常、糖尿病、肥胖、脑卒中、冠心病、心功能不全、尿酸性肾石病、肾功能损害(慢性肾脏病2~5期),起始降尿酸治疗。建议血尿酸控制 <360μmol/L。

（二）降尿酸治疗

建议降尿酸同时给予 3~6 个月预防性抗炎治疗（如秋水仙碱、非甾体抗炎药、糖皮质激素），具体药物根据患者的情况选择。

常用的降尿酸药有别嘌醇、非布司他和苯溴马隆。建议从小剂量起始。使用别嘌醇时，要注意其和硫唑嘌呤联用对骨髓的抑制作用，二者联用时建议硫唑嘌呤的剂量减少 50%~75%，联用期间要监测血常规。如果可能，可用吗替麦考酚酯代替硫唑嘌呤。苯溴马隆尤其适用于接受硫唑嘌呤治疗和不能耐受别嘌醇的移植受者。

（三）痛风急性发作期治疗

此期目的是快速终止关节疼痛的症状和炎症。采取关节制动、抬高患肢、冰敷等辅助治疗。在 24h 内使用秋水仙碱、非甾体抗炎药或糖皮质激素可有效抗炎镇痛。秋水仙碱肌毒性在肾移植和心脏移植受者中较常见，对使用环孢素、肾功能损害和接受细胞色素 P450 3A4（CYP3A4）抑制剂的患者，应进一步减少秋水仙碱的剂量。接受秋水仙碱（≥0.5mg/d）和环孢素治疗的移植受者，建议密切监测肌酸激酶。他克莫司可能也有类似的不良反应。

传统非甾体抗炎药和环氧化酶 2（cyclooxygenase-2，COX-2）抑制剂与肾功能下降和急性肾损伤有关，在肾移植受者中尽量避免。

对于有多种合并症的患者，糖皮质激素可能是最合适的选择。

（四）避免使用具有升高血尿酸作用的药物

避免使用利尿剂、钙调神经蛋白抑制剂（环孢素、他克莫司）和咪唑立宾等，或将其改为对尿酸影响小的药物。降压时首选氯沙坦，调血脂药选非诺贝特，因二者均有降尿酸作用。

（五）控制心血管疾病危险因素

移植后心血管疾病和心血管死亡的高发生率是移植受者死亡率增加与非免疫因素致移植物失功的主要原因。通过对糖尿病、高血压、代谢综合征、高尿酸血症等心血管疾病危险因素积极干预，降低心血管疾病和心血管死亡的风险，提高移植物的存活时间，从而给移植受者带来更好的预后。

（六）监测

移植后进行常规血液监测时，同时监测血液尿酸水平有助于尽早发现并干预高尿酸血症、预防痛风发作。已发生痛风的移植受者在干预过程中也要注意监测，以评估对治疗的反应，及时调整降尿酸药物和其他影响血液尿酸水平的治疗方案，确保将血液尿酸维持在目标范围内。

六、康复评定

康复评定主要包括尿酸相关指标评定、受累关节的关节活动度和周围肌肉肌力评定、活动水平的评定以及参与水平的评定。

（一）尿酸相关指标评定

血尿酸测定、尿尿酸测定、尿常规、肾功能和滑囊液或痛风石内容物检查，痛风性关节炎影像学评价可选择关节超声、X 线检查及双能 CT 等。

（二）受累关节的关节活动度和周围肌肉肌力评定

痛风早期不影响运动功能，如炎症反复发作使关节发生僵硬畸形时，则应进行关节活动度检查和肌肉功能检查,以了解关节功能和肌肉功能。

（三）活动水平的评定

可用 Barthel 指数和功能独立性量表（FIM）来评定日常生活自理能力。

（四）参与水平的评定

可以用世界卫生组织生活质量 -100（WHO Quality of Life-100, WHO-QOL-100）量表和 SF-36 进行评定。

七、康复治疗

（一）康复治疗的目标

1. 迅速控制痛风性关节炎的急性发作。

2. 预防急性关节炎的复发。

3. 纠正高尿酸血症,降低尿酸盐沉积造成的关节畸形和功能损害,以及肾衰竭的风险。

4. 纠正高尿酸血症及心血管疾病危险因素,降低心血管疾病及心血管死亡风险,提高移植物存活和患者的生存期。

5. 减少痛风性关节炎和肾脏疾病导致的日常生活能力受限,提高生活质量。

（二）康复治疗原则

器官移植受者痛风的治疗原则与一般人群相似。但前者有其特殊性,肾功能损害、药物相互作用以及不良反应都是制订治疗方案所要面临的挑战。故尿酸控制方案的制订需综合考虑 SOT 受者基础用药情况与降尿酸药物的协同作用,详见临床治疗部分。

（三）康复治疗具体实施

1. 强调对患者教育的重要性　让患者意识到痛风是一种可以治疗的疾病,提高患者治疗的信心和依从性。

2. 改善生活方式　尽量选用低嘌呤食物,限制酒精饮料和含果糖的饮料,保证每日总入水量 2 000~3 000ml 左右;戒烟;适度运动;管理体重,尽可能维持理想体重;防止剧烈运动或突然受凉。脱脂牛奶摄入量与尿酸水平呈负相关,是较好的蛋白质来源。

3. 物理治疗　急性发作期,受累关节局部可采用冰敷和经皮电刺激神经疗法（transcutaneous electric nerve stimulation, TENS）来减轻疼痛。缓解期可通过物理治疗可促进周围组织炎症吸收,常用的方法有直流电离子导入、超短波、磁疗、脉冲电磁疗法或旋磁疗法、低频调制的中频电疗、激光等方法,具体方案的选择需个体化制订。

4. 运动疗法　早期无关节和肌肉功能障碍时可进行有氧运动。出现关节活动明显障碍者,有针对性地进行一些作业治疗,从而改善受累关节的活动范围和受累关节周围肌肉的肌力,从而提高患者的日常生活能力;有肌肉功能障碍者,可进行肌肉功能训练。

5. 康复工程　对伴有关节功能障碍的患者,可根据康复工程原理,制作个体化的支具、拐杖、矫形器等辅助器具来减轻受累关节的负担。

八、康复护理

展开对移植人群的宣传教育,包括生活方式指导（避免高嘌呤饮食、严格戒酒、肥胖者控制体重、保证充分饮水及合理的药物使用）,了解移植后人群的尿酸控制目标及痛风急性发作期及缓解期的管理,帮助受者正确认识疾病。

九、预后

高尿酸血症可以导致慢性移植肾肾病,并增加移植物失功的风险。然而在叶酸降低移植血管结局(folic acid for vascular outcome reduction in transplantation, FAVORIT)的研究中分析发现尿酸水平并非肾移植受者发生心血管不良事件、死亡率及移植物失功的独立危险因素,其与 eGFR 水平密切相关;但该研究未将降尿酸药物纳入分析。

(易如海　吴军发　季立津)

第五节　实体器官移植后骨代谢异常

一、定义

实体器官移植后骨代谢疾病包括骨质疏松症及其骨折、低磷血症、高钙血症、维生素 D 缺乏、甲状旁腺功能亢进症、骨软化症等。其中骨质疏松症及其骨折发生率高,严重影响患者的生活质量。

二、流行病学

器官移植后骨质疏松性骨折的风险在 10%~65%,不同种类器官移植后的骨折风险略有不同。风险因素包括移植后活动量减少、糖皮质激素使用、糖尿病、低体重、老年、女性、吸烟和饮酒等。

三、病因及病理生理

由于慢性疾病对骨骼的影响以及骨质疏松症相关危险因素的存在,等待器官移植的终末期器官衰竭患者经常会出现各种各样的骨骼和矿物质代谢异常。移植后由于长期卧床及激素与免疫抑制剂的使用进一步加重了骨质疏松症和骨折的风险,在移植后的第 1 年,尤其是在最初的 3~6 个月,骨量丢失进一步加重,之后随着免疫抑制剂用量的逐渐减少,骨丢失速度随之减慢。

四、临床诊断

器官移植后骨质疏松症的诊断基于患者的临床表现(如腰背疼痛或全身骨痛)、体格检查(身高变矮、驼背等脊柱变形)和其他临床相关检查(骨密度、影像学及实验室检测等)。诊断标准可参考《原发性骨质疏松症诊疗指南(2017)》,首先是基于脆性骨折的判定,髋部或椎体发生脆性骨折,不依赖于骨密度测定,临床上即可诊断骨质疏松症;而在肱骨近端、骨盆或前臂远端发生的脆性骨折,即使骨密度测定显示低骨量,也可诊断骨质疏松症。其次是基于骨密度的判定,基于双能 X 射线吸收法(DXA)测定骨密度分类标准见表 11-5-1。

表 11-5-1　基于 DXA 测定骨密度分类标准

分类	T 值
正常	T 值 $\geqslant -1.0$
低骨量	$-2.5 < T$ 值 < -1.0
骨质疏松	T 值 $\leqslant -2.5$
严重骨质疏松	T 值 $\leqslant -2.5 +$ 脆性骨折

DXA：双能 X 射线吸收法（dual energy X-ray absorptiometry）。绝经后妇女和 50 岁以上男性采用 T 值。对于儿童、绝经前女性和 50 岁以下男性，其骨密度水平的判断建议用同种族的 Z 值表示，Z 值 =（骨密度测定值 – 同种族同性别同龄人骨密度均值）/同种族同性别同龄人骨密度标准差。将 Z 值 $\leqslant -2.0$ 视为 "低于同年龄段预期范围" 或低骨量

五、移植后骨质疏松症的预防和治疗

（一）肾移植患者

抗骨质疏松药分为骨吸收抑制剂、骨形成促进剂、其他机制类以及中药等，其中骨吸收抑制剂包括双膦酸盐（如阿仑膦酸钠、唑来膦酸）、降钙素类（如鲑鱼降钙素）、核因子 KB 受体活化因子配体（RANKL）抑制剂（如地舒单抗）、选择性雌激素受体调节剂（如雷洛昔芬）以及雌激素等；骨形成促进剂主要为甲状旁腺素类似物（如重组人甲状旁腺素片段 1-34、特立帕肽等）；其他机制类药物包括活性维生素 D 及其类似物（如骨化三醇）、维生素 K 类等。移植之前或移植时对骨质疏松症患者的治疗与慢性肾脏病（CKD）患者的骨质疏松症管理相似，应首先考虑持续性高磷酸盐血症和继发性甲状旁腺功能亢进症的治疗。移植后对于骨折高风险、骨转化水平正常或升高和 eGFR>35ml/（min·1.73m^2）的患者，可以采用双膦酸盐抗骨吸收治疗。对于低肾小球滤过率的患者，地舒单抗可以考虑作为双膦酸盐的替代药物。关于肾移植后患者在骨质疏松症治疗中使用特立帕肽的数据有限。

（二）其他器官移植患者

考虑到器官移植后受者在移植后即刻更容易发生骨折，特别是在使用糖皮质激素时，建议对所有心脏、肝、肺和骨髓/干细胞移植受者进行预防性治疗，首选双膦酸盐，直至移植后 1 年后再评估。目前有关地舒单抗、特立帕肽用于治疗心脏、肺或骨髓移植后骨质疏松症的研究数据有限。

六、康复评定

（一）移植前骨代谢评估

在器官移植之前，应针对骨代谢进行相应评估，包括以下 4 部分。

1. 骨质疏松症危险因素评估。

2. 骨质疏松症风险评估。国际骨质疏松基金会（International Osteoporosis Foundation，IOF）骨质疏松风险一分钟测试题、亚洲人骨质疏松自我筛查工具（osteoporosis self-assessment tool for asians，OSTA）和骨折风险评估工具（fracture risk assessment tool，FRAX）常用于骨质疏松和骨折风险评估。

3. X 线及骨密度检测。有腰背痛患者需行胸腰椎及髋部 X 线片检查,临床上常用双能 X 射线吸收法评估骨密度。

4. 实验室检查。包括血尿常规、肝肾功能、碱性磷酸酶(alkaline phosphatase,ALP)、血钙、血磷、甲状旁腺激素(parathyroid hormone,PTH)、25- 羟维生素 D 和骨转换标志物。其中,骨转换标志物分为骨形成标志物与骨吸收标志物,前者包括空腹血清Ⅰ型前胶原 N 端前肽(procollagen Ⅰ N-terminal peptide,P1NP)、血清骨特异性碱性磷酸酶(bone-specific alkaline phosphatase,BALP)和骨钙素(osteocalcin)等;后者包括空腹血清Ⅰ型胶原交联 C 端肽(serum collagen type-Ⅰ crosslinked C-terminal peptide,S-CTX)、晨空腹 2h 尿钙 / 肌酐等。

(二)移植后骨代谢评估

在器官移植后,应定期监测血钙、血磷、ALP、PTH、25- 羟维生素 D 以及骨转换标志物。每年评估骨密度,必要时可半年评估一次。

七、康复治疗

(一)康复治疗的目标

1. 预防骨质疏松。

2. 降低骨折风险,提高患者生存期。

3. 改善移植后患者的生活质量。

(二)康复治疗原则及实施

1. 基础康复　术后尽快解除制动、预防跌倒。

2. 生活方式调整　①戒烟限酒;②适量光照;③规律运动,每周 3 次,每次 30min,推荐抗阻力运动;④保证每日钙剂及维生素 D 摄入量(钙剂 1 000mg/d,维生素 D 800IU/d)。

3. 药物治疗　在保证器官移植物安全的前提下,减少糖皮质激素使用量。纠正维生素 D 缺乏、甲状旁腺功能亢进症、钙磷紊乱、性激素缺乏等。抗骨质疏松药详见本节“五、移植后骨质疏松症的预防与治疗”。

移植后的骨病很复杂,管理应着重于纠正与骨病相关的代谢异常。主要目标是识别高危人群并实施预防策略,以最大限度地降低骨折风险。

八、康复护理

强调预防,包括合理饮食、适当体育锻炼、健康生活方式以及高危人群的预防、预防跌倒及骨折。康复护理的措施包括缓解骨痛、降低骨折发生率、提高生存质量等。

九、预后

实体器官移植后骨质疏松及骨质疏松性骨折的发生显著升高。移植前骨密度与肾移植后骨折的发生显著相关,术前术后的规范评估及治疗可以有效降低移植术后骨质疏松性骨折的发生,改善预后。然而目前康复治疗对 SOT 受者骨代谢的预后缺乏大规模临床研究。

(鹿　斌　孙全娅　吴军发　季立津)

参 考 文 献

［1］BHAT M, USMANI S E, AZHIE A, et al. Metabolic consequences of solid organ transplantation［J］. Endocrine Reviews, 2021, 42（2）: 171-197.

［2］Erratum: kidney disease: Improving global outcomes（KDIGO）CKD-MBD update work group. KDIGO 2017 clinical practice guideline update for the diagnosis, evaluation, prevention, and treatment of chronic kidney disease-mineral and bone disorder（CKD-MBD）［J］. Kidney International Supplements, 2017, 7（3）: e1.

［3］中华医学会器官移植学分会. 中国移植后糖尿病诊疗技术规范（2019 版）［J］. 器官移植, 2019, 10（1）: 1-9.

［4］AHMED S H, BIDDLE K, AUGUSTINE T, et al. Post-transplantation diabetes mellitus［J］. Diabetes Therapy, 2020, 11（4）: 779-801.

［5］SHARIF A, HECKING M, DE VRIES A P, et al. Proceedings from an international consensus meeting on posttransplantation diabetes mellitus: recommendations and future directions［J］. American Journal of Transplantation, 2014, 14（9）: 1992-2000.

［6］JENSSEN T, HARTMANN A. Post-transplant diabetes mellitus in patients with solid organ transplants［J］. Nature Reviews Endocrinology, 2019, 15: 172-188.

［7］中华医学会糖尿病学分会, 中华医学会感染病学分会, 中华医学会组织修复与再生分会. 中国糖尿病足防治指南（2019 版）（Ⅰ）［J］. 中华糖尿病杂志, 2019, 11（2）: 92-108.

［8］中华医学会糖尿病学分会. 中国 2 型糖尿病防治指南（2020 年版）［J］. 中华糖尿病杂志, 2021, 13（4）: 315-409.

［9］ADVANI A. Positioning time in range in diabetes management［J］. Diabetologia, 2020, 63（2）: 242-252.

［10］GRANCINI V, RESI V, PALMIERI E, et al. Management of diabetes mellitus in patients undergoing liver transplantation［J］. Pharmacological Research, 2019, 141: 556-573.

［11］SCHWAIGER E, KRENN S, KURNIKOWSKI A, et al. Early postoperative basal insulin therapy versus standard of care for the prevention of diabetes mellitus after kidney transplantation: a multicenter randomized trial［J］. Journal of The American Society of Nephrology, 2021, 32: 2083-2098.

［12］WISSING K M, ABRAMOWICZ D, WEEKERS L, et al. Prospective randomized study of conversion from tacrolimus to cyclosporine A to improve glucose metabolism in patients with posttransplant diabetes mellitus after renal transplantation［J］. American Journal of Transplantation, 2018, 18: 1726-1734.

［13］HALDEN T A S, KVITNE K E, MIDTVEDT K, et al. Efficacy and safety of empagliflozin in renal transplant recipients with posttransplant diabetes mellitus［J］. Diabetes Care, 2019, 42（6）: 1067-1074.

［14］中华医学会器官移植学分会. 中国实体器官移植受者血脂管理规范（2019 版）［J］. 器官移植, 2019, 10（2）: 101-111.

［15］中国成人血脂异常防治指南修订联合委员会. 中国成人血脂异常防治指南（2016 年修订版）［J］. 中国循环杂志, 2016, 31（10）: 937-953.

［16］WARDEN B A, DUELL P B. Management of dyslipidemia in adult solid organ transplant recipients［J］.

Journal of Clinical Lipidology, 2019, 13（2）: 231-245.

［17］MACH F, BAIGENT C, CATAPANO A L, et al. 2019 ESC/EAS Guidelines for the management of dyslipidaemias: lipid modification to reduce cardiovascular risk［J］. European Heart Journal, 2020, 41（1）: 111-188.

［18］ZELTZER S M, TAYLOR D O, TANG W H. Long-term dietary habits and interventions in solid-organ transplantation［J］. Journal of Heart and Lung Transplantation, 2015, 34（11）: 1357-1365.

［19］ARNETT D K, BLUMENTHAL R S, ALBERT M A, et al. 2019 ACC/AHA guideline on the primary prevention of cardiovascular disease: a report of the American College of Cardiology/American Heart Association task force on clinical practice guidelines［J］. Circulation, 2019, 140（11）: e596-e646.

［20］VALLAKATI A, REDDY S, DUNLAP M E, et al. Impact of Statin Use After Heart Transplantation: A Meta-Analysis［J］. Circulation-Heart Failure, 2016, 9（10）: e003265.

［21］石炳毅, 贾晓伟, 李宁. 中国肾移植术后高尿酸血症诊疗技术规范（2019版）［J］. 器官移植, 2019, 10（1）: 10-15.

［22］郑树森, 徐骁. 中国肝移植受者代谢病管理专家共识（2019版）［J］. 器官移植, 2020, 11（1）: 19-29.

［23］中华医学会内分泌学分会. 中国高尿酸血症与痛风诊疗指南（2019）［J］. 中华内分泌代谢杂志, 2020, 36（1）: 1-13.

［24］DALBETH N, MERRIMAN T R, STAMP L K. Gout［J］. Lancet, 2016, 388（10055）: 2039-2052.

［25］KALIL R S, CARPENTER M A, IVANOVA A, et al. Impact of Hyperuricemia on Long-term Outcomes of Kidney Transplantation: Analysis of the FAVORIT Study［J］. American Journal of Kidney Diseases, 2017, 70（6）: 762-769.

［26］KOVVURU K, KANDURI S R, VAITLA P, et al. Risk factors and management of osteoporosis post-transplant［J］. Medicina（Kaunas）, 2020, 56（6）: 302.

［27］ANASTASILAKIS A D, TSOURDI E, MAKRAS P, et al. Bone disease following solid organ transplantation: A narrative review and recommendations for management from The European Calcified Tissue Society［J］. Bone, 2019, 127: 401-418.

［28］DELOS SANTOS R, ROSSI A, COYNE D, et al. Management of post-transplant hyperparathyroidism and bone disease［J］. Drugs, 2019, 79（5）: 501-513.

［29］中华医学会骨质疏松和骨矿盐疾病分会. 原发性骨质疏松症诊疗指南（2017）［J］. 中华骨质疏松和骨矿盐疾病杂志, 2017, 10（5）: 413-443.

［30］中国医师协会风湿免疫科医师分会, 中华医学会风湿病学分会, 中华医学会骨质疏松和骨矿盐疾病分会, 等. 2020版中国糖皮质激素性骨质疏松症防治专家共识［J］. 中华内科杂志, 2021, 60（1）: 13-21.

［31］陈佳, 刘耕, 马明, 等. 器官移植后骨质疏松症［J］. 中华骨质疏松和骨矿盐疾病杂志, 2020, 13（2）: 158-163.

［32］LIM. W H, NG C H, OW Z G W, et al. A systematic review and meta-analysis on the incidence of osteoporosis and fractures after liver transplant［J］. Transplant International, 2021, 34（6）: 1032-1043.

分类	名称	提出者	评定内容	分值	信度	效度	适用性 / 局限性
BADL 量表	Barthel 指数	由 Mahoney 和 Barthel 于 1965 年提出，1993 年进行改良	进食 / 洗澡 / 修饰 / 穿衣 / 大便控制 / 小便控制 / 用厕 / 转移 / 行走 / 上下楼梯	总分 0~100 分，完全正常为 100 分，60 分是能否独立的分界点	重测信度为 0.89；评定者间信度 >0.95	有	被综合、广泛应用，使用简单、省时，可以用来预测和评定干预结果；存在"天花板和地板效应"；无认知功能评定内容
	Klein-Bell 评定法	由 Klein 和 Bell 于 1982 年提出	穿衣 / 排泄功能 / 活动 / 卫生或洗澡 / 吃饭 / 交流	每小项 0~3 分，共 170 个小项，需计算百分比	评定者间信度为 0.92	有	是精心设计、灵敏度较高的量表，计分较费时，没有广泛验证
	功能独立性量表（FIM）	美国纽约州功能评估研究中心于 1987 年提出第 1 版，于 1998 年提出第 5 版	自理活动 / 括约肌控制 / 转移 / 行走 / 交流 / 社会认知	每小项 1~7 分，总分 18~125 分，≥90 分为独立，36~89 分为有条件依赖，≤35 分为完全依赖	评定者间信度 0.86~0.88；重测信度为 0.8~0.9	经广泛验证	在西方国家被广泛应用，是含语言、认知功能的 BADL 评定量表，但不能对精神、心理进行详细评测，它的设计反映人们对康复结局涉及多方面因素的认同

续表

分类	名称	提出者	评定内容	分值	信度	效度	适用性/局限性
PADL量表	综合功能评定法（CFE）	由缪鸿石等于1998年提出	记忆/问题解决能力/言语/社交/生活自理/括约肌功能/转移/行走	每大项为100分制,每大项分为5~10部分,总分800分	重测信度为0.79,评定者间信度为0.75	未见效度报道	项目全面完整,部分考虑其独立性,言语、认知评定内容设计切合中国国情,但计分较费时,未被广泛验证
	功能综合评定量表（FCA）	由胡永善等于2002年提出	自我照料/括约肌控制/转移/行走/交流/社会认知	每小项1~6分,总分18-108分,分数越高代表功能水平越高	重测信度为0.78~0.99,评定者间信度0.77~0.99	有	部分参考CFE和FIM优点,6分制评定敏感性较好,适合中国国情。目前正在进行大样本课题研究,以逐步完善量表内容并大力推广
IADL量表	功能活动问卷（FAQ）	由Pfeffer于1982年提出,于1984年修订	算账/工作/购物/爱好/简单事务操作/准备饭菜/时事了解/交流/记忆/外出	<5分为正常,≥5分为异常,分数越高表示障碍程度越重	评定者间信度为0.8	有	应用较多,主要用于社区老人独立性和轻症阿尔茨海默病评定。是单纯评定IADL量表

235

分类	名称	提出者	评定内容	分值	信度	效度	适用性/局限性
IADL量表	陶寿熙IADL评定量表	陶寿熙于1992年提出	床上活动/转移/吃喝/修饰/穿衣/大小便/如厕/洗澡/会阴护理/爬楼梯/行走/取药/一般家务/开关灯/开关门/打电话/接通电源/书写阅读/点钞/户外活动	每项1~4分,总分为20~80分,≤20分为基本正常,21~59分为轻度障碍,60~79分为重度障碍,80分及以上为能力丧失	重测信度为0.9	有	可同时了解BADL和IADL能力,具有反映认知、生活质量方面的内容,较全面
	Frenchay活动指数（FAI）	由Holbrook等于1983年提出	涉及室内外活动,对于室内、娱乐、工作和室外活动等亚项得分,依靠患者和家属告知进行评定	每项活动给予0~3分,总分15~60分	评定者间信度为0.82~0.94,重测信度为0.6	有	是专门针对脑卒中患者制定的IADL评测,使用广泛,但敏感性未经检验